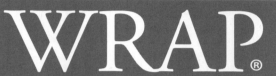

WRAP® 元気回復行動プラン のプログラム評価研究

リカバリーを促進するセルフヘルプツールの包括的検証

著者 小林(清重)知子

創造出版

はじめに

　私が初めて WRAP® に出会ったのは、今から 12 〜 13 年前だったかと思います。当時、熱意のある方々によって日本に WRAP® を紹介する様々な活動が行われ始め、私はそのような企画の一つに通訳者としてお手伝いさせてもらう機会を頂いたのです。出会ってすぐさま、「これはいい！」とワクワクしました。私はその 1 年前まで、ニューヨークのハーレム地区で精神障害のある方々のソーシャルワーカーとして働いていたのですが、アメリカではこの頃既に WRAP® が普及し始めていたにもかかわらず、残念ながら私はその存在を知りませんでした。もっと早く出会いたかったと思ったことを覚えています。

　WRAP® は初めて出会った時から馴染みのあるものでもありました。それは、私がかつて現場で利用者の方々と共に重ねた試行錯誤や悪戦苦闘の経験と重なるものだったからです。また、WRAP® は、アメリカの精神保健分野では 1980 年代に既にスタンダードになっていたリラップス・プリベンション（依存症からのリカバリーに取り組むメソッド）とよく似ている点が多かったためでもあります。アメリカにおける薬物依存と他の精神疾患の併発率の高さを考えると、WRAP® の開発に携わった当事者の方々がこれらのプログラムに触れる機会があり、参考にされたとしても不思議ではありません。

　一方で、WRAP® は従来の専門職によって開発されたメソッドとは異なる魅力を沢山持っていました。何よりも、「当事者の方々の手によって作られた」ということで、専門職によって提示されたものに対して懐疑的であった方でも、やってみようと思える方が多くいるに違いないと思いました。また、WRAP® はとてもシンプルで難しくないのも大きな魅力です。それまでに幾つかの認知行動療法のプログラムを実施したものの、「難しくてわからない」と参加者に言われてしまうという苦い経験をしてきた私にとっては、WRAP® はまさに「これだ！」と思えるプログラムでした。そして、WRAP® はそれぞれの人たちの生活の中でうまくいっていることや、できていることに焦点を当てている点も魅力です。WRAP® との出会いから 2 年後、

私はファシリテーター研修を受ける機会を頂き、実際に多くのメンバーの方々と本当に楽しい WRAP® グループを経験させて頂きました。

　WRAP® が日本に紹介されてから 10 年以上が経ち、WRAP® は今では多くの医療機関や福祉施設などで採用され、公的サービスとして提供されています。それに伴い、言わば口コミの評判で普及していった WRAP® は、効果の科学的根拠を社会に示すことが求められています。本研究はそうした社会的要請に応えるべく、WRAP® の効果を科学的に検証する端緒として取り組んだものです。

　本研究はプログラム評価研究という研究ジャンルに属するものです。プログラム評価研究は、実社会で提供されている対人援助のサービスやプログラムの効果や課題点などを明らかにすることによって、サービスの改善・向上につなげ、サービス利用者や現場の実践者、そして広く社会の役に立つことを目指す研究です。ソーシャルワーカーには、困難な状況におかれている人々のエンパワメントと差別や排除のない社会を目指す使命があり、そのために自らが提供しうる最善のサービスを提供する責任があります。その使命と責任を果たすためには、様々なサービスやプログラムの効果に関する最新の知識を持つ必要があります。私自身もそのような使命を負う一ソーシャルワーカーとして、ささやかながらも新たな知識を生み出し、情報発信することで、精神的困難を経験されている方々のリカバリーの一助となりたいという思いでこの研究に取り組みました。

　本研究ではプログラム評価研究の枠組みに基づき、次のような一連の問いを立てました。

- ・WRAP® にどのような効果が期待できるのか？
- ・アメリカで作られた WRAP® を日本の現場で忠実に実施することができるのか？
- ・WRAP® は日本の当事者に馴染み受け入れられるのか？
- ・日本の当事者は WRAP® にどの程度実用性や有用性があると感じるだろうか？
- ・日本の当事者は WRAP® のどのような要素がリカバリーに役立つと感

じるだろうか？

　これらの問いに対する答えは、当事者の方々や現場の実践者の方々が、WRAP® についてインフォームド・チョイスをする上で必要不可欠であるにもかかわらず、欠けている情報でもあったのです。

　本研究では、これらの問いを明らかにするために、①介入群と比較群を比較した準実験計画法による量的効果測定、②シングルシステムデザインによる個々の目標に対する効果測定、③質的調査手法による当事者の主観的評価の探査という、3つの研究手法を用いました。これは海外の先行研究でも前例のない試みでした。量的調査と質的調査、グループデザインとシングルシステムデザインというように、異なる複数の研究手法を組み合わせることでWRAP® を多角的に分析し、包括的なプログラム評価研究となることを目指しました。

　本書を日本の当事者の方々が手に取って下さり、WRAP® に何が期待できるのかを知り、活用するかどうかを判断するのに役立てて頂ければ幸いです。また現場の実践者の方々にとっても、現時点で WRAP® に何が期待でき、どのような限界があるのかを踏まえ、その情報を当事者の方々と共有しながら実践を吟味していくのに役立てて頂ければ幸いです。

　本研究は日本において WRAP® を包括的に評価した初めての試みです。本研究で得られた知見の多くは留保的であり、今後さらなる研究の蓄積が必要です。本書を多くの研究者が手に取られ、更なる研究へとつなげて下さいましたら、私にとりまして望外な喜びです。

　本書は、私が 2014 年 3 月に日本女子大学において博士の学位を授与された学位請求論文に加筆・修正を加えたものです。調査開始から本書の完成までに 10 年近い年月がかかってしまいましたのは、ひとえに私の怠慢によるものです。亀のような歩みの中で多くの方々のお力添えを頂きました。この場を借りて深く御礼申し上げます。

　調査にご協力下さいました利用者の皆様に心より感謝申し上げます。この研究を投げ出してしまいたいと思うことが何度もありましたが、そのたびに

「研究頑張ってくださいね」という心からの温かい声援を皆様から頂きました。人の幸せを願う皆様のお気持ちにいつも胸打たれ、皆様のお陰でまた頑張ろうという元気が湧いてきました。

　本研究のプログラムを実施するにあたり、多大なるお力添えを頂きました関係機関の職員の皆様、ボランティアの皆様、コ・ファシリテーターをお引き受け下さいました増川ねてる様に心より感謝申し上げます。皆様のお力添えなしに本研究を遂行することはできませんでした。まとめてのお礼になりますことをお許し下さい。

　私が通訳を通してWRAP®を知るきっかけを頂いたジーニー・ホワイトクラフト（Jeanie Whitecraft）さんは、WRAP® ファシリテーターとしての師でもあり、最も尊敬する実践家のひとり、そして大切な友人でもあります。本研究でWRAP® グループをファシリテートするにあたって、ジーニーさんには遠いアメリカの地から私の細かい質問にも丁寧に答えスーパーバイズして頂きました。どうもありがとうございました。

　本研究をご指導下さいました日本女子大学教授の木村真理子先生をはじめ、お一人お一人お名前をあげることができませんが、ご指導頂きました多くの諸先生方に深く御礼申し上げます。先生方のご指導から多くの貴重なことを学ばせて頂きました。

　本書の出版にあたってお力添え下さいました創造出版の山口左紀子様、創造社の笠原仁子様、宮本睦美様に御礼申し上げます。

　本書の執筆を終えるまでの長い時間を陰ながら応援してくれた父母、義父母、そして学位取得を勧めてくれ、励まし支えてくれた夫に心から感謝します。

　最後に、いつも励まし応援してくれた娘に感謝します。私は二人にとって最もかけがえのない、あなたの人生の最初の5年間をこの研究に費やしました。我慢や寂しい思いばかりをさせてきたのに、至らない母にいつも無条件の愛を注ぎ続けてくれてありがとう。

2018 年 12 月

小林（清重）知子

目　次

はじめに

序　章 ………………………………………………………………………… 1
　第 1 節　なぜ、WRAP® の研究が必要なのか ……………………………… 1
　第 2 節　本研究の目的と意義 ……………………………………………… 3
　第 3 節　本書の構成 ………………………………………………………… 5

第 1 章　研究の背景 …………………………………………………………… 7
　第 1 節　本研究の思想的背景：リカバリーの概念 ……………………… 7
　　1.　長期的追跡調査にみる精神疾患からの回復
　　2.　当事者の語りにみるリカバリーの定義
　　3.　リカバリーの概念研究
　　4.　人間の普遍的な経験としてのリカバリー
　第 2 節　本研究の政策的背景：リカバリーの理念に根ざした精
　　　　　　神保健福祉サービスの推進 …………………………………… 13
　　1.　リカバリー志向の精神保健福祉サービスと対比されるも
　　　　の
　　2.　アメリカにおけるマクロ政策のリカバリー志向への転換
　　3.　サービス提供組織やプログラムレベルでのリカバリー志
　　　　向への転換
　　4.　臨床レベルにおけるリカバリー志向への転換
　　5.　精神保健福祉サービスの改革の中で注目を集めてきた
　　　　WRAP®
　第 3 節　本研究の学術及び実践的背景：リカバリー志向のエビ
　　　　　　デンス・ベースト・プラクティスの必要性 ……………… 28
　　1.　エビデンス・ベースト・プラクティスの潮流
　　2.　エビデンス・ベースト・プラクティスとリカバリーの関

係

  3.　リカバリー志向のエビデンス・ベースト・プラクティス
に関する提言

**第4節　日本の社会的背景：日本の精神障害者の現況と日本固
有の課題** ……………………………………………………………………… 32

  1.　日本の精神障害者の動向

  2.　日本の近年の精神障害者の地域生活支援への取り組みと
課題

  3.　日本における EBP 研究の現状

第2章　先行研究レビュー ……………………………………………… 43

第1節　WRAP® の概要 ……………………………………………………… 43

  1.　WRAP® の成り立ち

  2.　WRAP® の基本構成

  3.　WRAP® の介入プログラムとしてのパッケージ化

  4.　WRAP® の「価値と倫理」とソーシャルワークの原則と
の共通点

  5.　WRAP® の日本への導入

第2節　WRAP® が依拠する理論的根拠 …………………………… 59

  1.　自己決定理論

  2.　自己効力感理論と社会的比較理論

第3節　健康自己管理 ………………………………………………………… 64

  1.　精神保健領域における自己管理の登場

  2.　当事者の自己管理を支援する「自己管理支援」の重要性

  3.　自己管理支援に関する科学的知見

  4.　WRAP® と他の自己管理プログラムとの類似点と独自性

第4節　WRAP® の先行研究 ……………………………………………… 71

  1.　先行研究の概要

  2.　アメリカにおけるアウトカム評価研究

  3.　アメリカ以外の英語圏におけるプロセス及びアウトカム

評価研究

4. 西洋以外の文化を持つ人を対象とした評価研究

5. 普及研究

6. WRAP® の先行研究レビューのまとめと課題点

第5節　先行研究から導き出される研究課題 ································· 107

第3章　研究方法 ·· 109

第1節　本研究で実施したプログラムの概要 ························· 109

1. プログラムの実施機関

2. カリキュラム・セッションの流れ

第2節　対象者 ··· 117

第3節　問いと仮説 ··· 119

1. 第1部の問いと仮説

2. 第2部の問いと仮説

3. 第3部の問いと仮説

第4節　研究方法 ··· 121

1. 第1部：二群間事前事後比較調査によるアウトカム評価

    (1) 使用した指標

        ① Mental Health Recovery Measure（MHRM）

        ② Herth Hope Index（HHI）

        ③自尊感情尺度

        ④ソーシャルサポート尺度

    (2) 英文尺度の翻訳及び内的一貫性の確認

    (3) データ収集

    (4) 分析方法

2. 第2部：シングルシステムデザインによるアウトカム評価

    (1) 使用した指標

    (2) データ収集

    (3) 分析方法

3. 第3部：プロセス評価
(1) 使用した質問票
(2) データ収集
(3) 分析方法
4. 信頼性を高めるための工夫
第5節　倫理的配慮 146
1. 調査実施にあたっての人権擁護のための配慮
2. 介入プログラム実施にあたっての人権擁護のための配慮
第6節　研究デザインの根拠と妥当性 148
第7節　研究デザインの限界 150

第4章　結　果 153
第1節　二群間事前事後比較調査の結果 153
1. 介入プログラムの平均出席回数・平均出席率・修了者数・修了率
2. データ回収率と欠損値の処理
3. 対象者の社会的属性及び二群の等質性の検証結果
(1) 対象者の社会的属性
(2) 社会的属性にみる対象者の特徴
(3) 二群の等質性の検証結果
4. アウトカム指標の測定結果
5. 仮説の検証結果
(1) WRAP® の効果（仮説1−1の検証）
(2) WRAP® の活用度とアウトカムの関係（仮説1−2の検証）
第2節　シングルシステムデザインによるアウトカム評価の結果 164
1. IRS の作成結果と除外ケース
2. 個別結果と事例の概要
3. 全体結果

（1）設定された個別目標の概要

（2）測定結果の概要

（3）尺度の技術的問題

（4）目標達成に向けた WRAP® の意図的な活用の実態

第3節　プロセス評価の結果 ……………………………………………… 212

1. 実施されたプログラムの価値・倫理への準拠度の結果

2. 参加者のカリキュラム習熟度に関する結果

3. 参加者のプログラムに対する主観的有用度及び活用度に関する結果

4. アンケート自由記述回答の質的分析結果

（1）グループ体験

（2）カリキュラム

（3）自己省察

第5章　考察と提言 ……………………………………………………………… 223

第1節　考　察 ……………………………………………………………………… 223

1. WRAP® の効果

（1）リカバリー、希望、自尊感情に対する効果

（2）ソーシャルサポートに対する効果

（3）個別目標に対する効果

2. WRAP® の日本における親和性・実行可能性

3. 学習と実践の間のギャップ

4. WRAP® の効果のメカニズム

（1）効果が生じた時期

（2）自己決定理論

（3）自己効力感理論と社会的比較理論

（4）経験的知識論

（5）グループの治療的因子

第2節　精神保健福祉実践への提言 ……………………………………… 240

1. WRAP® プログラムの導入にあたっての熟慮と利用者と

の情報共有
　2.　翻訳教材の用語・内容の工夫
　3.　個別の目標や日常生活と WRAP® を結びつける工夫
　4.　当事者の自主グループを中心とした継続的なグループの
　　　場の確保
　5.　ストレングスに焦点化したサポートグループの実施
　6.　個別支援の併用
第3節　将来の研究課題 ………………………………………………… 248

参考文献 ……………………………………………………………………… 251

付録1 研究の概要　研究の目的、問い、仮説、分析方法、結果の概要 … 272

・WRAP and Wellness Recovery Action Plan are registered trademarks of
Mary Ellen Copeland

序 章

第1節 | なぜ、WRAP® の研究が必要なのか

1. WRAP® とは

　本書の研究対象である Wellness Recovery Action Plan（以下、WRAP®）
（Copeland 2002=2008）は 1997 年にアメリカの精神的な困難を抱える当事者
らによって作られた健康自己管理の為のツールである。WRAP® は自分の心
身の状態を把握し、自分に合った対処プランで辛い精神症状を軽減・予防し
たり、目標に向かって取り組んだりするための系統だった手法である。
WRAP® は各自が取り組むセルフヘルプのツールだが、WRAP® を学ぶため
の学習グループが介入プログラムとして標準化され、当事者はこのグループ
に参加し、ピアとアイディアを交換しながら理解を深めていくことが推奨さ
れている。この WRAP® のグループ介入プログラムは 2010 年にアメリカ連
邦政府より EBP（Evidence-based Practice、科学的根拠に基づく実践）とし
て認証され、アメリカの全ての州で実施されており、恐らく世界的にも最も
普及しているメンタルヘルスの自己管理ツールのひとつであると思われる。

　WRAP® は日本にも 2005 年頃に紹介されて以来、急速に広まっていった。
WRAP® が日本で注目され普及してきたのは、WRAP® が "リカバリー" の
理念に基づいて開発されたツールであり、日本にも起こりつつあるリカバ
リーの潮流の中で、リカバリーを象徴する実践のひとつとして期待が寄せら
れたからだろう。また、わが国のソーシャルワーク実践は、北米等と比べる
と、現場で用いることができる実践モデルの数が圧倒的に少なく、実践現場
には、道具として手に取ることができる実践モデルを求めるニーズが高いと
いうことも背景にあるのではないか。しかし、こと WRAP® の評価研究と
なると、日本においてはほぼ皆無で、その効果や実行可能性が検証されない
まま、言わば評判のみで導入されてきた感を否めない。

序　章　　1

2. 科学的根拠に基づく実践の必要性

　研究者であれ実践者であれ、特定の実践を推進する際の重要な責任のひとつは、その実践が有効であるという科学的根拠を示すことである。Lehman（2000）によれば、リカバリー志向のサービスに重要なのは、様々な情報をもとに本人が最終的に自分にとって最良なサービスや自助活動を選択できるということである。そして本人がより良い自己選択をする上で重要な情報のひとつは、諸サービスの効果に関する実証的な情報であると Lehman は述べている。今日の精神保健福祉サービスは単にリカバリーの哲学を掲げるだけではなく、実証的根拠に裏づけされたリカバリーに有効な実践や戦略を提供することによって、真に当事者のリカバリーに資するものでなければならない。

　しかし、現実には様々な実践やプログラムがリカバリーに役立つのかどうかを検証した実証研究は少なく（Anthony et al., 2003; Frese et al., 2001; Nelson et al., 2008; Ralph et al., 2002）、ことに、当事者が主体となる活動に関する実証研究は圧倒的に不足している（Chamberlin, 2005; Davidson et al., 1999; Pistrang et al., 2008; Cook et al., 2010）。リカバリー志向の実践の有効性を検証する研究を実施し、科学的根拠に基づく実践を現場で活用できるように提供していくことは、我が国の精神保健福祉サービスに求められる早急の課題である。

　実践を評価する実証研究を実施し、その結果を周知し、自らも活用していくことは、ソーシャルワーク専門職としての責任でもある（Thyer, 1996; Reid, 2001）。Rubin & Babbie（2001）は、ソーシャルワークリサーチは日々のソーシャルワーク実践で直面する問題を解決するための実用的な知識の提供を目指すものであり、その究極的な使命は人々の苦しみを軽減し社会的福利を増進することであると述べている。ソーシャルワーカーは提供しうる最善のサービスを提供する責任があり、その職責を果たすためにはプログラムや介入手法の効果に関する最新の研究結果を知っている必要がある。また Rubin & Babbie は、効果が検証されていない"経験に基づく実践"をただ漫然と踏襲し続けていくことはソーシャルワークの倫理にもとると警告している。更にソーシャルワーカーの責任は、プログラムや介入手法の有効性に

精通するのみでなく、自らが行っている援助活動についても効果がでているのかを検証し、実践にフィードバックさせ、実践の向上につなげることも含んでいる。

　Lehman（2000）やMueser（2012）もまた、リカバリー志向の実践における支援者の責任という観点から、科学的根拠に基づく実践に精通し、その情報を当事者が理解し活用できるようにわかりやすく誠実に伝えていくことの必要性を述べている。Lehman（2000）は、精神保健福祉の分野は、全てのアプローチが等しく効果があるというような"誤った偏見のなさ"によって汚染されてきたと批判し、実践者には、何が効果があり、何が効果がないかという知識に真摯に向き合う姿勢が必要であると主張している。Mueser（2012）は、当事者の自己選択が真のものとなるためには、当事者に選びうるそれぞれのサービスがどのように機能し、どのような効果が期待できるかを情報提供し、その情報を当事者が理解できるように助けることが不可欠であると述べている。

　先に述べたように、日本におけるWRAP®の有効性を検証した研究は筆者の知る限りほとんどなく、日本においてWRAP®は科学的根拠のないまま現場で採用され続けている。本来、WRAP®にどのような効果が期待できるのか、アメリカで作られたWRAP®が日本の当事者に馴染み受け入れられるのか、WRAP®を日本の現場で忠実に再現できるのかといった情報は、日本の実践現場が最善のサービスを提供する責任を全うする上でも、当事者が情報に基づく選択（インフォームド・チョイス）をする上でも必要不可欠なはずである。従ってWRAP®の日本における評価研究は精神保健福祉領域の重要な研究課題であると言える。

第2節　本研究の目的と意義

　本研究の目的は、第1に日本の精神障害のある当事者に対するWRAP®の効果を検証することである。第2に、WRAP®の日本における実行可能性、すなわちアメリカで開発されたWRAP®を日本の現場で忠実に実施することができるかどうかを検証することである。そして第3に、WRAP®と日本

の当事者との親和性、すなわち WRAP® が日本の当事者にどの程度馴染み受け入れられ、その実用性や有用性がどのように主観的に評価されるかを検証することである。

本研究は最終的に、日本の利害関係者（当事者、実践現場など）がWRAP® について情報に基づく選択をする上で必要でありながら欠落している、この"情報の穴"を埋めることによって、当事者のリカバリーと精神保健福祉サービスの向上に資することを目指すものである。WRAP® の効果に関する情報は、自らのリカバリーに役立つツールを探している個人にとってはWRAP® を試してみるかどうかを決める判断材料のひとつとなるだろう。サービス提供者や政策立案者にとっても、WRAP® が有効であるという科学的根拠が示されれば、WRAP® プログラムを現場で実施したり予算を配分したりする正当性が担保され、WRAP® の普及の後押しとなるだろう。逆に効果が十分確認されなければ、闇雲な導入を抑止することが可能となる。また、実行可能性や親和性に関する評価結果から導き出される諸課題は、実践にフィードバックすることによりサービスの向上につなげることが可能となる。

更に、本研究のもたらす意義は日本国内に留まらない。諸外国で実施されている WRAP® の先行研究の調査対象者のほとんどはヨーロッパ系の人々で、アジア系の人々はほとんど含まれず、量的研究においては皆無に近い[1]。英語以外の言語で実施された WRAP® の評価研究も１件報告されているのみである。「WRAP® は世界中に広まりつつある」としながらも、既存のWRAP® の評価研究は人種・民族的多様性という観点からは非常に偏ったものになっている。本研究で得られる知見は、アメリカなどの諸外国で人種・民族的マイノリティの人々に WRAP® を提供する際にも、その効果や親和性を推測する上で役立つものと考えられる。

---

[1] ミネソタ州で実施された調査では、234 人の被験者のうち太平洋諸島を含むアジア系の人はわずか 9 人だった。また、WRAP® が EBP の認定を受ける根拠となった調査では、519 人の被験者のうち太平洋諸島を含むアジア系の人はわずか 3 人だった。

第3節 本書の構成

　本書は6つの章からなる。序章では、これまで問題提起および本研究の目的と意義を述べてきた。第1章では、本研究がどのような社会的文脈の中で実施されたのか、その概要を示すため、①思想的背景であるリカバリーの概念、② WRAP® がアメリカを始めとする英語圏で普及していった政策的背景、③精神保健福祉の実践及び研究分野における EBP（科学的根拠に基づく実践）の潮流、④日本における精神障害者の現状と日本固有の課題について述べる。第2章では、WRAP® の先行研究を含む本研究に関連する文献をレビューする。第3章では本研究の問いと仮説、研究方法及びその妥当性を述べる。第4章では調査と分析結果を提示する。第5章では分析結果に基づく考察と精神保健福祉実践への提言、そして残された研究課題を述べる。

第1章　研究の背景

本章では、本研究がどのような社会的文脈の中で実施されたのか、精神保健福祉が専門でない読者にも研究の背景を知って頂くために、①思想的背景、②政策的背景、③学術及び実践的背景、そして④日本における精神障害者の現状と日本固有の課題について概要を述べる。

第1節　本研究の思想的背景：リカバリーの概念

　リカバリーは"回復する"、"取り戻す"というような意味を持ち、精神科の治療経験のある人たちによるコンシューマー運動やセルフヘルプ活動の中で起きた運動であり理念である。WRAP® はこのリカバリーの理念を掲げて当事者によって開発されたプログラムである。

　リカバリーの概念が登場する以前、精神疾患は生涯にわたる進行性の病であり、その予後は一様に悪いと長らく思われてきた（Harding et al., 1992）。そして精神障害のある人たちは自己実現や自立生活を送ることはできない人たちだと見なされてきた。このような当事者観に基づいて行われて来た精神保健福祉の実践は、当事者の希望を育むよりあきらめを促し、当事者を治療や支援の客体とみなし、彼らの主体性と自己価値をしばしば剥奪してきた（Mead & Copeland, 2000; Deegan, 1996; Torrey et al., 2000）。これに対し、1970 年代から起こった"リカバリー"の運動は、精神障害に対する従来の見方に異議を唱え、たとえ重篤な精神症状や障害があっても人生の目標をあきらめる必要はないし、健やかであることは可能だという新たな見方を提示した。

　実際、1980 年代に入って精神障害からの回復が可能だということを裏付ける多くの当事者の手記（Deegan, 1988; Leete, 1989）や、統合失調症患者の多くはその予後が良好であることを明らかにした長期的追跡調査の結果（例えば Harding et al., 1987）が相次いで発表された。これらは長らく希望

第1章　研究の背景　　7

を奪われてきた精神障害のある人たちに希望をもたらし、自分の人生を主体的に生きる権利や肯定的な自己像を取り戻すリカバリーの運動を更に推し進めることとなった。

今やリカバリーは精神保健福祉領域において哲学、理念、パラダイム、運動、ビジョン、アプローチ、実践モデルなど様々な意味で広く使われるようになった言葉である。しかし、リカバリーには合意された明確な定義があるわけではなく、リカバリーとはそもそも何なのかは曖昧だということがしばしば指摘されている。リカバリーの概念の混乱は、リカバリーという言葉が二つの異なる背景から、二つの異なる意味で用いられるようになったことがその原因のひとつである（Roberts & Wolfson, 2004; Schrank & Slade, 2007; Resnick et al., 2004）。リカバリーの一つ目の意味は、伝統的な医学的視点に立った見方で、「症状の寛解」、「治癒」など客観的指標によって測定される医学的・機能的回復を指す。そして二つ目の意味は当事者の視点から捉えたリカバリーであり、症状の有る無しにかかわらず、希望とコントロールを取り戻し、意義のある満たされた人生を歩むことができるという個人的・実存的な捉え方である。前者は長期的な経過調査を背景にもたらされた概念で、後者は当事者の手記やセルフヘルプ運動の中から登場した概念である。

1. 長期的追跡調査にみる精神疾患からの回復

長期的な予後調査で恐らく最も有名なのは Harding ら（1987）による調査だろう。Harding らが行った 269 人の統合失調症患者の平均 32 年の追跡調査の結果では、対象者の約 3 分の 2 に統合失調症の症状がみられず、半数近い（45%）対象者にはいかなる精神症状もみられなかった。この調査で用いられている回復の基準とは、「服薬を必要としない」、「就労している」、「家族や友人と良好な関係を維持している」、「地域に統合されている」など、高いレベルの機能回復であり、この調査が明らかにした事実は、統合失調症の予後に対する従来の考え方を大きく覆すものであった。

実は、統合失調症患者の長期的な予後を調査したのは Harding ら（1987）が初めてではなく、それ以前の 1960 年代より既に登場していた。そしてそれらの大多数は、統合失調症の予後は一様に悪いとされた従来の常識を否定

する結果を示している。de Girolamo（1996）は1960年から1991年の間に発表された30近くの主だった長期的予後調査を集計した結果、医学的診断基準による寛解を示した例は平均28%で、社会的な回復を果たした例は平均52%であったと報告している。Calabrese & Corrigan（2005）は追跡調査期間が15年以上の10件の研究を集計し、de Girolamoと同様の結果を得ている。

　長期的な追跡調査の蓄積は、①統合失調症の予後は一律でなく多様であること、②従来信じられていた悲観的な経過より総じてはるかに良好であること、③予後には地域差が大きく、文化的社会的要因が大きく影響することなどを明らかにした。こうした情報が当事者に希望をもたらし、後述する個人的・実存的なリカバリーにも影響をもたらしたことは言うまでもない。しかし、こうした従来の統合失調症などの重度の精神疾患の病像を覆す調査結果は、社会の精神疾患に対する見方を変えるだけのインパクトは持ちえず、20世紀の終わりまで数十年にわたり言わば無視されてきた。Kruger（2000）はこの点を指摘し、社会によって長年保持されてきた精神疾患に対する誤解は、実証研究をもってただちに解消されるものではなかったと述べている。精神疾患にリカバリーという新たな概念をもたらしたのは、何よりも当事者自身のリカバリーの語りによるところが大きい。

2. 当事者の語りにみるリカバリーの定義

　主観的なリカバリーの意味は、リカバリーを実際に経験した当事者の体験や語りの中に登場する（例えば、Lovejoy, 1984; Deegan, 1988; Leete, 1989）。Deegan（1988）が自らの体験を通して語ったリカバリーの定義は最も多く引用されているもののひとつである：

　　　　"リカバリーはプロセスであり、生き方であり、態度であり、日々直面する課題に対するアプローチの仕方である。それは直線的なプロセスではない。その道はときとして不安定になり、我々はつまずき、後退し、そして気を取り直し再出発する。必要となるのは、障害が与えるチャレンジに向き合い、障害の制限の中とそれを越えたところで、

新たな価値ある統合感と目的の感覚を再構築することである。その求めるところは、己が際立った貢献をしうる地域の中で、生き、働き、愛することである。"（p.15、原文英語）

　リカバリーの主観的な意味やその道のりはその人に固有のものであり、当事者の数だけ存在すると言っても良いかもしれない。しかし、我々が彼らの語りを通してリカバリーを理解しようとするとき、幾つかの核となる概念を読み取ることができる。すなわち、①リカバリーは特定の到達点を指すものではなくプロセスであり、個別のものであること、②失われた希望を取り戻すこと、③自らの健康と生き方に責任を持ち、自分の人生の主導権を取り戻すこと、④精神障害を通して自己を定義するのではなく、新たな価値あるアイデンティティと人生の意味を見出すことなどである。当事者の語りにみるリカバリーは病の「治癒」と同義ではなく、また精神疾患を患う前の状態に戻ることを指すのでもない。リカバリーは精神症状があっても可能であるし、精神疾患によって生じた様々な困難を乗り越える過程で獲得した新たな能力や成長をも含むものであるとされる。Anthony（1993）は当事者によって語られるリカバリーは「極めて私的（personal）でユニークな過程である」として、次のように表現している：

　　　"リカバリーは自分の心構え、価値、感情、目標、スキル、役割を変えていく極めて私的でユニークな過程である。それは疾患による制約がたとえあっても、充実し、希望に溢れ、貢献できる人生の生き方である。リカバリーとは、精神疾患による破局的な影響を乗り越えて、人生の新しい意味と目的を見出すことである。"（p.15、原文英語）

3. リカバリーの概念研究

　当事者の主観的なリカバリーが注目されるようになって、彼らの語りを質的に分析し、リカバリーの概念を整理し定義することを試みた研究が盛んに行われるようになった。こうした帰納的手法によるリカバリーの概念研究は枚挙にいとまが無い（例えば Ridgway, 2001; Jacobson & Greenley, 2001; Jacobson, 2001; Young & Ensing, 1999)。さらに、こうしたリカバリー論の先行研究を統合的に分析した総論的な研究も近年登場しており（例えば Onken et al., 2007; Davidson et al., 2005; Andresen et al., 2003）、リカバリーの概念研究は英語圏では成熟の域に達しつつある印象を受ける。これらのリカバリーの概念研究では、主にリカバリーの構成要素とリカバリーのプロセスが同定されている。しかしリカバリーを構成する概念は、要素かプロセスかに二分できるものではなく、その多くは両方の性質をあわせ持つと考えて良い。

Davidson ら（2005）は、リカバリーの先行研究を統合的に分析し、その結果以下の8つをリカバリーの共通要素としてあげている。

他者によって支えられていること：ソーシャルサポートはリカバリーに最も重要な要素のひとつである。リカバリーの経験者の多くが、自分で自分を信じることができない時にさえ、自分を信じて支え、価値ある人間だと感じさせてくれるサポーターの存在がリカバリーにとって不可欠であったと言っている。また、リカバリーの手本となるような先行く当事者の存在が、どのような希望や期待を抱き、何に取り組めばよいかをつかむ手がかりを与えてくれたとも言っている。

希望と決意の再興：希望の感覚はリカバリーの中核的構成要素であると共に、リカバリーのプロセスを始めるための先行条件でもあると考えられる。他者の支えという土台の上に希望が芽生え、この新たに芽生えた希望はリカバリーの希求と決意に変わっていく。

病の受容と自己の再定義：リカバリーの過程で、人は自分の状態やそれに伴う困難を理解し受け入れていく。自分の限界と可能性を理解することで困難な症状への効果的な対処方法や成長の道筋を見出すことができるのである。これは病を自分の全てとみるのではなく、自分という存在の一部として捉え、障害の枠を超えた、より肯定的な自己像を取り戻すことを意味している。

有意義な活動への参加と社会的役割の拡大：人がサポートを感じ、希望を持ち、リカバリーへの意志を持った先に必要とするものは、有意義で満足感が得られ、社会に貢献できるような活動への参加であり、そのことを通して

第1章　研究の背景　　11

価値ある社会的役割を獲得・拡大していく。

症状の管理：困難な症状をいくらかでも管理し活動の自由と幅を広げることは、リカバリーに積極的に取り組む上で不可欠となってくる。その方法は人によって千差万別である。リカバリーとは当事者が治療やサービス、薬、対処方法などを能動的に利用することであって、サービスを施されることや他者の努力の恩恵にあずかることとは違うのである。

コントロールと責任を取り戻す：人は自分の責任において「精神病患者」という存在から「リカバリーしている人」という存在への変容を遂げなければならない。ただし、人が自分自身の人生のコントロールと責任を取り戻し自己効力感を得るためには、様々な機会と意味のある選択肢があるという前提が必要である。

スティグマを乗り越える：社会的スティグマはリカバリーの最も大きな障壁のひとつである。当事者がスティグマを内在化させ、社会から植えつけられた精神障害に対する否定的な自己イメージや、「精神病患者」というアイデンティティを受け入れてしまうことが往々にしてある。リカバリーはスティグマを跳ね返し積極的に戦うことでもある。

市民権を行使する：リカバリーは地域での暮らしを取り戻すだけでなく、そのことに伴う市民としての様々な責任を果たすことも含まれる。例えば働き税金を納めることや選挙で投票すること、ボランティア活動に参加することなどである。しかしこうした活動への参加を阻む社会的障壁が多く存在することから、リカバリーには単に本人が活動的であるというだけでなく、権利擁護することも必要となる。

4. 人間の普遍的な経験としてのリカバリー

Davidson ら（2005）は、リカバリー論の締めくくりに、「思慮深い読者は、"リカバリーの諸要素の一体どれが精神障害のある人に限定されたものなのだろうか？"という疑問を抱いているのではないか」と問いかけている。いかにも、リカバリーのプロセスや諸要素は、精神障害のある人たちに固有のものではなく、精神疾患や障害という枠を超えた、人間に普遍的な経験なのだという見方もある（Davidson et al., 2005; Anthony, 1993; Sowers, 2005）。

なぜなら、愛するものの死、失業、病気、暴力被害など、人生を揺るがすような困難な体験は、避けがたい人生そのものの本質であり、そこから回復していくという課題に誰もが向き合わなければならないからである。だからこれまで述べてきた精神障害のある人たちのリカバリーに不可欠な事柄は、全ての人間の回復や豊かな生活にとって必要なものでもあると言える。

　Deegan（1988）は、サービス従事者がリカバリーは精神障害のある人だけのもので、自分は成長することも変わることも必要のない、リカバリーとは無縁な存在だという幻想を抱くなら、それは必死にリカバリーに取り組もうとする当事者を抑圧する「われ・かれ」という垣根を作ることになると述べている。サービス従事者が自分自身の傷ついた経験や弱さと向き合い、自分もまたリカバリーが必要なのだと理解するとき、サービス従事者と利用者は同じ世界を共有し、リカバリーの道を歩むひとりの人間として対等な存在になれる。そして躍動的なリハビリテーションの環境とは、スタッフが自分自身の成長やリカバリーに生き生きと取り組んでいる環境だとDeeganは述べている。リカバリーの思想は従来のサービスを利用する者と提供する者の関係性をも問い直すものであり、リカバリーという人間に普遍的な経験は、両者の間の連帯や水平的な関係を築く架け橋ともなりうる。

第2節　本研究の政策的背景：リカバリーの理念に根ざした精神保健福祉サービスの推進

　前節で概説したリカバリーの理念は、新たな当事者観を提示するだけでなく、精神保健福祉サービスのあり方をも問い直し、変化を迫るものでもある。これは制度・政策（マクロレベル）、サービス提供組織や実践プログラム（メゾレベル）、個々の利用者と支援者の関わりのあり方（ミクロレベル）というように、全ての次元で支援が一貫性を持って当事者のリカバリーを促進するものへと再構築されなければならないというものである。WRAP®はこうした精神保健福祉サービスのパラダイム転換という時代背景の中で、新たなリカバリー志向の実践として期待が寄せられ、推奨されてきた経緯がある。本節ではWRAP®が普及する政策的背景となったアメリカにおける精

神保健福祉サービスの改革について概説する。

1. リカバリー志向の精神保健福祉サービスと対比されるもの

　精神保健福祉サービスシステムの改革の動向を述べる前に、ここでリカバリー志向のサービスと対比されるものを示すことで、リカバリー運動が何に抗議し、何からの転換を目指すものであるかをより鮮明にしていきたい。ここでは歴史的なマクロ政策である隔離収容と、実践アプローチである医学モデルについて概説する。

(1) 隔離収容政策

　隔離収容は、リカバリー志向とは対極をなす精神保健福祉政策である。アメリカでは 1960 年代初頭まで、そして日本では 1980 年代後半まで、精神障害のある人たちを精神科病院へ一生隔離収容することが国の中心的政策であった。精神障害者を病院へ隔離収容するという政策は、治安維持と精神障害者の管理統制を旨とするもので、国家による社会的排除の仕組みであったと言っても良い。隔離収容政策は、障害のある人も無い人も共に生きる共生社会を目指すことや、精神障害者の機能回復や生活の質の向上といったものを目指すこととは正反対にある。精神障害者の人権が軽視されるなか、病院に収容された人々の状況は極めて悲惨なものであった。

　社会学者である Goffman（1961）は、精神科病院は刑務所、軍隊、修道院などと同様の「全制的施設（total institutions）」であるとし、精神科病院における被収容者の体験を「自己が無力化される過程」であると洞察した。Goffman は、精神科病院の中心的特徴として、次の様な事柄をあげている。

　　　・生活の全局面が同一場所で同一権威に従って送られること
　　　・構成員の日常活動の各局面が同じ扱いを受け、同じことを一緒にするように要求されている多くの他人の面前で進行するということ
　　　・毎日の活動の全局面が整然と計画され、諸活動の順序全体は、上から明示的な形式的規則体系ならびに一団の職員によって押し付けられているということ
　　　・様々の強制される活動は、当該施設の公的目的を果たすように意図

的に設計された単一の首尾一貫したプランにまとめあげられている
こと

　全制的施設の職員の主要な仕事は「監視」であり、多数の監督される側の
人間と少数の監督する側の人間の間には根源的な裂け目があり、その社会的
距離はきわめて大きい。そこでは文化の剥奪、役割の剥奪、私物の剥奪（自
分らしさを保持する上で必要なものが奪われること）、強制的な身体への侵
襲的処置による肉体的全一性（physical integrity）の感覚の剥奪、特定の動
作・姿勢を強制されることによる自己の毀傷、本人が持つ自己像とは両立し
ない活動への強制的参加、自己に関する情報の聖域の侵犯（徹底したプライ
バシーの侵害）など、数々の「自己への汚辱」を通して人々は無力化されて
いくとした。無力化の過程とは、人が一人前の人間として自己決定・自律
性・行為の自由を持つということを根こそぎに奪う過程であると Goffman
は分析している。Goffman が描写した 1960 年代当時の精神科病院の世界は、
映画化もされたキージーの小説『カッコウの巣の上で』（Kesey, 1962）にも
描かれ、日本のジャーナリスト大熊一夫の著書『ルポ・精神病棟』（1981）
の中でも赤裸々に告発されている。

　Goffman（1961）以降も社会学領域を中心に施設収容のもたらす影響につ
いての研究が行われている。これらの研究は、病院収容は精神障害のある当
事者の職業的・社会的能力を奪い、外界からの孤立感を生み出すことや
（Kiesler, 1982）、退院後の地域生活への適応を阻害すること（Shadish, Luri-
gio, & Lewis, 1989）などを明らかにした。何より、長期にわたる病院収容
は、社会的スティグマと当事者自身のスティグマの内在化を強化し、当事者
に極めて重篤な心理社会的ダメージを与えることが指摘された（Kiesler,
1982; Shadish, Lurigio, & Lewis, 1989）。

(2) 医学モデル

　「医学モデル」あるいは「病理モデル」とは、医師と患者の関係を模倣し
たケアのあり方で、精神保健福祉におけるケアは伝統的にこの「医学モデ
ル」に基づくものであった（Chamberlin, 1990; Manning, 1998）。医学モデ
ルでは、当事者の直面する様々な困難は"病気"という枠組みで捉えられ、

第 1 章　研究の背景　　15

専門職は権威を持つ治療者・エキスパートであり、当事者は往々にして無力で受動的な存在とみなされる。この治療者と患者という役割の分離は、両者の間に力の格差を生み出す。医学モデルは脱施設化へと精神保健福祉政策が転換されてからもなお、支配的な実践アプローチであり続け、当事者のエンパワメントを主張する運動の中で批判されてきた（Chamberlin, 1990; Deegan, 1988; Deegan, 1992; Everett, 1994; Segal, et al., 1993）。

　医学モデルはリカバリーの理念と本質的に相容れない幾つかの臨床上の特徴を内包している。「診断」という行為は医学モデルでは重要な位置を占め、本人の経験や言動は全てこの診断というフィルターを通して解釈される（Manning, 1998）。医学モデルでは、人間の普遍的な感情や正常な体験でさえもしばしば障害や疾病の一部とみなされ、当事者をラベルを通してしか捉えない支援者の視座は、当事者をひとりの人間として正しく理解することを阻み、当事者のスティグマを強化させる。また、医学モデルにおける診断あるいはアセスメントは、欠陥に焦点を当てたものであり、本人に何が足りなくてどこが悪いのかがもっぱら問題にされる。当事者が抱える困難状況の原因を本人の欠陥に求める姿勢は、力の格差を更に強化することになる。

　医学モデルには、「精神障害のある人は正常な判断能力が失われているため、自己決定・自己管理ができない人たちであり、常に管理される必要がある人たちだ」というような当事者観が内在する。こうした当事者に対する見方は、強制的入院、服薬の強制、身体拘束など著しく侵襲的な行為や、本人不在の支援計画といった実践を正当化し、地域ケアにおいてさえ管理的処遇という本質は変わらないまま残されてしまう。管理的処遇は学習された無力感を生み出し、当事者の学習された無力感は症状と解釈され、精神障害に対するレッテル、スティグマが更に強化されていくという負の循環を生み出していく。

　脱施設化以降、精神障害者に対する支援の場は、病院から地域へと移行した。しかし、ケアの場が変わっても、そこで行われる実践がGoffman（1961）の述べた「自己が無力化される過程」と本質的に変わっていないという批判は当事者を中心に依然根強い。リカバリー運動は、当事者の復権とエンパワメントには単にサービスメニューが変わるだけでなく、当事者観、支援者と

当事者の関係、役割といったものが本質的に変わる必要があることを訴えている（Segal, Silverman, & Temkin, 1993; Deegan, 1992）。

2. アメリカにおけるマクロ政策のリカバリー志向への転換

　リカバリーの概念が初めてアメリカの精神保健福祉政策において大きく取り上げられたのは、1999年の連邦政府公衆衛生総監の報告書"Mental Health: A Report of the Surgeon General"（U.S. department of health and Human Services, 1999）においてであると思われる。同報告書は、精神保健の問題を取り上げた最初の公衆衛生総監の報告書で、精神保健が国民的な重要性を持つ課題であることと、今後の精神保健政策や治療・サービスの方向性を提言したものである。約500ページに及ぶ報告書の中のわずか3ページではあるが、この報告書の中でリカバリーの概念を紹介し、このリカバリーという概念が精神疾患の予後に対する希望と、精神障害を抱える当事者が自らの望む地域で最大限の社会参加が可能であることを展望するものだと述べている。同報告書では更に、リカバリーの概念が最もインパクトを及ぼすのはサービス提供者や将来のサービス設計に対してであるとの考え方も紹介し、将来の精神保健福祉政策と実践がリカバリー志向へと向かうことを示唆した。

　その後、2003年の精神保健福祉政策に関する大統領諮問委員会の報告書；"Achieving the Promise: Transforming Mental Health Care in America"（New Freedom Commission on Mental Health, 2003）では、リカバリーを政策理念として明確に打ち出し、精神保健福祉制度をリカバリー志向のものへと根本的に転換することが目標として掲げられた。同報告書は、従来の症状の管理のみを目標としたサービスシステムからの脱却を宣言し、リカバリーが全ての精神保健福祉サービスの目指す成果であるとの共通認識に立つと述べている。更に、この政策転換を果たすための新たなサービス提供体制の2つの基本原則として、①サービスや治療は利用者とその家族主体であること、②ケアは当事者の人生の様々な課題に対処する能力の向上、リカバリーの促進、レジリアンシーの構築に焦点化されていることが報告書で提示された。また、国民の意識啓発とスティグマの除去、利用者と家族本位の個

第1章　研究の背景　　17

別化された包括的ケアの実現、科学的研究の強化と科学的根拠に基づくサービスの提供によるケアの質の向上などを含む6つの目標を同報告書は掲げている。

アメリカの連邦政府が掲げたリカバリーの理念に基づく政策転換は、アメリカの州政府や地方自治体レベルでも広がりを見せている（Jacobson & Curtis, 2000）。Jacobsonらは、各地での自治体レベルでの戦略の具体例を紹介し、リカバリー志向のサービスシステムとは、当事者や家族らと共にパワーと責任を分け合うという本質的な移行を意味すると述べている。そしてその重要な要素として、「当事者運営サービスへの支援」や、「再発予防と自己管理に重点を置く」ことなどをあげている。

アメリカはこうして世界に先駆け、リカバリーの理念を精神保健福祉制度の原則とすることを試みてきた。しかし一方で、政策レベルで進められている変革と言われるものが、単に従来からあるものの名前を付け替えるだけで、本質的な変化を伴っていないという指摘や、マネージド・ケア[1]の文脈の中で、ともすると安上がりなサービス体制として導入される危険性があることをJacobsonら（2000）は指摘している。更に、Jacobsonらは「効果を測定しサービスの標準化を図る」といった制度の側の要求と、「個別で一回性」というリカバリーの特性のバランスをどうとるのかというような根本的な課題も提起している。アメリカにおけるリカバリーの議論は、単に理念の議論に留まらず、いかに政策上の理念を実態のあるものとして実践レベルの中で具現化していくかという点にまで及んでいる。

3. サービス提供組織やプログラムレベルでのリカバリー志向への転換

サービスを提供する組織や、そこで提供されるプログラムのレベルにおいても、リカバリー志向へとパラダイム転換していこうという議論が1990年代から盛んになった。これは先に述べた、リカバリーをいかに「理念から現実に」していくかの議論である。これらの一連の議論では、サービスがリカ

---

[1] 第三者機関によって医療保健サービスの供給を管理・モニタリングする仕組みで、サービスの重複や過剰使用を抑制することにより経済効率とサービスの適正化を図ることを目的とする。

バリー志向へと転換することとは何を意味するのか、またそれをいかにして
実態のあるものにし、更にはそれらの実践を先駆的な取り組みに留めるので
はなく、いかにして業界のスタンダードに押し上げていくかが模索されてい
る。

(1) サービスの根ざす価値や目標がシフトすること

　サービス提供組織やプログラムがリカバリー志向へと転換することとは、
第一に、サービスが根ざす価値が転換することを意味する。Farkas ら
（2005）は、特定のサービスプログラムがリカバリー志向であるかどうかは、
提供するサービスの種類（例えばケースマネジメントなど）によって決まる
のではなく、そのプログラムが根ざす価値によって決まると主張した。そし
てリカバリー志向のプログラムが基盤とすべき 4 つの価値基準として、①当
事者を全人的に捉える、②当事者の関与、③自己決定／選択、④成長の可能
性を提示した。Farkas らは更にこれらの価値基準を、組織の構造や管理運
営、人材の雇用や育成など、実際のサービスを設計する際の枠組みとしても
活用することを提案し、これらをプログラムの個々の構成要素に反映させる
具体例を示している。その一例として、事業評価委員会の構成員にはサービ
ス利用者も必ず含まれることや（当事者の関与）、個人の記録は本人の希望
に従って迅速に閲覧やコピーまたは修正が可能であること（自己決定／選
択）などが含まれる。

　精神保健福祉サービスの根ざす価値が転換することは、目指すゴールが転
換することをも意味する。従来の医学的視点に基づくサービスは、もっぱら
精神症状のコントロールや機能回復を目標にしてきた。これに対し、リカバ
リー志向の精神保健福祉サービスが目指すのはリカバリーであり、すなわ
ち、単に症状の軽減ではなく、サービス利用者が望む生き方の実現や、失わ
れた自尊感情の回復、社会の中の価値ある役割の獲得などである（Anthony,
1993; Anthony, 2000）。これは、サービス利用者を「患者」と捉えることか
ら、「人間」と捉える当事者観の転換でもある。そして Anthony（2000）は、
精神保健福祉サービスがこの新たなゴールを目指す上で必須となる要素とし
て、リカバリーをしている他の当事者の存在があること、新しい場や人との

第 1 章　研究の背景　　19

出会いなどの開かれた経験の機会があること、選択肢があるということ、サービス利用者自身がどのようなサービスを必要とし何を活用するかを決められることなどをあげている。更に Anthony はリカバリー志向のサービスの必須の事業として、①治療、②危機介入、③ケースマネジメント、④リハビリテーション、⑤エンリッチメント[2]、⑥権利擁護、⑦基本的支援（衣食住など基本的なニーズ充足の為のサービス）、⑧セルフ・ヘルプ、⑨ウェルネス・予防（健康的な生活スタイルの推奨）をあげている。

(2) サービス利用者とサービス提供主体の関係がシフトすること

　サービス提供組織やプログラムがリカバリー志向へと転換することのもうひとつの意味は、サービス利用者と提供する側の関係が変化することである。Davidson ら（2007）は、リカバリー志向の新しいパラダイムにおける利用者とサービスシステムの関係を、大手ホームセンターのスローガンを引き合いに出して、"You can do it. We can help."（あなたならやれる。私たちは手伝える。）と表現している。つまり、リカバリーを志向するシステムへの転換とは、リカバリーの責任と源泉が"提供者の専門性"から"障害を抱えた本人の努力"へとシフトすることを意味すると言っている。これはリカバリー志向のサービスの第一の責任は、当事者を治療・訓練することではなく、当事者が自らの人生を再構築する過程で症状を管理・克服する主体的努力を支えることだと説明している。そして、真のリカバリー志向の精神保健福祉サービスは必要なサービスが必要な時にいつでも利用できるという即応性を備えつつ、当事者が地域の一般的資源や自然なサポートを構築・活用することや、自己管理の力を高めていくことを支え、当事者の生活の中に精神保健福祉サービスの占める役割を小さくしていく方向へと働くとしている。Davidson らはこの新しいパラダイムの中でのあるべき実践の指針として表 1-1 の 8 項目を提示している。

----

[2] 社会活動への参加など、衣食住を満たすだけに留まらないより豊かな生活の実現のための支援。

表 1-1：リカバリー志向の実践の指針

●**当事者が第一であること**：サービス提供のあらゆる過程で当事者の参加が強調される。

●**アクセシビリティとエンゲージメント**[3]：サービス利用の障壁が取り除かれ、基本的なニーズ充足が保障される。

●**ケアの連続性**：特定の支援者との長期的な関係や、サービス提供機関にまたがったサービスの連続性が、当事者の長期的な経過の中で保障される。

●**ストレングスアセスメント**：本人のストレングスと限界の両方のバランスのとれたアセスメントを通して、本人のニーズを本人と共に同定する。

●**個別化されたリカバリープラン**：プランニングは本人に固有の目標とその達成方法を、本人と共同で同定していく過程である。

●**リカバリーガイドとしての機能**：リカバリーの障壁となる個人的・環境的要因を除去し、本人と環境との調和を目指す。本人の日常生活の中での実際的な支援を提供する。

●**リカバリーの障壁の同定と除去**：障害や症状の慢性性を生み出すようなサービスシステム、地域、本人の特性を同定し、これに対応する。特にスティグマや差別の与える影響を認識する。

●**地域資源のマッピングと開発**：本人と共同して地域の中の資源を同定する。当事者は第一に市民であり、地域の中の普通の資源を活用し、本人もまた地域の中で貢献できる存在であるという認識に立つ。

出　典：Davidson, L., Tondora, J., & O'Connell, M. J. (2007). Creating a recovery-oriented system of behavioral health care: moving from concept to reality. *Psychiatric Rehabilitation journal, 31(1)*, 23-31. より抜粋

[3] 支援者がサービス利用者と良好な関係を築くための働きかけや、ある程度の良好な関係が築けている状態を指す。

(3) 医療現場におけるリカバリー志向の動き

アメリカでは、リカバリーの理念に基づく実践を目指す動きが、社会福祉の領域のみならず、医療の現場においても見られるようになった。全米地域精神科医療協会は、地域医療現場のリカバリー志向に向けた組織改革の指針として、「リカバリー志向サービスの指針」を 2005 年に作成し、「運営管理」「医療サービス」「支援的サービス」の 3 つの領域について詳細な改革戦略と指標を提示している（Sowers, 2005）。この指針で強調されているのは、医学モデルとパターナリズムに基づく医療のあり方から、当事者の成長・自己管理・自律を支援する共同的なアプローチへの転換である。当事者との共同とは、組織の経営管理も含めたあらゆるレベルにおいて、当事者と家族の参画・関与が拡大することを意味する。この指針では求められるサービスの構成要素についても詳細な指針を提示しているが、ここでも強調されているのは、当事者の主体性やコントロールの拡大で、当事者による事前指示書（advance directive）、プラン作成における当事者の参画、当事者団体や互助グループへのアクセス・参加の促進、強制的治療・処遇の原則禁止／最少化などが示されている。こうした動向は、伝統的に精神障害当事者を「患者」という限定的な立場で捉え、「治療の客体」として扱ってきた医療の分野においても、前項で述べたような価値、目標、関係が変わることの必要性が認識されたことを示している。

(4) リカバリーの理念に基づくサービスの評価と標準化を推し進める試み

リカバリーの理念という抽象的なものを実践レベルで操作化し、測定可能にしようとする試みもある。これは、個々の実践現場やサービス提供のあり方がどの程度リカバリー志向であるかを評価することにより、サービス体制の標準化と底上げを目指すものである。大規模なプロジェクトとしては Dumont ら（2006）によるものがあるが、彼らはアメリカ国内の複数の州政府との合同プロジェクトとして、「精神保健福祉制度」、「サービス」、「スタッフ」がリカバリーを促進する度合い、または阻害する度合いを測定する指標を開発した。Dumont らは、このプロジェクトは、「"リカバリーの理念"と"サービスの標準化と成果の測定"という 2 つの事柄が果たして両立可能

か？」という問題提起に対し、一石を投じる試みだとしている。彼らはこの指標の開発にあたって100人以上の当事者にインタビューを行い、当事者の視点から捉えたリカバリーの促進要素と阻害要素を同定し、これをもとに指標項目を生成している。

このDumontら（2006）によって開発された測定指標は、サービス利用者による評価指標と経営管理に対する客観的指標の2つからなる。サービス利用者による評価指標は8つの領域：①当事者中心の意思決定・選択、②個性の無効化[4]、③自己ケア・ウェルネス、④基本的な生活ニーズの充足、⑤意義ある活動や役割、⑥ピアによる権利擁護、⑦スタッフの治療に関する知識、⑧アクセシビリティからなる。システムの経営管理に対する客観的指標は、①ピアサポート、②人員配置、③当事者の経営への参画、④強制的治療の4つの領域からなる。例えば、経営管理の指標のピアサポート領域では、サービス圏域内にある当事者運営サービスの数や予算配分、被雇用者に占める当事者の割合などの客観的な数値が指標として用いられている。これらの指標は州レベルや事業所レベルでのリカバリー志向の度合いを評価すると共に、州、自治体、事業所間にまたがって比較可能なデータの収集を可能にする。Dumontらは、リカバリーという評価基準による個々のサービスの評価が進むことによって、リカバリー志向のサービスシステムへの転換が推進されることを期待している。

4. 臨床レベルにおけるリカバリー志向への転換

これまで示してきた通り、リカバリー志向の精神保健福祉サービスの提唱者は、単に提供されるサービスメニューが変わるだけではなく、個々の実践レベルでの質的な変化が果たされなければならないと主張している。リカバリー論の中で強調されてきた質的な変化とは、当事者の責任、関与、役割が拡大する方向に、当事者とサービスを提供する側との関係が変化することを指している。

---

[4] この「個性の無効化」はリカバリーを阻害する要素としての指標である。

(1) 専門職の役割の転換

リカバリー志向の実践における専門職の役割や当事者とのあるべき関係については多くが論じている。Roberts & Wolfson（2004）は、リカバリーの理念は専門職の役割を権威からコーチ、または専属トレーナーのようなものにシフトさせると言っている。トレーナーとは選手を支える脇役である。コーチまたは専属トレーナーの姿勢とは、専門的な技術や知識を提供しつつ"経験に基づくエキスパート"である本人から学ぶ姿勢を持つことであると述べ、関わりの原則として、①希望と楽観的展望を持つ、②相手のペースにあわせた最適なタイミングで支援を提供する、③リスクを犯すことの尊厳と失敗する権利を尊重することをあげている。

Slade（2009）もまた、リカバリー志向の実践における専門職と当事者の関係は相互関係に基づくパートナーシップであるとし、専門職の役割はコーチであると述べている。そしてコーチングの関係とは、①本人は自らの人生を管理する能力があるという前提に立つ、②疾病の治療に焦点化するのではなく、本人が精神疾患と共にどう生きるかを模索する、③本人の問題解決能力が発揮されることを促す、④本人の望む目標達成に向けられるもので、コーチの持つ技能は本人が活用できる資源のひとつである、⑤関係が機能するために双方が能動的に貢献しなければならない、としている。

Torrey & Wyzik（2000）もまた、リカバリー志向の実践における支援者の役割は、①希望を伝える、②当事者が自らの健康に責任を持つためのスキルと知識を身につけることを支援する、③（疾病管理に留まらない）病の枠組みの先にある人生を生きることを支援することであると述べている。

(2) ピアサポートやピア提供サービスのメインストリーム化

サービスシステムにおける当事者の責任、関与、役割の拡大を最も顕著に反映するものは、ピアサポートやピアによって提供されるサービスである。ピアサポートやピア提供サービスとは、従来はもっぱら支援の受け手の立場に置かれていた当事者自身が、互いに支えあったり、似た経験を持つ他者を支える支援やサービスの担い手となる活動である。かつては精神保健福祉サービスシステムの外に置かれていたこれらの活動は、リカバリー志向の精

神保健福祉サービスの推進とともにサービスシステムの中の重要な要素として位置づけられるようになっている（Swarbrick, 2006; Solomon, 2004; Davidson et al., 2006; Brown et al., 2008）。

　今日広義のピアサポートと呼ばれる活動は多種多様で、相互支援グループ（mutual-help groups, mutual-support groups, mutual-aid groups）、セルフヘルプグループ、消費者運営組織（consumer-run organizations）、ピア運営組織（peer-run organizations）、消費者提供サービス（consumer-delivered services）、消費者運営サービス（consumer-run services）など、ピアサポート的な活動または組織を表現する用語は多数存在し、学術的文献には定義上の混乱も見受けられる（Brown et al., 2008; Pistrang et al., 2008）。ここに示した活動形態の例からもわかるように、今日の広義のピアサポートと呼ばれるものの中には無償の双方向の支援もあれば、有償で一方向のものもある。

　Davidson ら（1999）は、広義の意味でピアによって提供される支援としてのピアサポートを次の3つに分類している。

　　　①自然発生的な相互サポート（naturally occurring mutual support）
　　　②当事者運営サービス（consumer-run services）
　　　③当事者提供者（consumer as mental health providers）

　①「自然発生的な相互サポート」とは、共通の問題や関心を持つ人々が自発的に集まり、互いに助けあう過程を指す。この最も初期の形態のピアサポート組織の例としては、AA、SA、GROW、Recovery Inc. などがある。

　②「当事者運営サービス」は組織運営とサービス提供が当事者によって管理されているサービスで、今日北米では最も効果の科学的検証と主流化が進んでいるピアサポートの形態と言える（SAMHSA, 2011）。当事者運営サービスのうち、当事者運動を背景に登場した初期のモデルであるドロップインセンターや危機対応／レスパイトなどは、伝統的な公的精神保健福祉サービスシステムに対する代替として開発された（Chamberlin, 1990; Everett, 1994）。その後、当事者運営サービスは従来の公的な精神保健福祉サービスに含まれるケースマネジメントや住居支援、就労支援などの領域にも進出し、今日その事業内容は大幅に拡大している。また、かつての代替モデルも1980年代の終わりより、徐々に従来のサービスと併用し互いに補完する

ものとして、本流のサービスシステムの枠組みの中に取り込まれていった（Van Tosh et al., 2000）。

　ピアサポートの第3の形態である③「当事者提供者」とは、精神疾患を経験しその後精神症状が顕著に改善した人が、まだリカバリーの過程がそれほど進んでいない他の精神障害のある人に対しサービスやサポートを提供することを指す。当事者提供者の主な形態としては、ケースマネジメントなどの従来からある精神保健福祉サービスの業務への従事、相互サポートグループの有償ファシリテーター、ピアスペシャリストやピアカウンセラーなど従来のサービスに付帯して新たに設けられた当事者専任のポストへの従事などがある。

　ここで概観した当事者運営サービスや当事者提供者は、欧米諸国では精神保健福祉サービスシステム改革の一環としてメインストリーム化が進められ、公的なサービスの担い手としての起用が推し進められている（Bradstreet, 2006; Grant, 2010, Solomon & Draine, 1995）。米国の精神保健領域では、セルフヘルプ活動が伝統的なサービス主体を数において既に越えているという報告もあり（Brown et al., 2008）、当事者と呼ばれる人たちは支援の担い手として存在感を増している。

5. 精神保健福祉サービスの改革の中で注目を集めてきた WRAP®
(1) WRAP® プログラムの理念とリカバリー志向の精神保健福祉サービス論の共通性

　WRAP® がこれほどまでに注目を集め支持されるようになったのは、WRAP® がこれまで述べてきたリカバリー志向の精神保健福祉サービスの諸要素を取り入れた実践モデルであるからだろう。WRAP® の理念は次章で詳述するように、当事者の責任や役割の拡大、当事者と支援者の関係の転換といったリカバリー論の考え方と一致している。WRAP® はリカバリーの責任と源泉は当事者本人であるとの信条に基づき、当事者が健康に関わる自己管理能力を高め、より良く生きることを目指すプログラムである。WRAP® プログラムのファシリテーターは、まさに Farkas ら（2005）の主張した価値基準（全人的な存在としての当事者、当事者の関与、自己決定／選択、成長

の可能性）に基づき、Torrey & Wyzik（2000）が述べた役割（希望を伝えること、当事者が自らの健康に責任を持つためのスキルと知識を身につけることを支援すること、病の枠組みの先にある人生を生きることを支援すること）を果たしていくことがマニュアルに記されている（Copeland, 2002b）。

(2) 政治的イニシアティブによって普及してきた WRAP®

　WRAP® がその誕生以来アメリカで急速に普及していったのは、草の根的な広がりのみによるものではなく、これまで俯瞰してきた精神保健福祉サービスの改革という政治的路線のもとで、言わばトップダウンで推進されてきた面があることも見てとれる。バーモント州、ミネソタ州、ペンシルバニア州、メリーランド州、イリノイ州、バージニア州などで実施されてきた WRAP® の大規模なプロジェクトはいずれも州政府主導のもとに導入され、そのほとんどは州政府または連邦政府の財源で実施されている（Copeland, 2012）。これらのプロジェクトは複数年にわたり数百人規模の当事者や市民を対象に WRAP® ファシリテーター養成研修と WRAP® ワークショップを実施するという大規模なものであり、州内で WRAP® の実践を定着させるための基盤整備を果たしている。州政府がサービス改革を模索する中でWRAP® がモデル事業として採用されたのは、WRAP® がリカバリー志向であることに加え、当事者によって開発され当事者がファシリテートすることが多いなど、当事者の関与が極めて高いという点に期待が寄せられたものと思われる。

　WRAP® はイギリスにおいても同様に政治的主導によって導入されてきたことが見てとれる。筆者が入手したイギリスにおける WRAP® の8件の実践報告のうちの3件は、精神保健サービスにおける人種間格差の是正を目指す政府の行動計画 "Delivering Race Equality in Mental Health Care"（Department of Health, 2005）のもとに実施されている。この行動計画は、イギリス内の人種的マイノリティに対するサービスのアクセス、品質、及び効果の格差を是正すると共に、リカバリー志向のサービスの普及も政策目標として盛り込まれており、自治体レベルでこの行動計画が実行される際に WRAP® がプログラムとして採用されている。また、2件の報告書は政府の

第 1 章　研究の背景　27

諮問機関の提案によって創設された "Support, time and recovery workers"（Department of Health, 2003）という精神保健領域の実践者の養成研修の一貫として WRAP® が実施されている。

第3節 本研究の学術及び実践的背景：リカバリー志向のエビデンス・ベースト・プラクティス[5]の必要性

本研究は、「リカバリーの理念と科学性の統合」という、精神保健福祉サービス及び研究分野の流れを踏まえて実施したものである。本節では、本研究の学術的背景であり実践的背景でもある、リカバリー志向のエビデンス・ベースト・プラクティスについて概説する。

1. エビデンス・ベースト・プラクティスの潮流

リカバリーの理念の台頭と平行して、精神保健福祉サービスにおきているもうひとつの流れは、サービスシステムを科学的根拠に基づく実践（evidence-based practice、以下 EBP）によって構築していこうという動きである（Bond & Campbell, 2008; Corrigan et al., 2001; Drake et al., 2001; Torrey et al., 2001; Goldman et al., 2001）。EBP とは、厳密な実証研究によって効果が確認されている実践のことであり、EBP が広く利用可能となれば、当事者の生活を改善し恩恵をもたらすことが期待できる。財源やサービス供給が限られている現実の中で、当事者は現時点でわかっている最も効果的な介入サービスにアクセスできる権利が保障されるべきである（Drake et al., 2001）。

しかし実際には、実証研究によって有効性が確認されている実践の普及率は非常に低く、科学的知識と実践の間には大きな隔たりがある（Drake & Essock, 2009; Lehman & Steinwachs, 1998; Wang et al., 2000）。そこでアメリカではリカバリー志向への転換と時を同じくして、EBP を普及させていくことを精神保健福祉サービス改革の目標として掲げた（U.S. Department

[5]「科学的根拠に基づく実践」の意。

of Health and Human Services, 1999)。同国ではこの目標のもとに「科学的根拠の更なる蓄積」、「国民に対する効果的治療・実践の周知」などの具体的な行動計画を示している。アメリカではこれらの政策目標と行動計画のもと、EBP 研究の更なる実施、普及研究の実施、EBP のパッケージ化、EBP ツールキットの開発と頒布などが行われてきた。こうした一連の取り組みの中で EBP としてアメリカ連邦政府より認証され推奨された第一世代の EBP は、① Illness Management and Recovery（疾病管理とリカバリー、以下 IMR）、② Supported Employment（援助付き雇用）、③ Family Psychoeducation（家族心理教育、以下 FPE）、④ Assertive Community Treatment（包括型地域生活支援プログラム、以下 ACT）、⑤ Integrated Treatment for Co-occurring Disorders（重複障害のための統合治療）、⑥ Medication Treatment, Evaluation, and Management（共同的薬物療法、以下 MedTEAM）の6つのプログラムである（Mueser et al, 2003）[6]。これらのうち①～④はツールキットが日本語に翻訳され紹介されている。

2. エビデンス・ベースト・プラクティスとリカバリーの関係

　科学的根拠に基づく実践という「技術」は、リカバリーという「価値」と対立するものではなく、両者は精神保健福祉サービスのあり方を考える上で相補的なものである（Ralph et al., 2002; Mueser, 2012）。リカバリーの理念は政策や実践が目指す目標やその道筋を示すものであり、科学的根拠は目標や価値を実現する上で何が有効であるかを明らかにするものである。EBP それ自体はリカバリー志向でもなければアンチリカバリーでもないが、当事者の自己選択というコントロールのもとに適切に提供されたなら、当事者が個別のリカバリー目標を追求する上で強力な手段となりうる。アメリカにおける EBP 推進プロジェクトはこのスタンスに立ち、EBP は単に症状の軽減だけでなく当事者が個別の目標を追求するリカバリーの道のりを支えるものでなければならないという信条を明確に掲げている（Mueser et al., 2003）。

....

[6] ここにあげた第一世代の EBP の詳細は Mueser et al（2003）、SAMHSASeries: Evidence-Based Practices KITs（http://store.samhsa.gov/list/series?name=Evidence-Based-Practices-KITs）等を参照頂きたい。

しかし、リカバリーの理念が実践や研究の分野で浸透する以前に蓄積された科学的知見のほとんどは、精神症状などの医学的視点から効果を検証したものである。この様なリカバリーの理念を十分に反映していないエビデンスは、リカバリー志向の実践を導くのに不十分であり、「リカバリー」と「科学的実践」という二つの潮流は十分に統合されていないことが指摘されている。そこで、リカバリーの思想に根ざしたEBPを確立していく事が今日の精神保健福祉サービスの新たな課題である（Anthony et al., 2003; Ralph et al., 2002, Newberry & Strong, 2009）。

3. リカバリー志向のエビデンス・ベースト・プラクティスに関する提言

　Anthonyら（2003）はリカバリーに根ざした新たな時代のEBP研究の方向性について8つの提案をしている。Anthonyらがここに示した問題提起は、他の多くの研究者の主張とも重なる内容が多く（例えば、Bond & Campbell, 2008; Corrigan & Ralph, 2005; Fisher & Ahern, 2002; Newberry & Strong, 2009; Ralph, Lambert, & Kidder, 2002; Rapp, Shera, & Kisthardt, 1993）、精神保健福祉領域のプログラム評価研究の重要な指針となりうる内容だと考える。

① リカバリー指標や当事者にとって重要な指標をアウトカムとして用いる：社会の中の意味ある役割の獲得、自己決定の感覚、自己効力感、ウェルビイング、エンパワメントなど、リカバリーやエンパワメントの思想を反映し、当事者にとって意味のある事柄を通してプログラムやサービスを評価する。

② 質的手法や当事者の主観的な経験をより重要視し活用する：量的研究と相互補完的な役割を果たすものとして、ケーススタディ、エスノグラフィ、ナラティブ分析などの質的分析手法を活用し、当事者自身が変化の過程をどのように認識し経験しているのかを解き明かす。

③ 従来のEBP研究がなぜリカバリーに関連するアウトカムにほとんど効果を示せていないのかを解明する：従来のEBP研究では、入院率、就労、症状といった指標での効果は確認されている一方で、QOL、自尊感情、エンパワメントなど、当事者がリカバリーにとって大切だとする

領域における効果はほとんど確認されていない。何がこれらの領域に効果をもたらすのかの究明や、リカバリー関連指標を測定する尺度の問題の検証をする必要がある。

④ **準実験的手法や相関関係の研究を最大限に活用する**：実証研究において最も科学的信頼性が高いとされる実験的手法は、現実には実施が極めて困難な事が多い。精神保健福祉サービスの EBP に対する考え方は、こうした実践現場の実情を踏まえて修正していく必要がある。すなわち実践現場で実施しうる準実験的手法に工夫を重ね、これらの研究結果を積み上げて実践にフィードバックしていく努力をする。

⑤ **リカバリーにとって重要な要素と思われる支援者と利用者の関係についても調査する**：支援者と利用者の支援関係は、カウンセリングや臨床心理を含む対人援助の領域で効果をもたらす重要な要素として同定されているものの、精神保健領域の EBP 研究ではほとんど目を向けられていない。"支援同盟" と言われるサービスの種別を超えた関係要因こそが特定のサービスモデルや介入手法より重要である可能性があり、EBP 研究の対象とする必要がある。

⑥ **プログラムパッケージ全体ではなく、プログラムの構成要素のうち何が有効であるかを解明する**：従来の研究では様々な要素が含まれるプログラム全体の効果のみが検証されてきたが、プログラムを解体し、どの要素が必須で効果をもたらす "有効成分" なのかを解明する。

⑦ **様々な異なる文化や状況下での適用可能性を検証する**：ある特定の人種や地域で効果が検証された EBP でも、異なる人種や社会環境下で同じような効果が発揮されるとは限らない。様々な文化的、人種的、地域的特性を持つ人々に対する効果、適切さ、実行可能性が検証されなければならない。

⑧ **この分野がよって立つ価値を検証する**：実践の諸側面の重要性は効果のみによって決まるのではなく、哲学的見地や価値の視点から重要である場合もある。また、「自己決定」や「尊重」など、精神保健福祉が標榜する価値は、それ自体に意義があると同時に効果をもたらす要因である可能性もある。これらの価値を操作化し検証することで、プログラムモ

第 1 章 研究の背景 31

デルやサービスの種別を超えた諸価値の効果を解明していく必要がある。

　本研究は、本節で述べてきたリカバリー志向の EBP の構築という時代の要請に応えることを目指したものである。第三章で詳述するように、本研究は Anthony ら（2003）の提示したリカバリー志向の EBP 研究の方向性を指針として設計し、リカバリーの理念を反映した実証研究となることを目指した。

第4節 　日本の社会的背景：日本の精神障害者の現況と日本固有の課題

1. 日本の精神障害者の動向

(1) 推定患者数、有病率

　日本の推計精神障害者数は、平成 26 年版「患者調査」によれば約 392 万人で、そのうち入院患者数は 31.3 万人、外来患者数は 361.1 万人である。これは総人口の 3%ほどが何らかの精神疾患に罹患していることを意味する。また、川上ら（2006）の行った有病率の調査では、日本の精神障害の 12 ヶ月有病率は 7.2%、生涯有病率は 17.2% であった。これは 13 ～ 14 人に 1 人が過去一年間に何らかの精神障害を経験し、5 ～ 6 人に 1 人が生涯に何らかの精神障害を経験することを意味する。つまり精神疾患はありふれた病気であり、誰もが精神障害当事者となりうるのである。

　日本の推計精神障害者数は増加傾向にある。患者調査によると、平成 14 年から平成 26 年までの 12 年間で約 134 万人の増加が見られた。このうち入院患者数は減少傾向にあるが、外来患者数は増加の傾向にあり、外来患者はこの間に約 133 万人増加している。外来患者数の疾患別傾向を見ると、「気分（感情）障害（躁うつ病を含む）」は増加が著しく、平成 11 年の約 41.5 万人から平成 26 年の約 111.6 万人へと、15 年間で約 2.7 倍に増えている。

(2) 入院依存の体質と社会的入院

日本の精神障害者をめぐる状況で顕著な問題は、先進諸国の中でも飛びぬけて長い平均在院日数である。毎年漸減傾向にあるものの、2009 年の平均在院日数は 307.4 日（厚生労働省 ,2009）で、これは 1993 年時点の米国 10.3 日、イギリス 86.4 日、イタリア 18.5 日（厚生労働省 ,1997）と比較しても突出していることがわかる。精神科病床における入院患者の入院期間別分布では、1 年未満が約 33%、5 年以上が約 39%、10 年以上が約 25% となっており（厚生労働省 ,2008）、入院期間が 1 年以上の長期入院患者が精神科入院患者の 7 割近くを占めている。

　長期入院を余儀なくされている精神科入院患者の多くは、病状としては退院可能な状態であるにもかかわらず、受け入れ条件が整わないなどの社会的な理由により入院継続を余儀なくされている社会的入院患者で、2005 年の厚生労働省の推計では 7 万 6 千人いるとされた（厚生労働省 ,2005）。病院への隔離収容が当事者に与える心理社会的ダメージの深さは本章第 2 節でも述べた通りであり、社会的入院は重大な人権問題であることは言うまでもない。日本における社会的入院の問題は、1968 年のいわゆる「クラーク勧告」[7] に代表されるように、40 年以上も前から既に深刻な人権問題として国際社会で批判を受けてきた。

　精神科医療における社会的入院の問題は、日本が長年とってきた強制入院を中心とする政策によって生み出されてきた。日本では 1950 年の精神衛生法により都道府県の精神病院の設置義務や強制入院である措置入院制度などを定め、精神障害者の隔離収容を進めてきた歴史を持つ。同法は都道府県立病院に代わるものとして私立精神病院を指定することを認めたため、行政は財政上の理由から民間病院の設立を促す方向に進み、これが今日まで続く精神科医療における民間病院への依存体質を生み出した。また、1960 年には民間病院の設立を後押しするように、医療金融公庫法により精神科病院に対する低利子融資が行われた。これらの結果、各国が脱病院の流れに向かった時期に、日本では反対に民間精神科病院が急激に大増設されることとなる。

---

[7] WHO より派遣されたクラークが日本の精神保健の実態調査をもとに、長期入院の弊害を指摘し、適切なリハビリテーション体制を整備することを勧告したもの。

日本の精神科病院の8～9割を占める民間病院は、経営の安定を追及する性格上、おのずと患者の退院支援に対する消極的な姿勢を潜在的に持っている。これに加え、日本ではいわゆる「精神科特例」と言われる精神科病院の病棟を一般病棟の3分の1程度の人員基準で運営することを認める措置により、精神科医療の現場は一般医療現場よりもスタッフが極端に少なく抑えられてきた歴史がある。これが精神科医療現場における慢性的な人手不足を生み出し、劣悪な医療環境や退院支援への消極的姿勢を助長させてきたと考えられる（松本、2003）。

2. 日本の近年の精神障害者の地域生活支援への取り組みと課題
(1)「精神保健医療福祉の改革ビジョン」の概要と課題

　日本政府は2004年に「精神保健医療福祉の改革ビジョン」において、10年間で「入院医療中心から地域生活中心へ」という改革の方針を正式に示し、「退院促進支援」、「地域支援体制の整備」、「精神医療の改革」などを含む施策を実施してきた。社会的入院の解消については、10年以内に約7万人の社会的入院を解消するという数値目標を示し、2003年度から「精神障害者退院促進支援事業」を立ち上げた。同事業はその後「精神障害者地域移行支援特別対策事業」、「精神障害者地域移行・地域定着支援事業」、障害者自立支援法の個別給付と変遷しながら継続されている。入院患者の地域移行支援ではピアサポーターが登用されるようになり、2010年度にはピアサポーターの積極的活用に努めることが厚生労働省より正式に政策として打ち出された。地域支援体制の整備については、2006年に障害者自立支援法が施行され、精神障害者に対する福祉サービスは、制度上は身体障害や知的障害との区別なく一元的に提供される体制となり、不足する住居支援、就労支援、生活支援などを整備していく制度的基盤が整えられたとも言える。また、各種の社会資源を本人の目標やニーズに即して有機的につなぐためのケアマネジメントの充実強化も政策の重点課題として掲げられている。精神医療改革については、デイケア、訪問看護、外来・在宅医療の充実などの地域医療体制の整備、アウトリーチの強化、医療の質の向上などが重点課題とされた。

　「精神保健医療福祉の改革ビジョン」は10年という改革の期限を既に迎え

たが、その成果は十分であったとは言い難い。2003年から2010年の8年間で退院促進支援事業を経て退院できた人は4千人に満たず、目標値のわずか5%であった。平成26年度「患者調査」の推計でも、受け入れ条件が整えば退院可能な入院患者は依然として5万3千人に上っている。地域支援体制についても整備は不十分である。平成24年度版「障害者白書」によれば、全国の精神科通院患者のうち何らかの就労支援を受けている人は2%に満たず、住居支援は1%にも満たない状況で、地域生活を支える公的資源は依然として乏しい。ケアマネジメントについても、平成23年度の三障害を合わせた相談支援事業の利用実績は4千人程度で（平成25年度版「障害者白書」より）、同年度の数値目標であった5万人に遠く及んでいない。

「病院から地域へ」という目標の実現には、住居支援、医療支援、就労支援、生活支援など様々な社会資源と、それを有機的につなぐケアマネジメントが必要である。我が国ではこれらの資源を整備していくことが引き続き課題である。しかし、当事者が地域でその人らしい豊かな暮らしを実現するには、諸サービスによっていわば外から本人を支えるだけでは不十分である。ひとりひとりのリカバリーには、本人が自らの健康を自己管理する力や自分の目標に主体的に取り組む力が必要である。そうした当事者の力を育み、本人の自助努力を支える支援こそが精神保健医療福祉の改革にはなくてはならない。

「精神保健医療福祉の改革ビジョン」にみる近年の日本の政策の流れは、かつての隔離収容からノーマライゼーションやリカバリーなどの理念に向かって前進するものではある。「病院から地域へ」、「ピアサポートの活用」、「ケアマネジメントと包括的支援」、「地域資源の開発」など、改革ビジョンが掲げてきたサービス体制の枠組みの部分は、リカバリー志向の精神保健福祉サービスのキーワードとも一致するものである。しかし、北米などではリカバリーが既に政策理念として明確に打ち出されているのに対して、日本では未だに政策レベルでリカバリーを理念として取り上げるには至っていない。木村（2010）は、精神保健政策とケアシステムの変革には政治的意思とともに、関係する様々な利害関係者の間で志向モデルに対する合意と理念の共有が必要であり、日本は現状ではリカバリーの概念を議論するだけの土壌

第1章　研究の背景　　35

が確保されていないと述べている。野中（2005）もまた、リカバリーは先進諸国において精神保健サービスを方向付ける多大な影響力を持つに至ったのに対し、日本では断片的にしか取り上げられてこなかったと述べている。

　木村（2010）が指摘するように、リカバリーの理念は政策レベルだけでなく実践現場のレベルにおいても十分浸透しているとは思われない。リカバリー志向の精神保健福祉サービスへの転換とは、単に提供されるサービスメニューが変わるだけではなく、個々の実践レベルに至るまでの質的な変化が果たされなければならないことはこれまで繰り返し述べてきた。リカバリー論の中で強調されてきた質的な変化とは、当事者の責任、関与、役割が拡大する方向に当事者とシステム／専門職の関係が変化することである。いかなるサービスであれ、当事者との対等なパートナーシップのもとに当事者自身が自らのリカバリーに取り組む努力を支えるという価値に根ざしたものでなければ、ケアの場がたとえ病院から地域に移ったとしても、真の「脱施設」は果たせない。日本における先駆的な精神障害者の地域生活支援を 40 年以上実践している門屋充郎（2007）は次のように述べ、日本の実践のあり方を批判している。

　　　　"施設化は病院だけでなく、地域資源の中でも起こすことがある。それは管理構造の強化と干渉的・保護的・指示的かかわりが彼らの力を阻害する。世話される、世話する関係の排除なしに地域で生活を続けても決してリカバリーしない。
　　　　私たちは指導と訓練といった常套句が彼らをいかにだめにしてきたかを考えるべきである。かかわりの基本はどんなに能力障害と病状が重くとも自尊を決して傷つけないことである。"（p.24-25）

(2) 地域に広がる草の根の取り組み

　リカバリーの理念は日本の精神保健福祉領域で十分に共有されているとは言えないが、草の根における当事者本位の取り組みは日本でも古くから存在してきた。例えば、埼玉県さいたま市の「やどかりの里」（谷中・藤井，1988、谷中，2002）、北海道十勝・帯広圏域における地域生活支援（門屋，

2002、門屋，2007、門屋，2011)、北海道浦河町の「べてるの家」(佐々木他，2013) などは内外でも有名な実践である。

　帯広・十勝圏域の実践と「やとかりの里」は 1999 年に世界心理社会リハビリテーション学会のベストプラクティスに指定され、「べてるの家」は 2012 年に日本精神障害者リハビリテーション学会のベストプラクティス賞を受賞している。これらの実践に共通する幾つかの特徴として、①障害があっても地域でその人らしく生きる権利があり、それが可能であるという信念のもとに、精神科病院に勤務するソーシャルワーカーらが病院から地域に飛び出し活動を始めたこと、②活動の創成期から当事者と共同してきたこと、③当事者の自助・互助を実践の中心に位置づけてきたこと、④制度が整う前の時代に自力で地域資源を開発すると共に、地域の中にある一般的な資源を掘り起こし、積極的に活用しながら地域と共生してきたことなどがあげられる。

　「やどかりの里」は精神科病院に勤務するソーシャルワーカーらが 1970 年に退院先がない人たちの住む場所として工場の 2 階を間借りし、8 人の退院患者たちに共同生活をしてもらい、それをソーシャルワーカーらが手弁当でサポートする活動から始まった。創設者のひとりである谷中輝雄は、病状が回復しているのに退院できず病院に長く留まっている多くの患者に出会い、この人たちを病院に閉じ込めておくのはおかしいと強く感じたという (葉賀他，2001)。当時は精神衛生法の時代で、精神障害者の社会復帰の為の制度などなく、精神障害者が障害者として法的に位置づけられてもいなかった。そのような中、彼らは公的援助を受けずに共同住居や一般のアパートなどで当事者がごく自然な形で地域で暮らすための支援を拡大していった。住居支援に続き、地域に住む仲間同士が集い助け合える場が必要であると考え、「憩いの家」が設立された。この「憩いの家」は 24 時間の電話相談、緊急時の宿泊、セルフヘルプグループ活動、相談支援、訪問、気軽に過ごせるたまり場など、今日の生活支援センターの機能を持ったものであった。その後、働く場としての作業所なども開設し、今日では複数の生活支援センター、相談支援事業所、グループホーム、ケアホーム、就労支援事業所などを運営し、300 人を超える当事者が「やどかりの里」につながりながら地域生活をして

第 1 章　研究の背景　　37

いる。「やどかりの里」のメンバーの多くは、病を得て精神科病院に入院した時、自分の人生は終わったと感じたという。しかし、「やどかりの里」のセルフヘルプ活動での助け・助けられる経験から自分も役に立てる存在だと感じ、自信を取り戻し、自分の人生が再び自分の手の中に戻ってくるのを感じたという。「やどかりの里」につながる当事者は会費を出して財政が苦しい法人の会員となり、財政的にも法人を支え、また運営を共に担ってきている。

帯広・十勝圏域での活動は1969年に5人の精神科ソーシャルワーカーが発足させた十勝PSW研究会から始まる。発足メンバーのひとりである門屋充郎（2002）は、自らの実践を、「歴史の後始末」、「精神病院に埋もれた人たちの人生を取り戻す活動」であったと振り返っている。彼らは社会に精神障害者の生活の場所・資源がないからといって、入院という自由が剥奪された生活を精神障害者が長年甘受しなければならない状況に対して強い疑問を感じ、保健所訪問や医療中断者の家庭訪問など地域精神医療活動を独自に始めた。当事者活動にも早くから取り組み、1977年には退院した数名の患者と共に当事者会「つくしの会」を発足させている。そして1982年に16人が生活できる食事つき住居を開設し運営した。これはまだ精神障害者の為のグループホームなどの制度がない時代で、いわゆる賄い付きの下宿方式を採用したものであった。共同住居ではあるが各自の独立性を重視し、管理人を置かない、規則は入居者の話し合いで決める、盗難などの問題が生じたときは一般市民と同じように警察に相談するなど、一般市民としての生活にこだわって運営された。そして入居者の日々の生活の相談などは5人のソーシャルワーカーがボランティアで行った。彼らは生活支援の必要条件として、「医意食職住友遊」[8] の7つを掲げ、地域資源を掘り起こしていった。また、先に述べた一般市民としての生活を重視し、本人の力を引き出すこと、施設化させない運営、保護的・干渉的関わりを排除すること、特定の病院の付属施設と化さない誰もが利用できるオープンシステムにすることなどを活動の基本原則としてきた。これは例えば住居支援において一般の賃貸物件を積極

---

[8] 良質な「医療」、本人の「意思」、「食事」、就労や社会的役割としての「職」、「住居」、「友人」、楽しみとしての「遊」の意。

的に利用したり、世話人に専門職を配置せず近所の主婦層に担ってもらうなどの特徴として生かされている。今日では複数の就労支援事業所や生活支援センター、様々な形態の住居支援などを利用しながら 300 人以上の当事者が地域生活を送っている。

「べてるの家」は 1978 年に始まった病院を退院した人たちの回復者クラブ「どんぐりの会」の活動から出発した。「どんぐりの会」のメンバーと病院のソーシャルワーカーは空き家となっていた教会堂で共同生活を始め、やがて日高昆布の袋詰めの下請け作業を行うようになり、こうして地域の中で居場所のなかった精神障害者の住む場所と働く場所、そして共に支えあう場を作りあげていった。現在は、社会福祉法人、NPO 法人、有限会社のもとに、就労サポートセンター、生活サポートセンター、グループホーム、ケアホーム、共同住居、カフェ、福祉ショップ、セルフサポートセンターなど様々な事業を運営し、100 名以上の当事者がこれに連なっている。「べてるの家」では専門職が当事者に一方的に行う治療・支援ではなく、当事者が自らを助け、仲間を助ける力を養うという理念のもとに、ミーティング、ソーシャル・スキルズ・トレーニングや認知行動療法、ピアサポート活動、そしてべてるの家で独自に生まれたユニークな自助プログラムである「当事者研究」などを実践している。また、「べてるの家」では障害があっても支えられるだけでなく、市民として地域のために自分たちは何ができるかを問い続けるなかで、過疎・高齢化が進む地域で特産物の日高昆布の製造・産地直送販売という社会的起業を興し、地域経済に貢献してきた。彼らは今日では精神障害者の地域生活支援にとどまらず、子育て支援や一人暮らし高齢者の支援などにも取り組み、地域住民全体を視野に入れた包括的な支援活動へと発展している。

精神障害者を地域で支える制度がない時代に活動をしてきたこれらのパイオニアは、社会資源も人手も不足する中で、当事者自身が自らの生活を主体的に統制していく自助・自己管理の力と、互いに助け合うピアサポートの力を拠り所としてきた。また、病気を治すことを目的にするのではなく、症状があってもなくてもその人らしく有意義な生活を送ることは可能であるという信念に立ち、障害の体験から学び，そこから生まれた知恵を共有していく

第 1 章　研究の背景　　39

セルフヘルプの原理を大切にしている。さらに、これらの実践は活動の創成期から当事者自身が共に支えてきており、多くの当事者が法人の理事やスタッフなどを担っている。ここであげたいずれの実践も、当事者を障害者である前にひとりの人として見ること、「あたり前の生活」にこだわること、自己決定が権利として尊重されること、本人が苦労も含めた自分の人生の主人公となることで学び成長し回復していくプロセスを大切にすること、ピアの力を大切にすること、当事者が組織の運営管理も含めたあらゆるレベルで関与することといった、リカバリーの価値に立脚したものであり、リカバリー志向の精神保健福祉サービスの特徴を備えたものであると言える。

　一方、当事者組織も日本には古くからあった。1970 年に会員 4 名で結成された北海道の回復者クラブ「すみれ会」はその草分け的な存在だろう。彼らは 1983 年に共同作業所を設立し、今日では複数の地域活動支援センターを当事者だけで運営している。すみれ会法人理事長の宮岸真澄氏は、「ピアサポートという言葉が海の向こうからやってくる前から助け合っていた」（宮岸，2013, p.21）と述べている。1993 年には当事者の全国組織である全国精神障害者団体連合会が結成され、ピアカウンセリングや権利擁護活動を行うようになった。1990 年代以降は多くの当事者団体が設立され、これらの団体が自ら共同作業所などを設立し、当事者運営サービスを展開している。例えば、1998 年に設立された東京都の「こらーるたいとう」、2004 年に発足した長野県の「ポプラの会」などが一例である。

　ここで紹介してきた先駆的な実践や当事者組織の活動は、未だ日本のスタンダードとは成り得ていないが、これらの取り組みは講演活動や多数の書籍などを通して全国の当事者や関係者に広く紹介され、志を持つ人々が毎年数千人単位で現地に見学や研修に訪れるようになっている。こうしてリカバリーの理念とそれを反映した実践は少しずつ草の根レベルで広まっている。このような流れの中で、当事者の対処能力や自己管理能力を高める支援やピアの力をベースとする実践方法に関心が寄せられるようになり、それがWRAP® が日本の全国各地で受け入れられる下地となったのではないか。例えば、WRAP® を日本に最初に紹介した WRAP® 研究会の坂本明子氏は、アメリカ研修に参加した際、アメリカの支援機関では病気（Illness）ではなく、

40

健康（Wellness）を当事者がどう自分で管理していくかということに焦点があてられていることに感銘を受け、WRAP® を日本に導入したいと考えたと語っている[9]。また、WRAP® を早くから取り入れている東京都の「巣立ち会」は、従来とは違う当事者とサービス提供者との関係や、病状の管理ではなくリカバリーに焦点を置いた活動を模索する中で WRAP® と出会ったと述べている（清重・田尾, 2009）。日本においては、WRAP® の普及の背景として英語圏にみられるような政治的主導力は確認できないが、リカバリーの理念が実践現場に浸透し、リカバリーを反映した具体的な実践方法を求める現場の要請が WRAP® の急速な普及につながったと思われる。

3. 日本における EBP 研究の現状

　日本における精神保健福祉実践の実証研究は他の先進諸国に比べ非常に乏しい。大島（2010）は、2002 年から 2008 年にかけて出版された EBP プログラムに対する実験計画法に基づく研究や比較研究をレビューした結果、認知症に関するプログラム研究や家族会支援に関する研究がわずかに公表されているだけであると報告している。鼓ら（2012）もまた、2005 年から 2011 年にかけて発表された精神障害者の地域生活支援に関する文献をレビューした結果、そのほとんどが個々の施設や事例の紹介および報告にとどまっており、実践の成果にまで言及しているものは数例のみであったとし、EBP 研究の蓄積が課題であることを指摘している。筆者自身が行った先行研究のレビューにおいても、ACT や IMR などアメリカで開発された EBP の日本における追試験などがわずかにあるのみで、プログラムや介入手法の評価を行った実証研究はほとんど見当たらなかった。

　野中（2008）は日本における精神障害者リハビリテーションの思想と技術は、先進諸国で涵養・開発されてきたものを直輸入し、臨床現場でプログラムや技術を振り返る作業を十分行うことなしにこれまで取り入れられてきたと指摘している。WRAP® はまさに野中が指摘する、日本における検証作業

---

[9] NPO 法人 WRAP® 研究会ウェブサイト「WRAP® との出会い」より http://www1. ocn.ne.jp/~wrap_krm/introduction.html （2014 年 12 月最終アクセス）同ウェブサイトは 2017 年現在削除されている。

を経ずに直輸入し広められている実践プログラムの一つと言わざるを得ない。WRAP® は日本に初めて紹介されて以降、学術誌や学術学会でも数多く取り上げられてきたが[10]、WRAP® の効果の科学的検証や日本の社会文化的状況との適合性の検証といった課題への取り組みは行われてこなかった。

　精神保健福祉領域に限らず、日本のソーシャルワーク実践では、北米と比較すると科学的方法による実践枠組みの構築や実践の効果測定といったソーシャルワーク研究は非常に遅れている（武田，2000）。白澤（2011）は、日本社会福祉学会第 59 回春季大会会長講演で、「仮説検証となる評価研究としてのソーシャルワークの介入研究は日本においては皆無に近い」と述べている。日本では実践の科学的検証という研究活動自体が乏しい中で、ましてや Anthony ら（2003）の示したリカバリー志向の EBP 研究の進展状況には北米と比べて大きな隔たりがあると言わざるを得ない。リカバリー志向の EBP 研究を蓄積していくことは、日本の精神保健福祉領域の重大な課題である。

---

[10] 例えば日本精神障害者リハビリテーション学会大会では WRAP® を紹介する自主企画、大会企画、実践報告などが 2007 年以降ほぼ毎年行われている。

第2章 〉 先行研究レビュー

第1節 WRAP® の概要

1. WRAP® の成り立ち

　WRAP®（Wellness Recovery Action Plan, 元気回復行動プラン）は 1997
年に『WRAP』（Copeland, 2002a）の著者である Mary Ellen Copeland 氏が
精神的困難を経験した人々と共同で作成した健康自己管理の手法である。
Copeland 氏は幼少時代に実母が精神障害で長期入院し、自身も成人してか
ら双極性障害と診断され、重篤な症状に加え長年の服薬によるリチウム中毒
症状に苦しむという経験を持つ。Copeland 氏は薬物治療の限界を経験した
ことから、セルフケアやピアサポートを通した健康維持に関心を持つように
なり、職業カウンセラーの支援を得て精神的困難を経験した人々がどのよう
に症状を自己管理し回復しているかを知るためにアンケート調査を実施し
た。そこで知った当事者の様々な工夫を自らも実践することで健康を保つよ
うになったという。Copeland 氏はその後セルフケアに関する著書をいくつ
か出版し（Copeland, 1992, Copeland, 1994）、セルフケアに関する講演やワー
クショップを全米で行うようになった。WRAP® が誕生した 1997 年、バー
モント州で開催されたセミナーの席で、「ここで学んだセルフケアのスキル
や知識はどれも素晴らしいが、これを自分の日常生活の中で実際どのように
実践したらよいかわからない」という問題提起が参加者の一人から出され
た。そこで、こうした日々の工夫を各自が整理し実践しやすくするための道
具を考案しようと、セミナーの参加者とブレーンストーミングする中で
WRAP® が誕生した（Copeland, 2012）。そして WRAP® をツールとしてま
とめる作業に際しては、精神科ソーシャルワーカーの助力があったことも著
書の中で紹介されている。

第2章　先行研究レビュー　43

2. WRAP® の基本構成

　WRAP® は苦痛を伴う困難な心身の症状を自分自身でモニタリングし、意識的な対処によってそれらの症状を軽減、改善または除去するための系統だった日常生活と健康の自己管理の手法である。具体的には、ノートやファイルなどに「良い状態のとき」、「調子が悪くなっているとき」など、様々な状態の時の自分の様子と、それぞれの状態に合わせた対処のための行動プラン（例えば、"十分な睡眠をとる"など）を書き出し、日々このプランを実践するというものである。WRAP® は各自が日頃から何気なく行っている対処方法を、より計画的にその時々の状態に合わせて動員していく手法で、既に各自が身につけている知恵や工夫を主な拠り所とする。この点で新たな技能獲得や知識習得を目指す訓練的・教育的要素の強い手法とは異なる。WRAP® は精神科の治療や専門的支援と競合したり代替したりするものではないことも強調されており、当事者とサービス提供者がより協調的に働くための媒介となりうるとしている（Copeland, 2002c）。

　実際の WRAP® は「元気に役立つ道具箱」と 6 つのプランから構成されている。更に WRAP® はリカバリーのプロセスを歩んでいる人たちに共通する構えや姿勢として「リカバリーに大切な 5 つのこと」があるとして、こ

図 2-1：WRAP® のイメージ図（筆者作成）

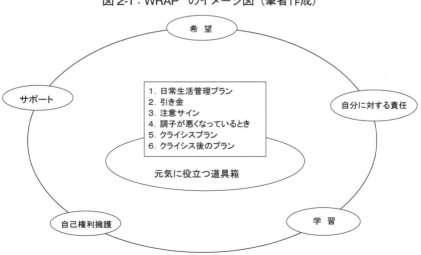

れらを実践することも推奨する。図2-1は、このWRAP®とリカバリーに大切な5つの事柄をイメージとして示したものである。このイメージ図にある「元気に役立つ道具箱」は、言わばその人その人の様々な対処方法のストックのようなもので、この道具箱を土台にして6つの状況に合わせた6つのWRAP®プランを各自が作成していく。そして自分のリカバリーへの取り組みに重要となるのが5つのコンセプトであるとWRAP®は考える。以下にこれらの構成要素の概要を紹介する。

元気に役立つ道具箱（Wellness Toolbox）

「元気に役立つ道具箱」とは、自分が健やかさを保つために日ごろ行ってきたことや行うと良いと思うこと、あるいは気分がすぐれない時に元気を出すのに役立つことのリストである。「道具箱」（Toolbox）という比喩は、日本語の「引き出し」という比喩のようなもので、この道具箱はWRAP®の6つのプランを作成するための土台となる。多くの「引き出し」、「道具」を備え、状況に応じて臨機応変に様々な引き出しの中の道具を使うというイメージである。『WRAP』（Copeland, 2002a）に掲載されている道具の例としては、「友達やサービス提供者と話をする」、「運動」、「休養をとる」、「気分がよくなる服を着る」、「お風呂に入る」などがある。

プラン1：日常生活管理プラン（Daily Maintenance Plan）

日常生活管理プランは健やかさを維持するために日々実践すべきことのリストである。これは3つの部分からなり、パート1は、良い状態の時の自分（普段の自分）がどんな風であるかを書く。例えば、「おしゃべり」、「楽観的」、「責任感がある」、「内向的」などである。このプランで普段の自分を書きとめておくことにより、自分があまり調子が良くないときに本来の自分がどうであるかを思い出させてくれたり、調子が悪くなっている時に初めて接した人（例えば救急医療の場面で）がその人の本来の姿を知る上で役に立つ。

パート2は、良い状態を維持するために毎日するべきことのリストである。書籍で紹介されている例には、「三食健康的な食事とスナックを食べる」、「最低30分間運動する」、「日記をつける」、「薬を飲む」などがある。このリストを作ることにより、健やかな状態を維持するために毎日するべきことを

第2章　先行研究レビュー　45

意識してその日の計画を立てることができるほか、今日は少し気分がすっきりしないと感じたような時に、日々やるべきことのうちの何かを怠っていないかを確認することにも使える。

パート3は備忘録のようなもので、毎日ではないが定期的にするべきことを書きとめたリストである。例えば、「カウンセラーまたは担当ワーカーに会う」、「診察・面談の予約を入れる」、「仲の良い友達と時間を過ごす」、「睡眠を多めにとる」、「洗濯をする」などである。

なお、『WRAP』の書籍（Copeland, 2002a）には含まれていないが、後述するWRAP®のグループ介入プログラムでは、このプランの中に自分が取り組みたいこと（目標）を書き加えることも可能だとしている。その際には行動プランは自分が取り組みたいことと関連させて選ぶとしている。

プラン2：引き金（Triggers）

「引き金」は、気分が悪くなったり調子を崩すきっかけになるような出来事や状況で、例えば、「過度の疲れ」、「仕事のストレス」、「家族との衝突」、「人からバカにされる」などである。引き金によって引き起こされる気分の変化自体は自然な反応であることがほとんどだが、それを放置したり不適切に対処したりすると実際に調子を崩す可能性がある。そのため自分に固有の引き金を意識し、あらかじめ対処のプランを立てておくことをWRAP®は奨励する。対処プランの例としては、「日常生活管理プランにあげたことを全てやっているか確認する」、「自分を支えてくれる人に連絡して話を聞いてもらう」、「散歩をする」などがある。

プラン3：注意サイン（Early Warning Signs）

「注意サイン」は自分の内側で起こっていることで、ストレス状況への反応とは無関係に起きることもあるものである。注意サインと言われる変化のかすかな兆候は、症状管理の為に最大限の努力を払ったとしても誰にも起こりうるものだとWRAP®は説明している。そこで、自分に固有の注意サインを自覚し、それを定期的に点検することにより、自分のサインに対する洞察力を高め、早めの対処をとることが可能になるとしている。このプランでは自分の注意サインとそれへの対処を書き出す。注意サインは、例えば「物忘れがひどい」、「楽しみを感じられない」、「いらいら感がつのる」、「電話に出

なくなる」などである。注意サインへの対処例としては、「サポーターやカウンセラーに感じていることを話し、アドバイスをもらう」、「最低一日に一度ピアカウンセリングをする」、「誰かに一日家事を肩代わりしてもらう」などが著書では紹介されている。また、WRAP® では自分では気づきにくい自分の注意サインを友人や家族など身近な人に尋ねてみることも奨励している。

プラン4：調子が悪くなってきているとき（When Things Are Breaking Down）

「調子が悪くなっているとき」は、著書では、「非常に苦痛で、深刻、危険ですらある状態」（p.25）と説明している。しかし、WRAP® ではこの段階を「それでも本人が自分のために行動を起こすことが可能」な状態であるとし、第三者による危機介入が必要な段階とは区別している。WRAP® はここは非常に重要な時で危機的状況を未然に防ぐための即座の行動を促している。

このプランでもこれまでのプランと同様に自分に固有の状態とそれへの対処を書き出していく。「調子が悪くなっているとき」の例としては、「睡眠がとれない」、「食事をしない」、「自分を傷つけたくなる」、「突飛な行動をとってしまう」、「そこにいないはずのものが見える」、「自殺願望」などがあげられている。ただ、これらの状態は人それぞれであり、ある人にとっては「調子が悪くなっているとき」を指す状態であっても、別の人にとっては危機介入を要する「クライシス」を意味する場合もあることを著書では説明している。これらの状態への対処例としては、「医師や医療専門職に連絡を取り、指示を受けてそれに従う」、「自分を支えてくれる人に連絡し必要なだけ話をする」、「状態が落ち着くまで誰かにずっと付き添ってもらえるように手配する」、「最低3日間何もしなくてもすむように手配する」、「薬、通帳、車の鍵を安全な場所に保管してもらうなど、自傷行動を防止するための措置をとる」などが紹介されている。

プラン5：クライシスプラン（Crisis Planning）

クライシスとは、「自分のケアの責任を他者に委ねなければならない状況」（p.28）と定義している。「クライシスプラン」は危機介入が必要な時に周囲

第2章　先行研究レビュー　47

にどのように対処して欲しいかをあらかじめ伝えておく一連のプランである。これはアメリカで普及を目指す動きのある"advance directive"（事前指示書）にあたるもので、その雛形をプランの一部として提供したものと考えてよいだろう。「事前指示書」はアメリカでは精神科医療に限らず医療全般で用いられるもので、本人が心神喪失や昏睡状態などにより自分の医療に関する意思決定ができなかったり意思を周囲に伝えられなくなった時のために、事前にどのような治療やケアを希望するかをあらかじめ記載した文書である。アメリカでは法的拘束力のあるものやインフォーマルなものなど様々な形態がある。

　WRAP® はクライシスプランを元気な時にあらかじめ作成しておくメリットを、1）コントロールを失ってしまったと感じられるような状況にあっても自己コントロールを維持することができる、2）家族や友人が本人にとって何が最善の介入方法かを模索する時間の無駄を省き、本人にとって最善の方法を取れなかったのではないかという罪悪感から解放してくれる、3）本人にとって喫緊のニーズが充足され、より早い回復へとつながる、と説明している。クライシスプランは先に述べたように、本人が平常時にあらかじめ作成し、危機的状況時に本人以外の人によって使われるという点で他のプランとは異なる。従って、クライシスプランは判読できる文字で書かれ内容が明確である必要があり、医療従事者や家族など周囲との事前の話し合いも必要となる。

　「クライシスプラン」は9つの部分からなる。パート1は「日常生活管理プラン」の中の、良い状態の時の自分（普段の自分）と同じで、救急医療などの場面で普段の本人を知らない医療従事者がアセスメントする際の有用な情報提供となる。パート2は症状で、どのような症状が出現した時に他者に自分のケアの責任を委ね自分の代理として意思決定を行ってもらう必要があるかを示す。パート3はサポーターで、クライシスの際に自分のケアにあたって欲しい人と欲しくない人のリストを作る。パート4には処方薬に関する情報を記載する。パート5には希望する治療と望まない治療を記載する。パート6は自宅や地域、レスパイトケアセンターなどにおけるケアを指定する項目で、入院に代わる療養体制を模索しプランを作成する。パート7は入

院治療が必要な場合、希望する入院先と避けたい入院先を記載する。パート8は他者からしてもらいたいサポート、必ずしてもらう必要があること、して欲しくないことを記載する。してもらいたいサポートは、例えば「助言、評価、批判を挟まず自分の話を聞いてくれる」、必ずしてもらう必要がある事柄は、例えば「郵便物のチェック」、して欲しくないことは例えば「無理に楽しませようとする」などである。最後のパート9はクライシスプランを使う必要がなくなったことを示す状態を記載する項目で、例えば「三日続けて夜眠ることができた」、「1日に最低2食は食事がとれるようになった」などである。

プラン6：ポストクライシスプラン（Post Crisis Plan）

「ポストクライシスプラン」はWRAP®が開発された当初は含まれておらず、のちに加えられたものである。ポストクライシスプランはクライシスを脱してからクライシス前の生活に戻るまでの道のりの道標となるプランで、その時の状態に応じて刻々と変化する即応的なものだと説明されている。従ってポストクライシスプランの一部は、他のプランと同じように、良い状態の時に事前に作成しておくことも可能だが、その場になってみないとわからない項目もある。もしクライシス期を入院治療で乗り切った場合は、ポストクライシスプランを包括的な退院計画として病院スタッフと共に検討してみるのもよいだろうと述べている。

「ポストクライシスプラン」に含まれる項目は非常に多く、著書に掲載されている雛形は7ページ半に及ぶ。著書では、不用と思う項目は飛ばしても良いし、自分のペースで自分にとって最適な時に作ることを勧めている。「ポストクライシスプラン」の主な項目は、「自分がクライシスから脱してポストクライシスプランを使う段階に入っていることを示す状態」、「この時期に誰に何をして欲しいか」、「退院して自宅に戻る際に必要な準備」、「すぐにする必要があること・後回しにできること」、「この時期毎日する必要があること」、「お礼をする人・お詫びをする人」、「解決が必要な問題とその解決方法」などである。またポストクライシスプランには様々な社会的役割（仕事、家事、育児など）に段階的に復帰するためのプランも含まれる。

リカバリーに大切な5つのこと

　Copeland 氏はリカバリーへの取り組みには土台となる5つのキーコンセプトがあると主張しており（Mead & Copeland, 2000）、2010 年に出版した『WRAP Plus』（Copeland, 2010）という拡張版テキストにはこの5つのキーコンセプトの詳細な解説を加えている。5つのキーコンセプトとは、「希望（hope）」、「自分に対する責任（personal responsibility）」、「学習（education）」、「自己権利擁護（self-advocacy）」、「サポート（support）」で、これらは WRAP® の一部ではないが、リカバリーに取り組む上で不可欠な要素として WRAP® のワークショップではこれらの概念が紹介される。コープランド氏は5つのキーコンセプトを次のように説明している[1]。

　　　希望（Hope）：精神的な困難を経験していても、健やかになり、その状態を維持して人生の夢や目標を実現することができる。

　　　自分に対する責任（Personal Responsibility）：人からの支援も受けつつ、健やかでいるために必要な行動を起こし、やるべきことをやるかどうかは自分次第である。

　　　自己権利擁護（Self Advocacy）：自分の健やかさとリカバリーを支えるために必要なこと、望むこと、受け取る権利のあることを、自ら他者に向かって手を伸ばして受け取ること。

　　　学習（Education）：自分が経験していることについて可能な限り学ぶことによって、自分の人生のあらゆる面について良い判断をすることが可能になる。

　　　サポート（Support）：健やかさを目指して努力するかどうかは自分次第だが、他者からサポートを受け、自分自身もまた他者にサポートを提供することは、気分を良くさせ QOL を向上させるのに役立つ。

3. WRAP® の介入プログラムとしてのパッケージ化

　WRAP® は各自が作成し活用する自己管理の道具だが、2003 年以降、コープランド氏により Copeland Center for Wellness and Recovery（以下 コー

---

[1] http://mentalhealthrecovery.com/wrap-is/　原文英語

プランドセンター)[2] が設立されたのと共に、標準化された介入プログラムとしてパッケージ化され、主にワークショップ形式のグループプログラムとして宣伝されるようになった。WRAP® を作ってみようと思う人は標準化された WRAP® のグループプログラムに参加し、他者とアイディアを交換しながらプランを作り上げることが推奨されている。

(1) 標準的なセッションの構造

WRAP® ワークショップの標準的な形式は、2名のファシリテーターによる2時間半×8回、参加者数8～12人程度のグループプログラムとして設計されている。各回は自己紹介、グループ規範の話し合い、トピックの説明、ディスカッション、プランの作成作業、任意の宿題の履行などからなる。セッションで扱うトピックは、リカバリーに大切な5つのことと WRAP® の基本構成に加え、自尊感情、ピアサポートなども扱うことができる。また、グループの進行役を務めるファシリテーターのほかに、グループの進行や必要に応じて個々の参加者をサポートするサポーターを最低2人以上配置することを推奨している。以下にセッションの流れに沿って各構成要素について概説する。

【安心のための約束事の話し合い】

WRAP® ではグループ規範を「安心のための約束事」と呼び、時間の許す範囲で参加者の話し合いによって取り決めることを推奨している。参加者の中には人を信頼することや集団の中で安心感を得ることが難しい人もいることを WRAP® は想定し、プログラムの出発点で参加者の不安を取り除き少しでも安心して過ごせる環境を作ることを重視している。約束事の例としては、「自分や他の人を批判しない」、「秘密を守る」など、参加者が相互に尊重し合うことや、「休憩は自由にとってよい」、「体を動かしても良い」など、各自のニーズに配慮する内容のものなどもある。約束事は模造紙に書き出し壁に張り出すようにする。書き出す際には参加者の言葉を言い換えたり削っ

---

[2] コープランドセンターの詳細については同センターのウェブサイトを参照頂きたい。
https://copelandcenter.com/

たりすることなく、そのまま書くことを原則とする。

【トピックの説明】

　ファシリテーターによる各回のトピックの説明では、所定の資料を声に出して読み上げるほか、ファシリテーター自身の体験を例に出したり、他の情報を付け加えたり関連する社会資源の紹介などを行う。標準化された配布資料の枚数は各回によって異なるが、2〜3枚程度の回が多い。WRAP® プログラムでは臨床用語、医学用語、診断用語を使わないことを価値・倫理として定めており、トピックの説明は日常的な言葉を使って行われる。

　各トピックの説明に続き、そのトピックに関連する分かち合いを参加者で行う。分かち合いのテーマは、例えば、「いい時の自分（「日常生活管理プラン」の回）」、「自分にとっての引き金とそれへの対処の仕方（「引き金」の回）」などである。この分かち合いの時間が、言わばプログラムの中核部分であり、これを通して参加者が互いから学び合うことを WRAP® では目指す。

　分かち合いでは参加者が既に持っている力や既に実践していることに関連づけて議論を進めるようにし、ファシリテーターは機会があるごとに参加者の力を肯定し認めることとされている。一方、分かち合いでは特定の治療方法について議論（批判や推奨）をすること、特殊な家族や人間関係の問題を扱うこと、トラウマ体験を語ったり治療について意思決定をするなどの、個人的な治療的問題を話す場ではないことを参加者に伝え、こうした議論は扱わないようにする。分かち合いで出された発言は、安心のための約束事と同じように、壁に張った模造紙に書き出すことが推奨されている。できれば記録のコピーを作成し後日参加者に配ることも推奨されている。

【演習・宿題等】

　トピックの説明と分かち合いに加え、時間に余裕がある場合に行える演習や任意の宿題もマニュアル化され用意されている。演習はワークシートの記入やロールプレイなどで、例として「なんでも書きたいことを思いのままに紙に書く」、「二人組になってピアカウンセリングの練習をする」などがある。宿題の例としては、「インターネットや薬の事典を使って自分の薬について情報収集する」、「気晴らしになることを次回セッションまでに何か1つ

やってみる」などがある。ただし、こうしたロールプレイなどの演習は筆者の知る限り日本の WRAP® プログラムではほとんど取り入れられていない。このほかに、各自が WRAP® プランを実際に作成する時間をセッション中に設けることも可能で、これは日本で実施されている WRAP® プログラムでは一般的に行われている。

　WRAP® の標準化されたプログラムトピックと各回の流れはここに説明した通りだが、この構成は認知行動療法や心理教育プログラムなどの一般的なセッションの構成をほぼ取り入れていると言えよう。また、マニュアル化された介入プログラムの多くがそうであるように、WRAP® のワークショップも参加者のニーズや実施機関の実情に合わせてプログラムの回数、セッション時間、トピックなどを柔軟に修正することが可能である。また、グループ形式のほかに、コープランドセンターでは通信講座や E-ラーニングによる個別プログラムなども開発し有料で提供している。

(2) 認定ファシリテーター制度

　WRAP® がグループ介入プログラムとして標準化されたのに伴い、コープランドセンターでは WRAP® のワークショップを運営するファシリテーターの研修プログラムを作り、研修修了者を認定 WRAP® ファシリテーターとする認定制度を創設した。WRAP® プログラムはこの認定 WRAP® ファシリテーターによって実施されることを推奨している。ファシリテーター研修の講師は上級 WRAP® ファシリテーターと呼ばれる人が行い、この上級ファシリテーターの養成プログラムと認定制度もコープランドセンターでは同時に創設している。

　ファシリテーター研修は5日間の有料講座で、参加要件は WRAP® プログラムに参加したことがあること、及び自分自身が WRAP® を作り活用しているか、他の人が WRAP® を作り活用するのを手伝ったことがあることとされている。言い換えれば、WRAP® プログラムのファシリテーターには精神疾患の有無や専門知識・技術の有無は問われない。これはリカバリーは人間に普遍的な経験であるという考え方を反映している。

　WRAP® のファシリテーター研修では、プレゼンテーションやグループ

ワークの技術を習得することよりも、WRAP®やリカバリーの理念に対する理解を深めることに力点が置かれている。研修の主たるゴールは、相互に尊重し合う安心な場を作ることや、リカバリーが可能だということを説得力をもって参加者に伝える力を身につけることにある。研修の中身はグループディスカッションやロールプレイなどの形式で進められ、ロールプレイは実際のセッションに見立て、「自己紹介をする」、「質問に答える」、「テーマの説明をする」などの課題を設定して行われる。ディスカッションでは、「WRAP®の価値と倫理」、「リカバリーに大切なこと」、「様々な参加者を助けるために必要と思われる配慮」、「偏見や差別を反映する言葉、尊厳を認め元気づける言葉」などのトピックが扱われる。

　また、WRAP®は精神的困難を経験している当事者がファシリテーターとなることが多いことから、ファシリテーター研修ではファシリテーター本人の自己ケアについても多くの時間を割いて学習する。研修では準備段階からセッション中、そしてセッション後までの一連の流れの中で、どのような自己ケアや自己モニタリングが必要かが教示される。更に、ファシリテーターは自分自身がどのような状態の時にはファシリテートするべきでないかをあらかじめ自覚し、それを周囲にも伝え、そのような状態になった際はファシリテーター役を辞退するための手はずを事前に整えておくことが義務付けられることも研修では強調される。

　一連の研修はファシリテーター研修用のマニュアル（Copeland, 2002b）を用いて行われるが、これは研修参加者以外にも販売されており、誰でも入手することが可能である。コープランドセンターは、WRAP®のグループプログラムは認定ファシリテーターによって実施されることを強く推奨する一方で、ファシリテーター認定を受けていない者がWRAP®グループを実施することを禁じてはいない。コープランドセンターでは、認定ファシリテーターの確保が難しいという現場の実情を踏まえ、認定ファシリテーター以外の人間でもWRAP®グループを実施できるようにマニュアルを誰にでもアクセス可能にすると同時にグループを実施する際のアドバイスなどもウェブサイト上で提供している。

4. WRAP® の「価値と倫理」とソーシャルワークの原則との共通点

　WRAP® はプログラムが掲げる「価値と倫理」を表 2-1 のように明文化している。この価値と倫理は WRAP® が大切にする理念であり、WRAP® の認定ファシリテーターは WRAP® グループを実施する際に、この価値と倫理を尊守することが義務付けられている。WRAP® の価値と倫理で強調されている原則は、希望の感覚の醸成、対等な関係、自己決定、当事者主体、個別性、エンパワメント、自己権利擁護、医学モデル・欠陥モデルからの脱却とストレングス視座、多様性の受容、当事者の経験的知識の重視、ピアサポートの積極的活用などである。

表 2-1：　WRAP® における個人のメンタルヘルスリカバリー価値と倫理

- 希望があること。人々は元気になり、長期にわたって元気であり続け、自分の望む生き方をすることが可能である。
- 自己決定、自己責任、エンパワメント、自己権利擁護は WRAP® が期待するアウトカムである。
- 一人一人が対等な存在として、尊厳、思いやり、相互の敬意、無条件の肯定的関心を持って扱われる：各自が固有で特別な個人として、その人の持つ文化、民族、言語、宗教、人種、性別、年齢、障害、性的アイデンティティ、"レディネス" などの多様性を互いに受容しあう。
- WRAP® はリカバリーに際限はない（no limits）という前提に基づくものである。
- WRAP® は全て完全な自由意志に基づく。WRAP® を作成しているあなた自身が、WRAP® を作るかどうか、いつ作るか、どれくらいの時間をかけて作るか、何を含めるか、誰に手伝ってもらうかを決める。
- WRAP® を作っているあなた自身が自分についてのエキスパートであるということが認識されている。
- 自分や他人が欠点と思うことではなく、各自のストレングスに焦点をあてる。
- 自分がうまくできていることに目を向け、自分を否定的に評価したり

第 2 章　先行研究レビュー　　55

欠陥モデルに基づくアセスメントは避ける。

・臨床用語、医学用語、診断用語は避ける。

・可能であれば、ピアと共に学ぶことによって相互理解と知識を深め、ウェルネスを促進させる。

・簡単で安全な方法を強調する。

・辛い気持ちや行動はトラウマ的な状況への正常な反応とみなされるのであって、自分に起きていることは症状や診断とみなす必要はない。

出典：Personal Mental Health Recovery Values and Ethics
http://mentalhealthrecovery.com/info-center/personal-mental-health-recovery-
values-and-ethics-2/ （原文英語）

　WRAP® が導入された日本の現場では、WRAP® のエートスとも言える価値と倫理がこれまでの実践とは異なる新鮮なものとして受け止められることがあるようである（田川・竹本，2009；大川，2010）。しかし、WRAP® の価値と倫理はソーシャルワークに古くからある価値・倫理や諸原則と一致するものであり、ソーシャルワーク実践においては本来新しい考え方ではない。人が無差別平等であり、尊厳を有し、潜在能力を有する存在として敬意を持ち、人びとのエンパワメントを促していくという価値基盤はソーシャルワークの根幹をなすものであり、国際ソーシャルワーカー連盟のソーシャルワークの定義（IFSW, 2014）や日本のソーシャルワーク職能団体の倫理綱領においても中核的な価値として明記されている[3]。自己決定、個別性、受容、非審判的態度などの諸原則は、バイステックが 1950 年代に既に提唱しており（バイステック、1957＝1996）、今日のソーシャルワーク実践にも継承されている。また、自己決定、参加の原則、エンパワメント、人を全体として理解すること、ストレングスへの焦点化、多様性の理解と尊重は国際ソーシャルワーカー連盟の倫理綱領でもソーシャルワーカーの倫理として謳われている（IFSW, 2012）。

[3] 例えば、日本社会福祉士会「社会福祉士の倫理綱領」http://www.jacsw.or.jp/01_csw/05_rinrikoryo/

WRAP®の価値と倫理はソーシャルワークにおけるエンパワメント・アプローチと特に多くの共通点を見出すことができる。Solomon（1976）は、ソーシャルワークにおけるエンパワメントの概念を提唱した先駆者として有名であるが、Lee（1994）は、エンパワメント・アプローチはSolomonより更に遡り、19世紀末のセツルメント運動にまでその源流をみることができると述べている。ソーシャルワークは一世紀以上にわたりこの思想を内包してきたとも言える。Gutierrezら（1998）は実践現場におけるエンパワメント・アプローチの具体的な戦略を提示した編著の中で、専門職は"ファシリテーター"であると表現し、エンパワメント・アプローチは支援者と当事者の対等な関係を媒介として展開されるとした。すなわち、エンパワメント・アプローチは支援の一方的な受け手とされてきた人々を問題解決の主体者とみなす。また、当事者のストレングスに着目し、その強化と開発によって問題解決を図ることを目指し、ミクロからマクロのレベルまでの権利擁護を当事者が自ら中心となって行う。エンパワメント・アプローチは相互支援やセルフヘルプグループとの関わりを通して問題解決のスキルを高めていくことも重視する。エンパワメント・アプローチは、差別や抑圧を受けて来た個人や集団がパワーを獲得していくプロセスであり、社会に存在する構造的なパワーの不均衡を是正し、個人の平等、価値、尊厳、参加を社会的に実現することを究極的に目指すものである。

　メンタルヘルス領域でのエンパワメント実践を提示したManning（1998）は、医学モデルの中で行われてきたケアは当事者の行動や経験を診断名というラベルを通して解釈してきたと批判し、エンパワメント・アプローチによる実践は当事者の行動をディスエンパワリングな状況下における正常な反応として理解するとした。また、このアプローチの構成要素として、自己決定、ストレングス視座、当事者の知識やスキルに対する尊敬の念を抱くこと、援助者が"エキスパート"の立場を手放すこと、当事者が他者や組織に貢献できる力と権利を尊重すること、多様性を尊重することなどをあげている。ここに示したエンパワメントの一連の理念や実践は、いずれもWRAP®の価値と倫理と完全に一致すると言って良い。

　グループにおけるメンバー同士の相互援助を重視する考えもソーシャル・

第2章　先行研究レビュー　　57

グループワーク実践において古くから存在する。Schwartz（Shulman,1979
より引用）は、グループワーク論の中でクライアントグループを相互援助シ
ステムであるとし、ワーカーの役割はメンバーが互いに助け合うことを助け
ることであるとした。この考えは、ワーカーは媒介機能を通してメンバーと
グループの相互作用を促進させるという援助の力点のシフトを意味し、
WRAP® が目指すグループプロセスそのものとも言える。

　「リカバリーに際限はない」という人間の変化と成長の可能性に信頼を寄
せる人間観もまた、ソーシャルワークにおいて古くから主張されているもの
である。Bartlett（1970）は全米ソーシャルワーカー協会の検討プロジェク
トを通して作成された小論の中で、ソーシャルワークの価値を、「各人の持
つ発達への可能性を生涯にわたって最大限に実現すること」としている。ま
た、Butrym（1976）は、ソーシャルワークの価値前提のひとつとして、人
間の持つ変化・成長・改善できる能力への信頼をあげている。変化と発達の
可能性を持つという人間観は前述のソーシャルワークのグローバル定義
（IFSW, 2014）や全米ソーシャルワーカー協会の倫理綱領（NASW, 2008）
にも反映されている。

　以上、概説してきたように、WRAP® の掲げる価値と倫理はソーシャル
ワークの諸価値・諸原則ときわめて整合性が高く、その点で WRAP® はソー
シャルワーク実践としてもふさわしいプログラムである。WRAP® の価値と
倫理はソーシャルワーカーに新しい価値や倫理を身につけることを要求する
ものではない。むしろ、ソーシャルワークの原点に立ち返り、これを忠実に
履行するたゆみない努力を求めるものである。

5. WRAP® の日本への導入

　WRAP® は、日本には 2005 年におそらく初めて紹介され、福岡県久留米
市の WRAP® 研究会により 2006 年に日本語版の WRAP® 小冊子が出版され、
2007 年には初の WRAP® ファシリテーター養成研修が実施された。その後、
メンタルヘルス関連雑誌で特集記事が組まれたのをはじめ[4]、学術誌への紹

----

[4] 「特集：私には私の元気回復行動プランがある」『こころの元気＋』第 3 号、p.3-25.
2007 年。

介記事の掲載（坂本，2008；坂本，2008b；久永・若林，2009；坂本，2010；大川，2010；磯田，2011）、コープランドセンターウェブサイトの日本語版開設[5]、コープランド氏の著書『WRAP』の翻訳版出版（久野，2008）などを通して紹介されるようになった。2012年には上級ファシリテーターの養成研修が国内で開催され、国内にも上級ファシリテーターが誕生した。その結果、それまでは海外から上級ファシリテーターを招聘して行ってきた認定ファシリテーター養成研修を国内の人材によって開催できる環境が整った。これ以後ファシリテーター養成研修の開催回数は大幅に増え、2017年時点では国内のWRAP®の認定ファシリテーターは少なくとも800人前後に上ると思われる。

　WRAP®が日本に導入されて10年以上が経過した現在、WRAP®に関する実践活動は全国に広がっている。WRAP®の展開状況に関する調査は筆者の知る限りないが、WRAP®が日本に紹介された当初は、各地に存在するWRAP®の任意団体が中心となって草の根的にWRAP®の講演会やワークショップを開催してきた。しかし、専門職の間での知名度の高まりや認定ファシリテーターの増加に伴い、医療機関や福祉施設のプログラムという公的なサービスとして採用されるようになり、国内のWRAP®活動に占めるその割合は年々高まっている印象を受ける。

第2節　WRAP®が依拠する理論的根拠

　WRAP®は当事者の経験から帰納的に作られたメソッドで、理論的根拠が先にあって誕生したものではない。しかし、WRAP®は結果として既存の理論や実証された治療戦略との整合性を見出せるものになっており、WRAP®の開発者であるCopelandらは「自己決定理論」、「自己効力感理論」、「社会的比較理論」がWRAP®の理論基盤であると主張している（Cook et al., 2011）。しかし、WRAP®が実際どのようなメカニズムで機能しているのか

---

[5] http://www.mentalhealthrecovery.com/jp/copelandcenter.php （2014年12月最終アクセス）
　同ウェブサイトは2017年時点では削除されている。

は彼女たちの研究では探求されておらず、他の先行研究でも解明されていない。そこで本節では Copeland らの主張する理論を概観する。ここで概観する諸理論は WRAP® のプログラム原理、つまりプログラムが効果をもたらすメカニズムの有力な仮説と考えられ、本研究でもプロセス評価をする上で参考とした。

1. 自己決定理論

　Copeland を共著者に含む Cook ら（2011）は、WRAP® プログラムは自己決定理論（Ryan & Deci, 2000; Deci & Ryan, 2008）を概念基盤とすると述べている。Deci と Ryan の提唱した自己決定理論は、人々の行動を規定する動機付けには、自律的（autonomous）動機付けと、規制された（controlled）動機付けがあるとする。自律的動機付けとは、その活動自体から得られる喜びや満足、またはその活動に見出す重要性や価値によって駆りたてられる意欲である。一方、規制された動機付けは、報酬や懲罰、プレッシャーや強制力など外部誘因によって引き出される意欲であり、自律的動機付けは規制された動機付けよりも人々の社会的発達や心身の健康を促すとしている。そしてこの自律的動機付けに基づく行動を言わば真の自己決定行動であるとした。

　人は自己決定行動をしているとき、自発的な意欲や選択権、思考・感情・行動の自由を実感し、自己決定行動はコミットメント、持続性、成果、満足度を得る度合が高いとされる（Ryan & Deci, 2000; Deci & Ryan, 2008）。従って、持続的な健康行動は自律的動機付けによってもたらされると彼らは主張している。また、自律的動機付けによって自発的に行動している人は、自信、創造性、自尊感情、心身の包括的健全性などが高いことも確認されていることから、自律的動機付けを支持・促進することは疾病や機能不全を予防し人々のウェルビィングを高めるという観点からも重要だと Ryan らは主張している。

　Ryan らは、自律的動機付けは、人間の基本的ニーズである「コンピテンス」[6]、「自己統制感」[7]、「他者との繋がり」が満たされる環境の中で促進されると述べている（Ryan & Deci, 2000）。また、その個人にとって重要な他者

が、その人の視点を理解・尊重し、その人の考えや疑問に応えて情報提供し、選択肢を提供し、様々な行動を探索したり試したりすることを励ますことによって高められるとも主張している（Deci & Ryan, 2008）。Ryan らは自律的動機付けを高めるこれら一連の支持的な働きかけを「自律支援（autonomy support）」と呼んでいる。そして健康領域では、例えば、減量、禁煙、糖尿病管理、コレステロール管理、口腔ケア、服薬管理、うつ病などの自己管理において治療提供者の自律支援行動が患者の自律的動機付けを高め、健康行動を維持・強化させ、心身の健康の改善に繋がったという結果を報告している（Deci & Ryan, 2008）。Cook ら（2011）は、WRAP® プログラムは自律支援行動を通じて人々が自らの精神保健の問題に取り組む動機を高めていく安全で非審判的な環境であるとし、自己決定理論のメカニズムによって WRAP® が参加者の精神保健の向上をもたらすと主張している。

2. 自己効力感理論と社会的比較理論

Cook ら（2011）は、WRAP® プログラムの持つピアサポートの要素は、自己効力感理論と社会的比較理論を支柱とするもので、この二つの理論もまた WRAP® の有効性を担保する理論的基盤であると主張している。Cook らは、ピアが実施する健康教育では、参加者は成功しているピアとのポジティブな社会的比較によって自己効力感が高まり、症状の自己管理などリカバリーを促進する健康行動に対する希望と主観的コンピテンシィが生成されると述べている。

Bandura（1977）は、自己効力感とは人が目的のために必要な行動を首尾よく遂行できるという自分への期待・自信であるとした。そして自己効力感の度合いは、人が目標を持つことやその目標に対しどの程度努力を払うかを大きく規定することを実証研究により確認した。また、Bandura によれば、自己効力感は①成功体験、②代理体験（他者の成功体験を見たり聞いたりすること）、③言葉による説得、④（不安や緊張などの）情緒的高揚の抑制に

----

[6] その行動をやり遂げる能力があるという感覚。
[7] 自分自身の意志に基づいて行動しているという感覚。

よって形成される。Cook ら（2011）の主張は、Bandura の提唱した代理体験による自己効力感の高まりが WRAP® プログラムで起こるというものである。

　社会的比較論を最初に提唱した Festinger（Suls & Wheeler, 2000 より引用）は、人は自分の意見や能力を正確に評価したいという欲求があり、評価の為の客観的基準がない場合に自己と類似する他者との比較によって自己を評価すると主張した。この行為がすなわち社会的比較行動である。また、人は向上心を生来持っており、自らを向上させるために自分よりわずかに優れた他者との上方比較をするとした。Cook ら（2011）は、WRAP® プログラムの参加者は自分より健康なピアとの上方比較を通して、スキル獲得への動機と楽観的展望が芽生え、リカバリーが促進されると主張している。

　しかし、Festinger が 1950 年代に社会的比較理論を提唱して以来、人々の社会的比較行動はより複雑で多様であることが実証研究を通して明らかにされてきた（Suls & Wheeler, 2000）。今日ある社会的比較理論における知見は、主に比較の目的、対象、比較行為が及ぼす心理的作用に関することに集約され、その代表的なものに Wills（Suls & Wheeler, 2000 より引用）の提唱した下方社会的比較論や、Buunk ら（1990）の提唱した多方向社会的比較論などがある。Wills は、人は自尊感情の低下など心理的な危機に直面した時、自分より不運な人と下方比較し自分の方が恵まれていると感じることで主観的なウェルビィングを向上させると主張した。一方、Buunk らは、下方比較がかえって心理的な不安を助長したり、上方比較が劣等感を助長することもあることを指摘し、個人が経験する心理的な作用は比較の方向ではなく、その比較結果をどう解釈するかによって決まると主張した。例えば、上方比較をして、それを自分も同じように向上できるとポジティブに解釈すれば、情緒的な奮起・高揚をもたらし、逆に自分が比較対象より劣っているとネガティブに解釈すれば、意気阻喪する、というようにである。そして、自尊感情と知覚された統制感が低い人ほど、ネガティブな解釈をすることも Buunk らは実証研究によって明らかにしている。これはすなわち、心理的な困難を既に経験している人ほど、社会的比較行動がマイナスに作用するということである。

社会比較行動と疾病対処との関連で言えば、Wills の主張した下方社会的比較は疾病患者が最も多く行う社会的比較のパターンであることが実証研究で示されている（Suls & Wheeler, 2000, Tennen et al., 2000）。この傾向は、疾病患者のセルフヘルプグループや疾病自己管理のスキルズトーレニングのグループを対象にした近年の実証研究でも確認されている（Dibb & Yardley, 2006, Rogers et al., 2009）。Dibb & Yardley がメニエール病患者のセルフヘルプグループを対象に行った調査では、グループ参加者に最も顕著に見られた社会的比較のパターンは、下方社会的比較のポジティブな解釈で、これと QOL との正の相関が見られた。一方、グループ参加者のうちの少数の人は上方社会的比較をし、それをネガティブに解釈しており、彼らの心身の健康と機能的適応レベルは低下していた。これに加え、社会的比較を頻繁に行った参加者は心身の健康と機能的適応レベルの低下が見られ、社会的比較という行為自体が負の効果をもたらすこともありうることが示唆された。Rogers らが行った慢性疾患患者の健康自己管理のスキルズトレーニンググループの調査でも同様に、下方社会的比較のポジティブな解釈が最も多く見られた社会的比較のパターンだった。同調査ではポジティブに解釈された上方社会的比較はむしろ少数派で、ネガティブに解釈された上方社会的比較も一部にみられたと報告している。Rogers らは、ポジティブに解釈された下方社会的比較の負の効果として、比較者が比較対象と心理社会的距離を置くことや、最も恵まれないと感じている個人はピアグループへの参加を避ける可能性が考えられることなどを指摘している。

　疾病患者にみられる社会的比較行動の先行研究で示されたこれらの知見は、WRAP® プログラムの参加者の社会的比較行動とその作用を予測する上で有用な情報である。ことに Rogers ら（2009）の研究は、調査対象プログラムが訓練を受けたピアによって運営されている点、健康自己管理のスキルを学ぶワークショップである点など、WRAP® プログラムとの類似性が高いという点から、WRAP® における社会的比較行動を推測する重要な手がかりと言えるのではないだろうか。

　Cook ら（2011）は、ピアに対するポジティブな上方社会的比較とそれによってもたらされる自己効力感の高まりが WRAP® プログラムがリカバリー

に効果をもたらすメカニズムであると主張している。しかし先行研究を概観する限り、Cook らの主張する社会的比較行動とそれがもたらす心理的効果は例外的なパターンであると思われる。むしろ、WRAP® プログラムのような環境下では、参加者は自分より不遇と思う相手と自分を比較することによって安心感を得たり、当事者ファシリテーターなど自分より健康だと思う相手と自分を比較することで気分が落ち込むケースの方が多いと予測することが自然である。先に述べたように、Cook らの行った実証研究では、彼女らの主張する社会的比較行動が実際に作用したかどうかは検証されていない。

第3節 | 健康自己管理

　精神保健福祉の領域では、リカバリーを促進することが政策的・臨床的目標となるに伴い、「リカバリー実践」と呼ばれるものが登場してきた。その中でも健康の自己管理は重要なリカバリー実践のひとつに位置づけられている。本節は WRAP® もそのひとつに分野される健康自己管理について概観する。

1. 精神保健領域における自己管理の登場

　Martyn（2002）は自己管理を次のように定義している。

　　　"自己管理とは誰もがしていることである。それは困難状況に対処し、持てる力でベストを尽くすことにより人生を成しうる最良のものにすることである。統合失調症と診断された人にこれを当てはめるなら、統合失調症という状態が人生にもたらす制約に対処したり、管理したり、最小化する様々な方法であり、また統合失調症という状態を得てもなお成長し、幸せや満足を感じ、人生を成しうる最良のものにしようとする様々な行いである。"（p. 3、原文英語）

慢性疾患のある人が自らの症状を管理・ケアし健康を維持・増進させ有意

義な生活を実現できるという考え方は、糖尿病、心疾患、喘息などの身体的な疾患に対する医療リハビリテーションの分野では長い歴史を持ち、患者中心のケアの重要な要素として時間をかけて定着してきた（Department of Health, 2006; Bodenheimer et al., 2002; Corrigan, 2002; Mueser et al., 2002; Sterling et al., 2010）。

　精神障害のある当事者によるリカバリーの手記には、その人がリカバリーの歩みの中でとってきた自己管理の方法が必ずと言ってよいほど語られている（例えば、Deegan, 1988; Leete, 1989; Pierce, 2004 など）。これらの当事者の体験記の流布は、彼らが症状を安定させウェルビィングを維持するために、様々な自己管理の工夫をしていることや、彼らがこうした方法を新たに学び日常生活に取り入れることができるということ、また似た経験を持つ当事者同士の交流が生活の工夫を学び実践する上で有益であるということを知らしめた（Ralph, 2005）。こうした当事者の語りやリカバリーの思想の浸透を受けて、精神保健の領域においても身体の健康領域に遅れつつも、当事者自身による健康の自己管理の意義が認識されるようになった（Falloon & Talbot, 1981; Breier & Strauss, 1983; Carter, Mackinnon, & Copolov, 1996; Roe, Chopra, & Rudnick, 2004）。今日では「疾病自己管理」（illness self-management）、「自己管理されたケア」（self-managed care）、「自己管理」（self-management）、「自己ケア」（self care）など様々な言葉が精神保健福祉領域で使われているが、ここでは最も頻繁に使われていると思われる「自己管理」という表現を用いる。

2. 当事者の自己管理を支援する「自己管理支援」の重要性

　自己管理という考え方は、当事者をリカバリーの主体者と位置づける上で重要である。しかし、全ての当事者が支援なくして効果的な自己管理の方法を身につけられるわけではない（Mueser et al., 2006; Schmutte et al., 2009）。また、本人が健康を自己管理できるという考え方は、病状は本人の自己責任だとする極端な当事者への責任転嫁に向う恐れもある。そこで、当事者の自己管理のスキルの向上や、健康行動を強化するための支援プログラムが重要となる（de Silva, 2011; Mueser et al., 2002; Corrigan, 2002b; Davidson et al., 2007)。Davidson ら（2007）は、リカバリー志向のケアの主たる役割は、本人が自分の人生を再構築する過程で、自らの症状を自己管理し克服することを支援することであると述べており、リカバリーの責任と源泉は当事者にあることを強調すると共に、当事者の自己管理の努力を支援するサービスの必要性を指摘している。

　自己管理支援のプログラムは、当事者自身が健康管理の中心的な担い手であるという認識に立ち、当事者が自らのウェルビィングを実現するのに必要な具体的知識やスキルを獲得することを支援することを目的とする。こうした当事者の自己管理を支援する一連の介入を Corrigan（2002b）は「疾病自己管理戦略（illness self-management strategies）」、de Silva（2011）は「自己管理支援（self-management support）」、Bodenheimer ら（2002）は「自己管理教育（self-management education）」と称している。Mueser ら（2002）は専門職によるこれらの介入を「疾病管理（illness management）」と呼び、ピアによって提供される介入とは区別している。

3. 自己管理支援に関する科学的知見

　Corrigan（2002b）は科学的根拠に基づく自己管理支援のアプローチとして、①動機付け面接を通した目標の同定、②心理教育を通したパートナーシップの促進、③当事者運営サービスプログラムの3つをあげている。de Silva（2011）は包括的な自己管理支援の総説の中で 550 以上の実証研究をレビューした結果、【情報提供 ⇔ 行動変容】と【技術的スキルに焦点化 ⇔ 自己効力感に焦点化】の2つの概念軸を構成し、この2つの座標軸上に確認された自己管理支援を分類した（図 2-2）。そしてこれらの支援プログラムの実証研究を精査した結果、全ての実践が自己管理支援の大切な要素であるとしつつも、座標軸の右上にあたる、自己効力感と行動変容に積極的に働きかける介入が最も効果が高いとしている。Mueser ら（2002）は精神保健領域で専門職によって開発・実践されている疾病管理プログラムを対象に実施された 40 以上のランダム化比較試験を検証した。その結果、疾病管理プログラムは、①心理教育、②服薬管理の為の行動調整、③再発予防訓練、④認知行動的手法を用いた対処技能訓練が有効であるとした。

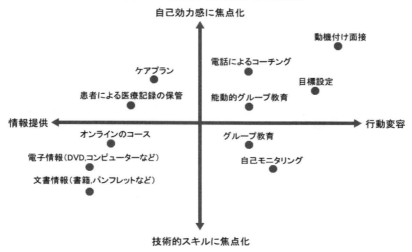

図2-2：自己管理支援戦略の連続体

出典：de Silva, D. (2011). Helping people help themselves: a review of the evidence considering whether it is worthwhile to support self-management (p. 11). London: Health Foundation.（原文英語）

　Lorig & Holman（2003）は当事者の自己管理及びその支援的介入である「自己管理教育（self-management education）」の先行研究レビューによる概念研究を行い、自己管理の課題領域、自己管理の中核的な技能、及び自己管理の効果のメカニズムを提示している。Lorigらは自己管理には3つの課題領域：①医療の管理、②役割の管理、③感情の管理があるとした。課題領域のうちの医療の管理とは、服薬や食事療法など医療の領域における自己管理を指す。役割の管理とは、意義のある日々の行動や社会的役割を維持したり、修正したり、新たに創造する行為であると説明している。そして感情の管理とは、慢性的疾患に罹患したことに伴う怒り、不安、苛立ち、鬱などの心理的後遺症の管理を指す。また慢性的疾患を得たことにより病気（illness）が意識の前面を支配してしまっている状態から、健やかさ（wellness）を前面にもたらす方向に意識をシフトすることでもあるとしている。Lorigらが提示したこの3つの自己管理の領域は、自己管理とは単に疾病の医学的管理に留まらず、生きることの意味や社会との関係を含めた、人生そのものを本人が主体的に管理することであることを示すものである。これは冒頭に紹介

した Martyn（2002）の自己管理の定義とも一致する。

Lorig ら（2003）はまた、自己管理の中核的な技能として、①問題解決技能、②意思決定技能、③資源活用技能、④医療提供者とのパートナーシップ形成技能、⑤実行技能、⑥行動調整技能の6つをあげている。当事者はこれらの技能をそれぞれの課題領域において発揮することにより、効果的にコミュニケーションし、情報収集し、選択肢を吟味し、行動に関する意思決定を行い、それを実行することが可能になるとしている。従って自己管理教育は、ここに示した課題領域と技能を介入目標として設計されたものである必要があると主張している。

更に、Lorig ら（2003）は自己管理の効果のメカニズムは十分に解明されていないとしつつも、幾つかの実証研究の結果から、自己効力感（患者が自分の症状に自ら対処し健康を維持できるという自信とコントロールの感覚）が効果をもたらす要因として有力であるとしている。この仮説に基づき、Lorig らは自己管理教育は自己効力感を高める4つの要素：①成功体験、②モデリング、③認知の再構成（症状の原因の解釈）、④社会的説得が盛り込まれる必要があると主張し、その具体的な例としてピアによる指導やグループ形態が有効であると述べた。Lorig を含む研究グループはその後この仮説を更に検証するため、自己効力感と健康自己管理に関する包括的レビューを行い、その結果、自己効力感が健康行動と健康そのものの改善に影響を及ぼすこと、また自己効力感の強化に焦点化した自己管理教育が最も効果が高かったことを報告している（Marks et al., 2005a; Marks et al., 2005b）。

4. WRAP® と他の自己管理プログラムとの類似点と独自性
(1) WRAP® が他の介入プログラムと類似する点

WRAP® の内容や WRAP® グループの形式は、専門職により開発された他の精神保健領域の自己管理プログラムと似ている点が多くある[8]。アメリカの精神保健領域では、WRAP® が開発される以前より多くの自己管理プログラムが専門職により開発され提供されている（Mueser et al., 2002）。特に

---

[8] このことは WRAP® 開発者である Copeland らも認めている（Cook et al., 2010）。

薬物乱用・依存の治療現場では各種の自己管理プログラムが 1980 年代には既に標準的な実践として普及している（Marlatt & Gordon, 1985; Gorski & Miller, 1986; Carroll et al., 1991）。WRAP® で取り組む「自分の状態の自覚と対処」はこれらの健康自己管理プログラムに広く共通する中核的トピックであり、「引き金」や「注意サイン」と言ったプログラムで使われる用語も同じである。グループセッションの基本構造（チェックイン、ルールの話し合い、トピックの説明、ディスカッション等）も概ね同じで、これは健康自己管理プログラムに限らず、マニュアル化されたグループプログラムの多くに見られる一般的な形式でもある。

　アメリカでは WRAP® に先行して健康自己管理プログラムが既に多く開発されていたことや、アメリカにおける薬物乱用・依存と他の精神疾患の併発率が高い[9] ことを考えると、WRAP® の作成に携わった当事者がこれらのプログラムを知る機会があったとしても不思議ではない。WRAP® は専門職によって開発された自己管理プログラムの影響を受けつつ誕生したと考えるのが自然ではなかろうか。WRAP® は他に類をみない独特なものでもなければ、社会的真空状態の中で突如として生まれ、普及していったものでもない。WRAP® は WRAP® 誕生以前から始まり今日に続くリカバリー志向の精神保健福祉サービス改革の文脈の中に位置づけることができる。

(2) WRAP® にユニークな点

　一方、WRAP® には他の自己管理プログラムにない独自性もある。何よりも WRAP® は当事者によって作られたという点が当事者にとって独特の魅力を放っている。筆者の経験では、専門的な介入に対し抵抗感のある当事者でも、自分と同じ経験を持った人たちの手によって作られたものであれば試してみようという気持ちになれることが多い。WRAP® は当事者の目線で作られているためか、筆者の知る限り他の自己管理プログラムに比べて非常にシンプルで最も易しい学習素材のひとつなのではないかと思われる。例え

----

[9] 例えば Drake et al.（2004）によれば、統合失調症などの重度の精神障害のある人の約半数は物質関連障害も併存している。

ば、専門職によって開発されたプログラムは臨床用語や医学用語が多く使われているのに対し、WRAP® はこうした用語を使わないことを理念としている。専門職によって開発されたプログラムで紹介される臨床概念の多くは当事者の経験から帰納的に導き出されたもので、本来は当事者が実感を持って理解できる身近な事柄のはずである。しかし難しい言葉が使われることによってわかりづらくなってしまったり、心理的な壁ができてしまうことがある。WRAP® は専門用語を使わないことで医学モデルを排除するという理念を具現化するだけでなく、当事者にとってのわかり易さも実現している。

　WRAP® は使う用語の平易さに加え、他のプログラムに比べて心理教育や技能訓練などの要素が少ない点も特徴的であり、このこともわかり易さ、参加し易さを生み出していると思われる。他の自己管理プログラムの多くはセッション内で精神疾患や治療についての心理教育やロールプレイなどの技能訓練を行うが、セッション内で新しい知識や技能を吸収しつつディスカッションで発信もしていくには一定程度の学習能力や言語操作の力が要求される。これに対し WRAP® ではグループの外でこうした情報収集や技能獲得の機会を各自が持つことを推奨するに留まり、セッション中は参加者が既に持っている知識や対処技能に基づく意見交換を中心に行う。このスタイルでは新たな知識や技能の獲得には限界があるが、WRAP® はこのスタイルを取ることにより、他に比べて幅広い人を包摂する馴染み易いプログラムになっている。

　WRAP® はファシリテーターが用いる技法や役割においても他の自己管理プログラムと異なる。一般的なグループ介入プログラムでは、実践者は教育的技法、動機付け面接の技法、認知行動的技法（強化、シェイピング、リフレーミング等）など多くの臨床技術を用いる。これに対し WRAP® のファシリテーターは自分自身の個人的経験の分かち合いを主たる媒介として参加者に働きかけ、参加者同士の分かち合いや相互学習を促進させる役割を果たす。この点で WRAP® のファシリテーターは臨床家というよりも、12 ステップのミーティングにおけるスピーカー[10] に近い機能を持つものと思われる。

　最後に、WRAP® は再発の予見と対処のみに焦点を当てるのではなく、調子の良い時、クライシス、ポストクライシスも含めた症状のあらゆる段階で

自己決定と自己管理の拡大を目指している点においても特徴的であると言える。これは他の自己管理プログラムの多くがクライシス時の本人の自己管理や自己決定に焦点を当てていないのとは際立った違いのひとつではないか。これは WRAP® がリカバリーの諸側面の中でも当事者の責任の感覚、自己統制感、エンパワメント、自己権利擁護を重視する「WRAP® の価値と倫理」[11] を反映したものである。

第4節 WRAP® の先行研究

1. 先行研究の概要

　文献レビューの結果、2000 ～ 2013 年の 13 年間で未発表のものも含め 24 件の WRAP® に関する研究報告を確認することができた（表 2-2）。このうちアメリカで実施されたものは 10 件、イギリスで 8 件、ニュージーランドで 3 件、アイルランド共和国、カナダ、日本でそれぞれ 1 件である。日本で実施された 1 件以外は全て英語圏で実施されている。研究の種別では、1 件が普及研究であったほかはプロセスまたはアウトカムの評価研究である。調査手法は主として質問票による量的調査を行っているものが 14 件、主として質的調査を行っているものが 9 件、両者がほぼ同じ比重と言えるものが 1 件であった。フォローアップ調査をしているものは 9 件で、フォローアップ期間は介入プログラム終了後 2 ～ 8 ヶ月であった。

　評価対象となったプログラムは全て WRAP® を題材としたグループ介入であるが、プログラムの長さ、対象者、グループの人数、内容等は様々で、プログラムの詳細が記載されていないものも多数あった。また、WRAP® の入門的学習グループを評価したものがほとんどであったが、1 件のみ

----

[10] 12 ステップのミーティングのスピーカーは、12 ステップのコミュニティに繋がる以前の経験、自分にとっての回復の意味、回復のために日々行っている実践などの経験をグループで語る。
Alcoholics Anonymous World Services Inc.（1972）. A brief guide to Alcoholics Anonymous. New York: Alcoholics Anonymous World Services Inc. http://www.aa.org/pdf/products/p-42_abriefguidetoaa.pdf
[11] WRAP® の価値と倫理は第 1 章第 1 節 5 項を参照頂きたい。

第 2 章　先行研究レビュー　　71

表 2-2：WRAP® に関する先行研究一覧

	著者	発行年	国	文書の種類	研究目的	調査手法	調査期間	プログラム時間
1	Vermont Psychiatric Survivors, Inc. 他	2000	US	事業報告書	アウトカム評価	量・質	1997-2000	40H
2	Buffington	2004	US	未発表文書	アウトカム評価	量	2003-2004	16H
3	Cook et al.	2010	US	論文	アウトカム評価			上記1,2
4	Cook et al.	2009	US	論文	アウトカム評価	量	2006	20H
5	Cook et al.	2011	US	論文	アウトカム評価	量	2006-2008	20H
6	Jonikas et al.	2011	US	論文	アウトカム評価			
7	Cook et al.	2012	US	論文	アウトカム評価			上記5と
8	Cook et al.	2013	US	論文	アウトカム評価	量	2010	22H
9	Starnino et al.	2010	US	論文	アウトカム評価	量	2004-2006	12-24H
10	Fukui et al.	2011	US	論文	アウトカム評価	量	2005-2007	12-24H
11	Culloty	2005	UK	未発表文書	プロセス評価	質	不明	不明
12	Williamson	2005	UK	未発表文書	プロセス評価	質	不明	不明
13	Scottish Centre for Social Research	2010	UK	事業報告書	プロセス・アウトカム評価	質・量	2009-2010	2-4日間
14	Higgins et al.	2010	Ireland	事業報告書	プロセス・アウトカム評価	量・質	2009-2010	2日、5日
15	Hooper et al.	2012	UK	論文	予備評価	質	不明	12H
16	McIntyre	2006?	NZ	未発表文書	アウトカム評価	量	1994	1-2日
17	Doughty et al.	2008	NZ	論文	アウトカム評価	量	1994	1-2日
18	不明	不明	Canada	未発表文書	プロセス・アウトカム評価	量・質	不明	不明
19	不明	2007	UK	事業報告書	予備評価	質	2007	不明
20	Gordon & Cassidy	2009	UK	事業報告書	プロセス評価	質	2008	不明（全4回）
21	Crowder	2009	UK	事業報告書	予備評価	質・量	2009	3H～6日間
22	Zhang et al.	不明	NZ	未発表文書	プロセス・アウトカム評価	質	不明	不明
23	清重・田尾	2009	日本	事業報告書	プロセス・アウトカム評価	量・質	2008	18H
24	Hill et al.	2010	UK	論文	普及	質	不明	不明

＊1：介：介入群、統：統制群、比：比較群、参：プログラム参加者、提：プログラム提供者、イ：個別インタビュー、ア：アンケート、

追跡調査期間	プログラム対象者	プログラム参加人数	被験者数(*1)	使用したデータ（アウトカム指標）
無し	精神障害者、家族、地域住民、援助職 等	435	193	標準化されていない独自の質問票、自由記述アンケート
ポスト3ヶ月	精神障害者、家族、地域住民、援助職 等	329	217	標準化されていない独自の質問票
のアウトカム評価研究の結果をまとめたもの				
無し	重度精神障害者	108	80	① Brief Symptom Inventory-Global Severity Index, ② Recovery Assessment Scale, ③ Hope Scale, ④ Patient Self-Advocacy Scale, ⑤ Empowerment Scale, ⑥ MOS Social Support Survey, ⑦ MOS 12-Item Short-Form Health Survey
ポスト6ヶ月	重度精神障害者	276	介：251 統：268	① Brief Symptom Inventory-Global Severity Index, -Positive Symptom Total, ② Hope Scale, ③ WHO QOL-BREF Environment Subscale
同じ調査の別報				① Patient Self-Advocacy Scale, ② Brief Symptom Inventory-Global Severity Index, ③ Hope Scale, ④ WHO QOL-BREF Environment Subscale
				① Brief Symptom Inventory-Depression Scale, ② Brief Symptom Inventory- Anxiety Scale, ③ Recovery Assessment Scale
ポスト8ヶ月	重度精神障害者	72	介：72 比：71	Support Service Index
無し	重度精神障害者	45	30	① Hope Scale, ② Modified Colorado Syptom Index, ③ Recovery Markers Questionnaire
ポスト6ヶ月	重度精神障害者	90	介：58 比：56	① Hope Scale, ② Modified Colorado Syptom Index, ③ Recovery Markers Questionnaire
無し	精神障害者、サービス提供者	不明	6	個別インタビュー
無し	精神障害者	不明	参：20? 提：3	自由記述アンケート
ポスト2, 3ヶ月	精神障害者、ケア提供者	不明	不明	① Recovery Assessment Scale, ② Warwick-Edinburgh Mental Well-being Scale, 個別インタビュー、フォーカスグループインタビュー
無し	精神障害者、家族、援助職 等	265	ア：253 FG：33	Recovery Attitudes Questionnaire 7, 標準化されていない独自の質問票、フォーカスグループインタビュー
無し	薬物乱用、不登校などの問題を抱えた青少年	6	6	自由記述アンケート
無し	精神障害者、専門職	195	76	標準化されていない独自の質問票
無し	精神障害者、専門職	195	157	標準化されていない独自の質問票、自由記述アンケート
無し	精神障害者	不明	44	択一回答及び自由記述からなるアンケート
無し	ソマリア系移民	30	参：3 提：1	個別インタビュー
ポスト2ヶ月	南アジア系女性の精神障害者、家族、地域住民等	7	参：7 提：1	個別インタビュー、フォーカスグループインタビュー、セッション観察
無し	民族的マイノリティの精神障害者、地域住民	114	イ：8 ア：54	択一回答アンケート、個別インタビュー
無し	中国系移民の精神障害者	不明	参：12 家：5 専：3	個別インタビュー、フォーカスグループインタビュー
無し	精神障害者	46	40	①健康統制感尺度、②ソーシャルサポート尺度、③自己肯定意識尺度、択一回答及び自由記述からなるアンケート
－	精神障害者、家族、地域住民、援助職 等	不明	60	択一回答及び自由記述からなるアンケート

FG：フォーカスグループインタビュー、家：家族、専；専門職

WRAP® の認定ファシリテーター研修も評価対象に含めたものがあった。プログラムの長さと継続期間は記載があるもののうち最も短いもので3時間（半日）、最も長いもので40時間（40週）であった。グループの人数についてはほとんどが記載がなかったが、記載のあるものの中には大会場で講演会形式で行われたものもあれば、数名のグループもあった。介入プログラムの対象者は成人の精神障害者のみとしたものが11件、薬物乱用や不登校などの課題を抱えた青少年を対象としたものが1件、家族、専門職、地域の一般住民等の混合のものが12件であった。対象者の人種はほとんどが白人だが、海外で実施された研究のうちの4件は人種・民族的マイノリティを対象としている。扱われたトピックは、WRAP® プランの7つの基本構成とリカバリーに大切な5つのことがいずれのプログラムでも共通していると思われ、これらに加え、ピアサポート、服薬管理、自殺予防など、精神保健に関連するトピックを一部のプログラムでは扱っている。

2. アメリカにおけるアウトカム評価研究

　WRAP® が作成されたアメリカでは、これまでにバーモント州、ミネソタ州、オハイオ州、カンザス州、イリノイ州の5つの州で効果測定が実施され、10の調査報告がされている。このうちバーモント州とミネソタ州で実施された調査は予備的なもので、それぞれの結果に対する未発表の文献と、この2つを統合した論文が1編発表されている。オハイオ州の調査はランダム化比較試験を実施しており、その予備的結果と最終結果を4編の論文で報告している。WRAP® はこのオハイオ州で実施した実証研究により米国連邦政府より EBP の認証を受けた。カンザス州で実施された調査は準実験計画法に基づくもので、オハイオ州と同様その予備的結果と最終結果が別々の論文として発表されている。イリノイ州で実施された調査はランダム化比較試験により、栄養教育プログラムを対照とした効果の比較研究を行っている。以下にそれぞれの概要を報告する。

(1) 前実験的計画法による評価研究

① *Evaluation of the Vermont Recovery Education Project*（Vermont Psychiatric Survivors Inc. & Vermont Department of Developmental and Mental Health Services, 2000）

　WRAP® の大規模評価研究としては2000年に報告されているバーモント州リカバリー教育プロジェクトによるものが最初と思われる。本研究では1997年から2000年にかけて1サイクル40時間、グループ人数15〜20、スタッフと当事者がペアでファシリテートしたWRAP® グループを23サイクル実施し、当事者、家族、専門職等からなる435人がこれに参加した。

　効果測定には、心理測定的信頼性・妥当性の検証を経ていない独自に作成した17項目からなる質問票を使用し、プレ・ポスト調査を行った。調査報告では、これらの質問項目を通してリカバリーに対する態度、感情、知識、スキルに対する効果を検証したと説明している。しかし実際の質問項目は、クライシスプラン、注意サイン、日常生活管理、ソーシャルサポート、自己権利擁護、情報収集、希望に対する主観的態度を問う内容で、リカバリー全般に対する態度や知識、スキルを包括的に問う構成にはなっていない（例：「私は地域のサービスや代替治療について質問することに抵抗感はない」、「あなたは家族やパートナーからサポートを得ることをどの程度望みますか」）。また、希望に関する質問は1項目なのに対し、ソーシャルサポートに関する項目は6項目であるなど、領域ごとの項目数にも偏りが見られた。更に、解答方法は7件法、4件法、3件法、「はい・いいえ」の二分法のものが混在し統一されていない。

　データ収集の結果、プレ・ポストいずれの調査にも回答した参加者は193人（有効回答率44％）であった。このデータを分析した結果、17の質問項目のうち、注意サインの自覚とそれへの対処方法、地域サービスに対する情報収集などの13項目において有意な肯定的変化が確認されたとしている。一方、「服薬について精神科医に楽に質問できるか？」や、「家族や精神保健福祉サービスなどからサポートを受けることをどの程度望むか？」など4項目には変化がなかった。本調査の結果を総合して、①症状管理の為のスキルと知識の習得、②学習とアドボカシー、③サポートシステムの構築、④希望

の発見の4つの重要なプログラム要素における肯定的変化があったと考察している。しかし、本分析では名義尺度である1か0(「はい」か「いいえ」)の二分法の解答を、得点範囲0〜1の得点としてt検定を実施するなど、検定方法が適切とは言えず、使用した質問票の内容妥当性に疑問が残ることや、心理測定的信頼性が確認されていない点から、本調査結果の科学的信頼性は極めて乏しいと言わざるを得ない。

　本研究では量的な効果測定に加え、ポスト調査ではプログラムに対する感想を書く自由記述欄を設け、質的な分析も行っている。このアンケートの自由記述の結果は、量的調査の結果を裏付ける内容だったと述べているが、その詳細の報告はされていない。以上の結果から、このプロジェクトがもたらした変化は、参加者個人のレベルに留まらず、当事者リーダーや教育者が多く育成され、人々の精神障害や当事者・専門職の役割に対する考え方が変化するなど、バーモント州の精神保健システムにも質的な変化をもたらしたと述べている。

② *WRAP® in Minnesota*（Buffington, 2004）

　ミネソタ州で実施された評価研究では、1サイクル16時間、グループ人数7〜8人のWRAP®グループを2003年から2004年にかけて41グループ実施し、参加者を対象に独自に作成した「はい」または「いいえ」で回答する15項目からなる質問票をプレ、ポスト、ポスト3ヶ月に実施した。ここで使用された質問項目は心理測定的信頼性・妥当性の検証を経ていない。プログラムには329人が参加し、参加者の障害の有無は記載されていないが、そのほとんどが精神障害当事者だったと思われる。参加者329人中全員がプレ・ポスト調査に回答し、217人（有効回答率66％）がポスト3ヶ月調査に回答した。プレ・ポストそれぞれの「はい」「いいえ」の回答数を単純集計した結果（データの対応なし）、プログラム後において症状の自覚と自己管理、健康的な生活習慣、健康への自己責任、リカバリーに対する自己効力感や希望などについて、肯定的な回答の割合が増えた。また、95％が他の人にもWRAP®を活用することを勧めたいと回答した。

③ *Developing the evidence base for peer-led services: changes among participants following Wellness Recovery Action Planning*（WRAP®）*education in two statewide initiatives*（Cook et al., 2010）

　Cook ら（2010）の本論文は先に紹介した未発表のバーモント州とミネソタ州での調査結果を統合し、WRAP® の有効性を示唆する科学的根拠として提示したものである。本報告では 2 つの調査の被験者のうち精神障害者のみを抽出したプレ・ポスト調査の結果を整理しているが、分析結果は先述の全体結果と変わりない。Cook らはリカバリーに対する態度を問う質問項目のうち、バーモント州の調査では 76％、ミネソタ州の調査では 85％が WRAP® グループ参加後に有意に肯定的に変化しており、WRAP® が当事者の希望の感覚、症状の自覚と対処方法、日常生活管理、ソーシャルサポート、健康に対する自己責任などを向上させる上で有効であると結論付けている。また、アンケートの自由記述の質的分析でも、WRAP® が当事者にリカバリーの希望をもたらすこと、ストレス源や症状を自覚し対処する能力を高めること、サポートネットワークを拡大させることなどが裏付けられたとしている。

　ただし、前述のように、本論文の根拠となった 2 つの調査は、いずれも使用したデータや分析手法の科学的信頼性には問題がある。従って本結果を WRAP® の有効性を示唆する科学的根拠とすることは適切とは言えない。

(2) EBP 認証の根拠となったランダム化比較試験による評価研究

　Cook らイリノイ州立大学の研究グループは WRAP® が米国で EBP として認定される根拠となったランダム化比較試験を 2006 年から 2008 年にかけて実施し、その予備調査の結果（Cook et al., 2009）と最終結果（Cook et al., 2011, Jonikas et al., 2011; Cook et al., 2012）を 4 編の論文に分けて発表している。評価対象となったプログラムは週 1 回、2 時間半、全 8 回、2 名の当事者がファシリテートした WRAP® グループで、オハイオ州の 6 つの地域で実施された。グループあたりの人数は 5 〜 12 人で、重度精神障害者を対象とした。対象者の主診断名は、双極性障害が 38% と最も多く、次いでうつ病が 25%、統合失調症が 12%、統合失調感情障害が 10% であった。

各回の構成は、講義、グループディスカッション、体験の分かち合い、演習、任意の宿題からなった。扱ったトピックはリカバリーに大切な5つのこととWRAP®プランの基本構成で、これらに加え、自尊感情、コンピテンシィ、ピアサポートについても「元気に役立つ道具箱」の中で扱ったと報告されている。本研究ではフィデリティ・チェックリストを作成し、各回で扱ったトピック、時間、セッション形態をモニタリングしたほか、実際のセッションの観察やコーディネーターによる確認が行われている。

　本研究で使われたアウトカム指標はいずれも信頼性・妥当性が検証されているもので、標準化尺度を使った数少ないWRAP®評価研究でもある。データ収集は介入プログラムのプレ6週間、ポスト6週間、ポスト8ヶ月の3時点で電話インタビューにより行っている。Cookらの発表した2009年の論文は介入群の一部を対象に行った前実験法による予備調査の結果報告で、2011～2012年発表の3編の論文は統制群も含めたランダム化比較試験の結果報告である。WRAP®は本研究の成果によって2010年にアメリカでSubstance Abuse and Mental Health Services Administration の National Registry of Evidence-based Programs and Practices に登録され[12]、科学的根拠に基づく実践として認証された。以下が4編の論文の概要である。

④ *Initial outcomes of a mental illness self-management program based on WRAP®*（Cook et al., 2009）

　Cookらの2009年の報告は、ランダム化比較試験の予備調査として介入群のみのデータを分析した前実験計画研究の結果である。同調査では2006年にオハイオ州の5箇所のサービス事業所で週1回、2時間半、全8回のWRAP®グループに参加した108人中有効回答が得られた80人（有効回答率74％）のプレ・ポスト調査のデータを用いている。分析対象者の平均出席回数は5回で、プログラム修了と定義した出席回数6回以上だった参加者は全体の66％、1回も出席しなかった者は11％だった。セッションのフィデリティ率は全ての実施グループの全てのセッションで95％以上だった。

---

[12] http://nrepp.samhsa.gov/ViewIntervention.aspx?id=208

本研究の効果測定に使用した指標は、①精神症状（Brief Symptom Inventory Global Severity Index, Derogatis, 1993）、②リカバリー（Recovery Assessment Scale, Giffort et al., 1995）、③希望（Hope Scale, Snyder et al., 1991）、④自己権利擁護（Patient Self-Advocacy Scale, Brashers et al., 1999）、⑤エンパワメント（Empowerment Scale, Rogers et al., 1997）、⑥ソーシャルサポート（MOS social Support Survey, Sherbourne & Stewart, 1991）、⑦身体的健康（MOS Short Form, Ware et al., 1996）の7つである。プレ・ポスト分析の結果、参加者はWRAP®グループ後に精神症状、リカバリー、希望、自己権利擁護、身体的健康において有意な改善がみられた。一方、エンパワメントにおいては有意な悪化が見られ、ソーシャルサポートには有意な変化が見られなかった。また、プログラム修了者と未修了者に差異があったかを確認したところ、先に示したプログラム前後の変化はプログラム修了者において有意に顕著だった。エンパワメントがプログラム後に有意に悪化した理由として、Cookらは参加者がプログラム参加を通して、自分自身の生活や地域に対し限定的なコントロールしか持ち得ないでいる状況を、より現実的に査定するようになったからではないかと推察している。

⑤ *Results of a randomized controlled trial of mental illness self-management using Wellness Recovery Action Planning*（Cook et al., 2011）

Cookらの2011年の本論文は、米国連邦政府機関によるEBP認証の根拠となった、ランダム化比較試験によるWRAP®の評価研究の結果の第一報である。本研究では555人を介入群と統制群に無作為に振り分け、最終的に要件を満たした介入群251名（残存率91%）、統制群268名（残存率96%）を分析対象とした。調査はプレ6週間、ポスト6週間、ポスト8ヶ月の3時点で、電話インタビューにより実施した。プログラム実施の結果、平均出席回数は5回で、251人中26人は一度も出席しなかったが、本研究は"intent-to-treat"分析[13]を採用しており、これらも介入群として分析対象に含めて

----

[13] 対象者が実際に割り付けられた介入プログラムを完結したか、あるいは実際にははじめから受けたかどうかにかかわらず、当初割り付けた群に従って、プログラム中断者も含めて分析する方法。

いる。プログラムのフィデリティ率は平均 91% だった。

　本論文で報告されている効果測定に使われたアウトカム指標は、①精神症状（Brief Symptom Inventory -Global Severity Index, -Positive Symptom Total, Derogatis, 1993）、②希望（Hope Scale, Snyder et al., 1991）、③ QOL（WHO QOL-BREF environment subscale, Skevington et al., 2004）であった。分析の結果、いずれのアウトカム指標においても、介入群は統制群に比べて肯定的変化が有意に大きかった。ただし、希望の 2 つの下位尺度[14] のうち、「能力」は介入群に優位性があったものの、「道筋」には有意差はなかった。また、プログラムの出席回数のアウトカムに対する影響を検証したところ、ポスト 8 ヶ月の精神症状及び QOL は出席回数の多い人ほど有意に改善していることが確認された。以上の結果から、WRAP® は精神障害当事者の精神症状、希望の感覚、QOL に対し効果があると結論付けている。

　なお、本報告では強調されていないが、統制群も 3 つのアウトカム指標全てにおいて時間経過と共に改善がみられており、検定結果は示されていないが、精神症状は統制群も統計的に有意な改善が見られたのではないかと思われる。

⑥ *Improving propensity for patient self-advocacy through Wellness Recovery Action Planning: results of a randomized controlled trial* （Jonikas et al., 2011）

　本論文は前述の 2011 年発表の論文と同じ 2006 ～ 2008 年に実施したランダム化比較試験の結果の第二報である。本論文では WRAP® が当事者の自己権利擁護行動に与える影響と、自己権利擁護行動とリカバリー（精神症状、希望、生活環境の質、精神症状）との関連に焦点を当てて分析した結果を報告している。本報告に含まれるアウトカム指標は、①患者自己権利擁護（Patient Self-Advocacy Scale, Brasher et al., 1999）、②精神症状（Brief Symptom Inventory-Global Severity Index, Derogatis, 1993）、③希望（Hope Scale, Snyder et al., 1991）、④ QOL（WHO QOL-BREF environment sub-

---

[14] 能力：ある行動を起こしそれを継続していく力。道筋：目標達成の為の道筋を生み出す力。

scale, Skevington et al., 2004）である。データ収集はプレ 6 週間、ポスト 6 週間、ポスト 8 ヶ月の 3 時点で電話インタビューにより実施している。このうち、②〜④は前述の Cook ら（2011）の第一報にて統制群との比較結果が報告されている。

　分析の結果、介入群は統制群に比べ患者自己権利擁護の傾向がプログラム参加後に有意に上昇していた。ただし、ここで確認された介入群の自己権利擁護行動における有意な変化は、自己権利擁護行動の 3 つの構成概念のうち「意識的な非尊守（mindful non-adherence）」のみで、「学習行動」と「アサーティブネス」には変化が見られなかった[15]。

　更に、介入群のみを分析対象として、介入プログラムの参加回数と効果の関係を検証したところ、ポスト 8 ヶ月時点においてプログラム参加回数と患者自己権利擁護のスコア上昇に有意な相関があることが確認された。また、患者自己権利擁護と他のアウトカム指標との関係を検証するために、ポスト 8 ヶ月時点の介入群のデータを分析した結果、患者自己権利擁護の傾向が強い人ほど希望の感覚が強く、QOL が高く、精神症状が軽いことが確認された。ただし、希望の感覚、QOL、精神症状の軽さと正の関係がみられたのは、介入前後のスコアに変化のなかった「学習行動」と「アサーティブネス」領域のみで、ポスト 8 ヶ月時点で有意な得点上昇のあった「意識的な非尊守」とここで分析に用いた他の 3 つのリカバリー指標には有意な関係はみられなかった。

⑦ *A randomized controlled trial of effects of Wellness Recovery Action Planning on depression, anxiety, and recovery*（Cook et al., 2012）

　本論文は前述の 2011 年発表の論文と同じ 2006 〜 2008 年に実施したランダム化比較試験の結果の第三報である。本論文では、気分障害、不安障害、

----

[15] 意識的な非尊守：当事者が自分の知識や考えに基づき治療提供者の提案を採用しない行為の度合い。
　　学習行動：当事者が疾患や治療について知識を得る意義を感じている度合いや実際の学習行動の度合い。
　　アサーティブネス：当事者が治療場面において治療提供者に対し説明を求めたり提案に対し疑問を提起するなどのアサーティブ行動の度合い。

及び包括的なリカバリーに対する WRAP® の効果について報告している。本報告に含まれるアウトカム指標は、①うつ症状（Brief Symptom Inventory-Depression Scale, Derogatis, 1993）、②不安症状（Brief Symptom Inventory-Anxiety Scale, Derogatis, 1993）、③リカバリー（Recovery Assessment Scale, Giffort et al., 2005）である。

　分析の結果、介入群はうつ症状と不安症状が統制群に比べ有意に肯定的な変化が見られた。また、リカバリー尺度のうち、総得点及び「自信」と「目標志向」の下位尺度においても、介入群は統制群に比べ有意に肯定的な変化が見られた。ただし、リカバリー尺度の残る「自ら支援を求める意志」、「他者を頼る」、「症状に支配されない」の3つの下位尺度については有意差はなかった。更に、前述の第一報と第二報と同様に、介入プログラムの参加回数と効果の関係を検証したところ、ポスト8ヶ月時点において、プログラム参加回数と3つのアウトカム指標のスコア上昇に有意な相関があることが確認された。以上の結果から、WRAP® はうつや不安障害の症状に対しても効果があり、その効果は介入期間のみならず、介入終了後も持続すると結論付けている。これは WRAP® によって身につけた症状自己管理のスキルがグループ参加後も維持され実践されていることを示唆するものだと考察している。

(3) 他の介入プログラムとのランダム化比較研究
⑧ *Impact of Wellness Recovery Action Planning on service utilization and need in a randomized controlled trial*（Cook et al., 2013）

　本研究は、食生活教育プログラムを比較対照とした、WRAP® の精神保健福祉サービス利用の低減に対する効果を検証したものである。本研究では調査協力の得られた143人の重度精神障害当事者を2つの介入プログラムに無作為に振り分け、WRAP® プログラムに72人、対照プログラムに71人を振り分けた。対象者の主診断は、双極性障害が31%、うつ病が27%、統合失調症が19%、統合失調感情障害が7% であった。データ収集はプレ、ポスト2ヶ月、ポスト8ヶ月の3時点で電話インタビューにより実施した。

　本研究で実施した WRAP® 介入プログラムは、2時間半×全9回、2名の当事者がファシリテートしたグループで、イリノイ州シカゴ市内の6つの事

業所で参加者を募集し実施した。各回の構成は、講義、体験の分かち合い、演習、ロールモデリング、任意の宿題からなった。扱ったトピックはリカバリーに大切な5つのこととWRAP® プランの基本構成からなるものであった。

　比較対照となった介入プログラムは、Choosing Wellness: Healthy Eating（以下CW, Scheiflier et al., 2007）という食生活教育プログラムである。これはSolutions for Wellnessという食生活指導と運動指導の2部構成からなる健康教育プログラムの一部である。本研究では2時間半×9回のプログラムを2名のファシリテーターによって実施した。プログラム構成は、栄養や運動に関する講義、各自の健康的な生活スタイルのアセスメント、新たな知識の獲得の度合いや活用していく自信の度合いの評価、セルフ・モニタリングの為のツール、体脂肪率などの健康指標の測定などを含むものであった。本プログラムを含む包括的な生活習慣病予防／改善の介入研究では、肥満、体脂肪率、血糖値等の改善に効果があることが確認されている（Lindenmayer et al., 2009）。

　アウトカム指標には、Support Service Index（Heller et al., 1997）というチェックリストを用いて、19種類の精神保健医療福祉サービス（ケースマネジメント、危機介入、サポートグループ等）のうち利用しているサービスの数と主観的に必要と感じているニーズの数を使用した。調査の結果、WRAP® 群は介入前の利用サービスの数が平均10.3だったのに対し、ポスト2ヶ月では7.2、ポスト8ヶ月では7.1と利用サービス数が減少した。CW群も平均利用サービス数がベースライン時の9.4から、ポスト2ヶ月で8.1、ポスト8ヶ月で7.8と減少していたが、検定の結果WRAP® 群の方が有意に減少が大きかったと報告している。また、サービスの種別を個別サービス（ケースマネジメント等）とグループサービス（集団精神療法等）に分けて分析した際にも、WRAP® 群はいずれの種別においてもCW群よりもプログラム参加後に有意に利用サービス数が減っていると報告している。また、対象者が主観的に感じた必要なサービスの数についても、両群ともに介入後に減少しているが、WRAP® 群の方が有意に主観的なサービスのニーズの減少度が大きかった。ただし、サービスの種別で分析した場合、グループサー

ビスについては WRAP® 群に優位性があったものの、個別サービスでは両
群の主観的なサービスニーズに有意差はなかった。なお、調査期間中に両群
の対象者ともに精神症状の改善も見られたことも報告されている。

　以上の結果から Cook らは、WRAP® プログラムはフォーマルな精神保健
医療福祉サービスへの依存を軽減させ、実際のサービス利用および主観的な
サービスニーズを減らす効果があると結論付けている。これは、WRAP® を
通して参加者の自己管理能力が高まった結果、精神症状が軽減され、実際の
サービス利用の必要性が下がった結果であると共に、フォーマルなサービス
を代替するインフォーマルなサポートの活用が促進された結果であろうと主
張している。

(4) 準実験計画法による評価研究

　カンザス大学の研究グループは 2004 年から 2006 年にかけて準実験計画法
を用いた WRAP® の評価研究を実施し、その予備的結果（Starnino et al.,
2010）と最終結果（Fukui et al., 2011）を発表している。評価対象となった
WRAP® グループは週 1 回、90 〜 120 分、8 〜 12 回のセッションで（合計
12 〜 24 時間）、2 名の認定 WRAP® ファシリテーターが進行した。セッ
ションで扱ったトピックは、WRAP® プランの 7 つの基本構成、リカバリー
に大切な 5 つのこと、自己ケアに関する重要事項（服薬管理、自殺予防等）
などであった。

⑨ *Outcomes of an illness self-management group using Wellness Re-
covery Action Planning*（Starnino et al., 2010）

　Starnino ら（2010）は、2004 〜 2006 年に精神障害者を対象に 3 箇所の事
業所で 6 つの WRAP® グループを実施し、45 名の調査参加者のうち、プロ
グラム修了者（出席率 75% 以上と定義）30 名について、プレ・ポスト調査
の結果を報告している。対象者の主診断は、統合失調症圏が 33%、うつ病
が 30%、双極性障害が 13% であった。

　本研究で用いたアウトカム指標は、①希望（State Hope Scale, Snyder et
al., 1996）、②精神症状（Modified Colorado Symptom Index, Conrad et al.,

2001)、③リカバリー（Recovery Markers Questionnaire, Ridgway et al., 2003）であった。分析の結果、プログラム後に希望とリカバリー尺度の得点が有意に上昇した。また、精神症状は有意水準に満たなかったものの、得点の上昇が見られた。

⑩ *Effect of Wellness Recovery Action Plan（WRAP®）participation on psychiatric symptoms, sense of hope, and recovery*（Fukui et al., 2011）

　Fukui ら（2011）の研究は前述の Starnino ら（2010）と同じプロジェクトの最終報告で、介入群のサンプル数を増やし、比較群との比較評価をポスト 6 ヶ月の追跡調査を含めて行っている。この最終報告は 2005 ～ 2007 年の調査期間中に 5 箇所の事業所で実施した WRAP® グループ（グループ数は不明）を対象としたものである。90 名の参加者のうち調査協力の同意が得られ、かつプログラムを修了した（出席率 75% 以上だった人）58 名を介入群とし、比較群は WRAP® グループを実施した 5 箇所の事業所の利用者からマッチング手法により抽出された 56 名とした。対象者の主診断は、統合失調症が 44%、うつ病が 27%、双極性障害が 22% であった。

　使用したアウトカム指標は Starnino らと同様、①希望、②精神症状、③リカバリーである。二元配置分散分析の結果では、希望と精神症状でグループ因子に有意な主効果が見られた。次に Fukui らは、この 2 つのアウトカム指標について、ポストとポスト 6 ヶ月の平均値を "介入後" として、介入前得点（プレ得点）との比較を介入群と比較群それぞれで行っている。その結果、介入群ではこれら 2 つの指標で有意な肯定的変化が見られたのに対し、比較群では有意差は見られなかった。これらの結果から、WRAP® は希望の感覚と精神症状の改善に効果があることが示唆されたと結論づけている。また、リカバリーに有意な変化が見られなかった点については、検出力が不足していた可能性やより長期の調査が必要である可能性を述べている。

3. アメリカ以外の英語圏におけるプロセス及びアウトカム評価研究

　2005 年から 2013 年の間に、イギリスをはじめとするアメリカ以外の英語圏で英語を第一言語とする人を主な対象とした WRAP® グループの評価研

究が8件確認された。海を渡ったそれぞれの地域でWRAP®が移植された初期の段階であったことを反映し、その半数は未発表資料で、WRAP®の当該地域での適合性やプロセスの評価を中心としたインフォーマルな性質のものが多い。調査対象となったプログラムの記述がないものや、調査手法が不明確であったり信頼性・妥当性が十分確保されていなかったりするものがほとんどであり、ここで得られている知見は限定的なものと言わざるを得ない。これら8件の調査の概要は以下の通りである。

⑪ *A project evaluating trainee's experiences of implementing a recovery focused tool into mental health services in South Tyneside.* (Culloty, 2005)

　Culloty（2005）はイギリスで実施したWRAP®研修の参加者6名に個別インタビューを実施し、研修やWRAP®に対する意見を分析している。インタビュー対象となった6名は全員女性で、3名は精神障害者、3名はサービス提供者だった。インタビュー対象者がどのように選ばれたかや、実施されたWRAP®研修の詳細（内容、時間、参加人数、実施時期等）は報告されておらず不明である。インタビュー内容を分析した結果、以下の6つのカテゴリーが抽出されたと報告している。

　　　①研修に対する批判的意見（参加者のうち専門職の方が当事者より多かった、内容が難しかった、ペースが速すぎた等）
　　　②研修に対する肯定的意見（構成、手法、内容、タイミング、研修実施者の技量などに対する肯定的な評価等）
　　　③WRAP®の強み（WRAP®の理念、有用性、サービス体制に与えるインパクトなどに対する肯定的な評価等）
　　　④WRAP®の問題点（プラン作成に時間がかかること、過去の辛い経験を思い起こすことが引き金になるのではないかという心配等）
　　　⑤普及活動について（対象者全員が研修で得た情報を何らかの形で他者にも伝えていたが、当事者の方が普及・宣伝により熱心で、サービス提供者との間に温度差が見られた）
　　　⑥将来への提言（セッションの時間が長過ぎた、ファシリテーターは

参加者に対するより細やかな配慮が必要、WRAP® を実際活用している当事者による情報提供や支援、WRAP® を導入することにより精神保健にかかる社会的費用を削減できる可能性があるのではないか等）

　以上から、本研究の結果は一般化できないとしつつも、インタビュー対象者の WRAP® 研修および WRAP® に対する意見は概ね肯定的で、WRAP® が当事者のリカバリーを促進する有用なツールとなりうる可能性が示唆されたと結論付けている。

⑫ *A users and providers perspective of the implementation of WRAP® plans in Stoke-on-Trent*（Williamson, 2005）

　Williamson（2005）は、イギリスで実施された WRAP® を紹介するパイロット事業の評価として、本事業が実施された12箇所の利用者及びサービス提供者それぞれに、自由記述アンケートを実施した結果をまとめている。評価対象となったパイロット事業の詳細（内容、参加者、時間等）は記載されていない。加えて本調査のサンプル数の記載もないが、アンケートの回収率はサービス提供者が25％、利用者が22％とあり、結果の記述からサービス提供者が3名、利用者が20名程度と思われる。

　利用者に対するアンケートでは、大多数の利用者が WRAP® 紹介の説明がわかり易く、特にガイドラインや具体例が示されていたことが役立ったと回答している。WRAP® の有用性に関しても多くが長期的な効用があると感じており、既に WRAP® を日常生活で活用しているとの回答があった。主な効用や活用方法は、日々の生活管理や自分の状態のセルフモニタリングであった。また、7割以上が WRAP® プランを作成する上で難しさを感じなかったと回答しており、7割がひとりでプランを作成したと回答している。一方、少数意見だが、WRAP® 紹介の説明が役に立たなかった、資料が多過ぎた、プランを作成するのに時間や手間がかかるなどの回答もあり、回答者のうち15％は WRAP® プランを活用していなかった。最後に WRAP® プランに何か補足・修正する点はないかとの質問に対しては、65％が現在の形態に満足していると回答しており、改善提案としては支援者・配偶者欄の追加、地域のサービス情報の充実、目標達成欄の追加などがあげられた。

サービス提供者に対するアンケートでは、回答者全員がWRAP®は当事者が症状を自覚しリカバリーに取り組む上で有用なツールであると回答しており、何らかの形でWRAP®を利用者に紹介・奨励していた。また、WRAP®が本人のものであるという視点が繰り返しテーマとして浮上した。その一方で、WRAP®がサービス調整に有効だとする見方は少なく、当事者の必要に応じてWRAP®の説明は行ったものの、実際にプランを作成するのを手伝った者はいなかった。また、読み書きが困難な利用者がWRAP®を活用する上での課題の提起もあった。

以上から、Williamson（2005）はWRAP®が利用者およびサービス提供者双方によってリカバリーに有効なツールだと評価され、多くの利用者によって実際に活用されていることが確認されたと結論づけている。一方、サービス提供者による当事者へのWRAP®紹介・推奨には個人差があり、実際のプラン作成にサービス提供者が関わっていないこと、サービス調整に有効なツールだという見方がほとんどされていないなどの課題も指摘しており、プランが医療従事者を含むサービス提供者と共有され支持される必要性を提言している。

⑬ *An evaluation of wellness planning in self-help and mutual support groups*（Scottish Centre for Social Research, 2010）

Scottish Centre for Social Researchは、2009年から2010年にかけて実施した8つのWRAP®研修の評価を量的手法と質的手法を組み合わせて行っている。評価対象となったWRAP®研修は1名の認定ファシリテーターである当事者が進行し、8つのグループのうちの半数は4日間、残り半数は2日間のコースで、6グループは当事者対象、2グループはケア提供者（恐らく家族と思われる）を対象とした。グループサイズ及びセッションの長さは不明である。調査で収集したデータは、ファシリテーターと参加者の一部を対象としたプログラム実施前のフォーカスグループインタビュー、及び実施後の個別インタビュー、標準化尺度を使用したプレ・ポスト調査、政府関係者や関連団体とのインタビュー、比較群に対するプレ・ポスト調査、各セッション後のアンケートであった。ただし、比較群からは十分なサンプル数が

回収できなかったとあり、また、政府関係者等とのインタビュー結果と各セッション後のアンケート結果は報告されていない。

　質的データの分析の結果からは、WRAP® 研修がファシリテーターと参加者双方にとって主観的に有益な体験であったことが明らかにされた。WRAP® のメソッドの持つ効用としては、自己洞察を深めるための枠組みを提供してくれる点、リカバリーの概念を学んだ効用としては、自己のウェルビィングに対する責任の感覚の高まりやスティグマに立ち向かう力が付いたことなどが強調された。実施されたプログラムについては、相互サポートの場となるグループ形態が良かったとする意見が多かった。ファシリテーターからのフィードバックでは、自分自身の WRAP® を持ち、これを活用していることがグループをファシリテートする上で最も役立ったとされた。参加者の多くは研修修了 3 〜 4 ヶ月後のインタビュー時においてまだ自分の WRAP® を作成しておらず、WRAP® の実際の活用度も様々であったが、ほとんどの参加者が何らかの形で日常生活で WRAP® を生かしていると答えている。文化的適合性については、WRAP® で使われている言い回しや内容がアメリカ的でスコットランドの文化にそぐわないという意見が多く寄せられた。

　量的分析では、①リカバリー（Recovery Assessment Scale, 出典不明）と②ウェルビィング（Warwick-Edinburgh Mental Well-being Scale, Stewart-Brown et al., 2011）を測定する 2 つの尺度を用いてプレ・ポスト調査を実施している。しかし、報告書では 8 つのグループごとのプログラム前後の介入群の平均値のみが示されており、このうち 1 グループはポストデータが欠損している。プログラム前後の平均値の単純比較では、7 グループのリカバリー尺度の得点が上昇し、6 グループのウェルビィング尺度の得点が上昇したとの報告があるものの、検定結果は示されていない。

⑭ *Evaluation of the mental health recovery and WRAP® education programme*（Higgins et al., 2010）

　Higgins ら（2010）は、アイルランドで行われた最初の WRAP® 評価研究として、2009 年から 2010 年にかけて実施された WRAP® プログラムに対し、

質問票によるプレ・ポスト調査及びフォーカスグループインタビューを用いたプロセスとアウトカムの評価をしている。評価対象となったプログラムは2日間のWRAP®ワークショップとワークショップ修了者を対象とした5日間のWRAP®ファシリテーター研修であった。これらのプログラムの参加者の属性は、当事者、家族、援助職であった。参加者数はワークショップが197名、ファシリテーター研修が68名で、そのうちワークショップ参加者の6割以上、ファシリテーター研修参加者の約半数が援助職者であった。

プレ・ポスト調査ではWRAP®とリカバリーに関する知識・態度・スキルの変化を検証することを目的に、5つの尺度（うち1つはファシリテーター研修のみで使用）を用いている。このうち、リカバリーに対する態度を問うRecovery Attitudes Questionnaire 7（RAQ-7）（Borkin et al., 2000）以外は独自に作成したもので、信頼性・妥当性検証が行われていない尺度を使用している。有効回答数はワークショップが194、ファシリテーター研修が59であった。分析の結果、ワークショップ参加後ではRAQ-7を含む4つの全ての指標で有意な上昇がみられ、WRAP®とリカバリーに関する知識と態度の向上が確認されたとしている。一方、5日間のファシリテーター研修の前後ではWRAP®とリカバリーの知識や態度に有意な変化は見られなかったものの、WRAP®ファシリテーターとしてのスキルの自己評価を問う9項目の質問票では有意な上昇が見られた。Higginsら（2010）は、ファシリテーター研修前後にWRAP®とリカバリーに関する知識と態度に変化が見られなかった理由は、参加者がベースライン時の得点が既に高かった為と推測しているが、天井効果が確認されたかどうかは記載されていない。

プロセス評価としてプログラム終了後に行った択一回答アンケートでは、大多数がプログラムの構造や進行に満足しており、また、学習内容を実践する自信があると回答している。ワークショップ参加者11名及びファシリテーター研修参加者22名に対し行ったフォーカスグループインタビューで寄せられた感想も概ね肯定的で、主なテーマとして以下が抽出された。

①元気づけられ奮起させられた体験としてのリカバリーとWRAP®

②精神保健サービスのパラダイムシフトをもたらすものとしてのリカバリーとWRAP®

③実生活で活用できるシンプルで実用的なツールとしての WRAP®

④多様な意見や背景を持つ参加者が共に学んだことの価値

⑤プログラムの構造と実施方法に関する賛否両論

⑥リカバリーと WRAP® を普及させていく上での課題

⑦成果を維持し前進していく個人的決意と政策提言

以上の結果から、本研究の結果は暫定的なものだとしながらも、本プログラムによって参加者にリカバリーと WRAP® に対する知識・態度・信条に肯定的な変化がもたらされたこと、参加者によるプログラムの主観的評価も非常に高く、プログラム参加がエンパワーされる体験だったこと、個人、職業、地域のレベルでの成果を実感するものだったことと考察している。最後に、本研究の限界として、比較群がないこと、自発的なプログラム参加者を対象としたもので代表性のあるものではないこと、調査期間が短く長期的な効果測定を行っていないことなどをあげている。

⑮ *Exploring a recovery-based group for adolescents*（Hooper, Gregory & Marston, 2012）

Hooper ら（2012）は、WRAP® を青少年向けに修正したプログラムを用いたグループ介入を実施し、自由記述アンケートを用いたプログラムの予備的評価を行っている。グループ介入は 2 時間×6 回のセッションで、青少年を対象とする精神保健サービス機関のプログラムの一環として精神科看護師と臨床心理実習生によって運営された。参加者は 14 歳から 17 歳の児童 6 人（男子 1 人、女子 5 人）で、抑うつ、アルコール・薬物乱用、不登校、自傷行為、強迫神経症などの問題によって同機関に照会された児童らであった。プログラムで扱ったテーマは自分の目標や価値、自分にとって大切な人、心身ともに健康な時の自分、健やかでいるために毎日すること、引き金や注意サインなどで、グループ活動やディスカッションなどを中心に展開された。6 人の参加者のうち全回出席したのは 2 名で全体の平均出席回数は 4.7 回だった。

参加者の感想は全般的に好評で、6 人全員が他の人にもプログラムを勧めると答え、5 人がグループで使用したワークブックを将来も使うと答えてい

る。参加者の回答は特にグループで得た普遍性や互恵性の体験を肯定的に評価するものが多く、グループを通して自己理解、他者理解、問題解決に向けた洞察が深まったとしている。

　グループ運営にあたったスタッフの参与観察からも、グループが全体的に良好であったとしている。参加者の中にはかなり精神的に不安定な状態にあり、ウェルネス・プランを作るのに最適な状態とは言えない児童も含まれていたが、自らサポートを求めるなどグループを適切に活用できていたとしている。また、初期の段階ではグループディスカッションが薬物乱用など不適切な方向へ流れるなど、異なる価値や興味を持つ青少年の集まりをグループとしてまとめていくことの難しさもあったが、グループの凝集性が高まるにつれて、機能的な対処方法を話し合う場に方向付けることが容易になっていったと報告している。

　Hooper ら（2012）は、この予備的調査の結果はリカバリーの概念やこれに則したプログラムが青少年にも受け入れ可能であることを示唆するとしながらも、青少年に対する自己ケアツールの有効性の研究がほとんど行われておらず、今後の体系的な調査が必要だとしている。特に、青年期に特有の自立という発達課題やピアの影響を大きく受けるという特性に鑑みて、自己ケアツールを学ぶ上での適切な心身の状態や、グループを安全で適切なピア関係の場にしていくプロセスに関する研究の重要性を指摘している。

⑯ *WRAP® around New Zealand*（McIntyre, 2005）

　McIntyre（2005）は、ニュージーランドで最初と思われる WRAP® の評価を実施している。ただし、本研究の対象となったプログラムは WRAP® 単独ではなく、トラウマ知識に基づくピアサポートプログラム（Copeland & Mead, 2004）と WRAP® を組み合わせたワークショップで、プログラムの内容についての具体的な記述はない。ワークショップは当事者、家族、友人、スタッフらを対象に 2004 年に実施されたものだが、ワークショップの内容に加え、時間、参加者総数、参加者の各ワークショップの定員等の詳細は不明である。調査には 179 名が参加し、このうちワークショップに重複して 2 回以上参加した人を除き、有効回答が得られた 76 名（有効回答率

42.5%）を分析対象とした。分析対象となった76名中51％は精神障害当事者、66％は精神保健分野で就労している者、29％は当事者提供者であった。報告書の記述からは対象者の中には先住民族に属する人たちも含まれていたと思われるが、調査対象者の民族構成は不明である。

　本調査ではワークショップの内容に関する12項目とリカバリーに対する態度や知識を問う6項目からなる18項目の質問票を独自に作成し使用しているが、これらの質問項目は心理測定的信頼性・妥当性の検証を経ていない。プレ・ポスト調査の結果、9項目でワークショップ参加後に有意な肯定的変化がみられた（例：「私はWRAP®がどういうものかはっきり理解できている」、「私は他の人がリカバリーに向けて取り組めるようエンパワーし動機付けるという自分の能力に対し自信を持っている」）。この結果から、調査対象となったワークショップは参加者がWRAP®の手法を理解・習得する上で有効で、かつリカバリーに対する態度や知識に肯定的な変化をもたらすものであったと結論付けている。また、若干の差異は見られたものの、このワープショップは概ね精神障害当事者・非当事者いずれに対してもリカバリーを支持し、精神障害当事者の自己選択を高める方向に作用した点も強調している。

⑰ *The Wellness Recovery Action Plan*（*WRAP*®）*: workshop evaluation*（Doughty et al., 2008）

　Doughtyら（2008）の研究は、前述のMcIntyre（2005）の報告書と同じ調査を用いた別の評価研究と思われる。評価対象となったプログラムは2004年に実施した一連のWRAP®に関するワークショップで、ワークショップ参加者のリカバリーに対する知識や態度の変化、サービス利用者とサービス提供者の間の意識の違いの有無、プログラムの改善点などを調査したものである。ワークショップは4箇所で実施され、いずれも精神障害当事者によって企画・提供された。ワークショップの長さは4箇所のうち2箇所が1日、2箇所が2日であった。実施期間が2日間だったワークショップでは、2日目を予備日として初日の学習内容の復習やWRAP®の精神保健福祉実践現場での生かし方等の検討に使った。ワークショップの構成はファシリテー

第2章　先行研究レビュー　　93

ターによるプレゼンテーション、グループディスカッション、分かち合いからなり、扱ったテーマはリカバリーに大切な 5 つのこと、医療と服薬管理、WRAP® プラン等である。

　調査は質問票を用いたプレ・ポスト調査の手法を用いており、使用した質問票は前述の McIntyre（2005）と同様の独自に作成した標準化されていないものであるが、本研究では 18 項目中 16 項目のみ使用している。ワークショップ参加者 195 名のうち 187 名が調査に協力し、このうちプレ・ポスト両方の回答が得られた 157 名（有効回答率 84％）を分析対象とした。

　分析の結果、ポスト時で 16 項目の合計得点の有意な上昇が確認された。一方、4 箇所の実施現場、ワークショップの長さ、参加者の属性（当事者か専門職か）による違いは見られなかった。また、ポスト調査で寄せられた自由記述の 72％が肯定的な感想であった。自由記述の中の改善提案としては、1 日では短かった、少人数によるグループワークを増やす、サービス現場にWRAP® を取り入れていく方法に関するセッションを設けるなどの意見が寄せられた。以上の結果より、Doughty ら（2008）は WRAP® ワークショップが参加者のリカバリーに対する態度や知識に肯定的な変化をもたらす予備的な証拠が得られたと結論づけている。

⑱ *Wellness recovery action plan: self help recovery education*（著者、発行日不明）

　カナダにおける WRAP® の研究は 2013 年時点では筆者の知る限りインターネット上に掲載された簡易な報告書があるのみである。この報告書はカナダのオンタリオで実施された WRAP® 入門と WRAP® ファシリテーター研修の参加者（人数不明）のうち 44 人が回答したアンケートを集計したものである。アンケートは独自に作成したと思われる 6 件法で回答する質問項目と自由記述からなり、調査はプログラム終了後（時期不明）のみに実施し、プレデータは追想回答を使用している。プログラムの内容や時間数、グループ人数、回答者のうち何人が両方のプログラムに参加したのかなどの詳細は不明である。

　アンケートの結果、91％がピアによる進行を、86％がプログラム内容を良

いと評価し、またグループ形式が自他のストレングスに気付く上で役立ったという自由回答が多かった。追想回答によるプレデータとポストデータの比較では、"自己ストレングスの自覚と評価"、"困難に対する自覚と対処"、"希望"、"対人・社会関係"、"リカバリーの知識"、"リスクに対する安心感"の5つの項目で回答の平均値が上昇したと報告している。ただし、この変化が統計的に有意なものだったのかは不明である。

4. 西洋以外の文化を持つ人を対象とした評価研究

　西洋以外の文化の中でのWRAP®の文化的適合性、実行可能性、有効性を検証した評価研究を2007年から2009年にかけて5件確認することができた。これらのうち4件はイギリスとニュージーランドで移民の人々を対象としたWRAP®の実践と評価で、残る1件は日本において本研究の予備的研究として筆者が実施した実践と評価である。イギリスではソマリア系住民、南アジア系女性住民、民族的マイノリティ（アフリカ系住民が中心と思われる）の住民をそれぞれ対象としたプログラムを英語で実施しており、ニュージーランドでは中国系移民の人々を対象に中国語に翻訳されたWRAP®を実施している。ここで同定された5件の調査はWRAP®がヨーロッパ系民族以外の民族の人々に対しても有効であるかを検証することを主眼として謳っている。しかし、ノースハンプトンシャー及びバーミンガムで実施された調査では、文化や言語の問題に焦点が当てられておらず、考察でもこの点については触れられていない。

⑲ *Northamptonshire BME community well being engagement project: Wellness Recovery Action Planning（WRAP®）training*（著者不明、2007）

　本報告書は精神保健サービスにおける人種間の格差を解消する為の政府プロジェクトの一環として行われたプログラムの報告である。報告の一部としてノースハンプトン在住の30人のソマリア系女性を対象に2007年に行ったWRAP®研修の参加者の感想をまとめた内容が記載されている。調査内容はソーシャルワーク実習生が3名のWRAP®研修参加者および1名のコミュ

ニティ・ワーカーに対し行ったインタビューで、①研修に参加した理由、②研修の感想、③研修の内容が将来どのように役立つと思うかを質問している。WRAP® 研修の詳細、インタビュー対象者の属性、対象者の抽出方法、インタビュー時期や時間等の記載はない。報告書の記述からは、プログラム期間中のセッション終了後にその場で呼びかけをし、これに応じてくれた参加者とワーカーにその場でインフォーマルな聞き取りを行ったものと推測される。

インタビューに答えた人たちの主な参加動機は、自分自身の知識や経験を高めることや、地域のほかの人たちを支援したいというものであった。研修で得たこととしては、精神保健に対する理解の深まり、文化的アイデンティティの確認、地域の重要性の認識、ステレオタイプイメージやスティグマに対する意識の高まりなどがあげられた。また、研修内容の活用については、自分自身の生活に生かすと共に、地域精神保健サービスが彼らの所属するエスニック文化に配慮した形で提供されるために、研修で得た知識を生かせるという意見が寄せられた。

⑳ *Wellness Recovery Action Plan（WRAP®）training for BME women: an evaluation of process, cultural appropriateness and effectiveness*（Gordon & Cassidy, 2009）

Gordon と Cassidy（2009）の報告書は 2008 年にスコットランドのマイノリティ女性を対象に実施した最初の WRAP® 研修のプロセス評価である。この WRAP® 研修はスコットランド政府による精神保健サービスの人種間格差是正政策を背景に実施されたもので、人種的マイノリティの女性を対象とした初めての評価研究であることから、プログラムのアクセス性や文化的適合性の検証を主眼とした質的なプロセス評価を行っている。調査方法は、WRAP® 研修前のフォーカスグループインタビュー（N=4）及び個別インタビュー（N=6）、研修修了直後のフォーカスグループインタビュー（N=6）、研修修了から 2 ヶ月後の個別インタビュー（N=7）、研修のトレーナーとの研修前後の個別インタビュー、及び調査者によるセッションの観察であった。

評価対象となったWRAP®研修は週2回、全4回（セッション時間は不明）と6週間後に行われた1回のフォローアップセッションからなるプログラムで、1名のWRAP®ファシリテーターが進行し、グループコーディネーターがこれを補助した。扱ったトピックはWRAP®の基本構成とリカバリーに大切な5つのことであった。参加者は精神障害の経験者とそうでない者を含む7人の南アジア系（パキスタン、インド）の女性で、プログラムは英語によって行われた。

　参加者からの研修に対するフィードバックは好評で、特に他者との分かち合いの機会が持てたことが良かったとする意見が多く、参加者全員がWRAP®研修をマイノリティ地域で今後も広く提供することを推奨している。一方では、研修終了後に実際に自分のWRAP®プランを作成し活用している人は1人もいなく、プログラム内容の習熟度についてもセッション中に用語や概念の説明が繰り返し必要な場面がたびたびあり、参加者とのインタビューからもプログラムで扱われた概念を十分に理解できていなかった可能性も示唆された。

　また、参加者の中には精神障害の経験が全くない人や、クライシスを経験したことがない人も含まれていたことから、WRAP®プランの全てが参加者にとって必ずしも実際的とは言えない面もあった。この点から、Gordonらは WRAP® の開発者たちが WRAP® はあらゆる人に役立つと主張しているものの、これは WRAP® の構成要素全てに対して言えることではないのではないかとの問題提起をしている。そして現状のままで WRAP® プログラムを提供するのであれば、より重度の精神症状や急性期医療を利用した経験のある人を優先し、より広い対象者に向けてプログラムを提供するならば、内容の修正が望ましいとの提言をしている。

　文化的適合性の課題としては、南アジア人社会における精神障害に対するスティグマの大きさ、私的なことは外で話さないという文化的特質、密接な地域であることからプライバシーを守るのが難しいという問題、女性に対する性別役割期待と男女格差などが浮かび上がった。このことはWRAP®が強調する「自己権利擁護」が文化的に馴染まない、またこれを日常生活で実践するのが現実には難しいということにつながっていた。これらを踏まえ、

第2章　先行研究レビュー　　97

Gordon らは今後マイノリティ女性に WRAP® を提供する上で、グループの安全性やプライバシーの確保、WRAP® の鍵概念や手法の文化的適合性の更なる検証を提案している。

㉑ *Wellness Recovery Action Planning with BME communities in Birmingham: an independent evaluation*（Crowder, 2009）

　Crowder（2009）は、バーミンガム地区の黒人及びマイノリティ民族の住民を対象に実施した一連の WRAP® プログラムの評価を行っている。一連の事業は、マイノリティ住民に対し精神保健における予防的取り組みやサービスへのアクセスを高め、サービスの民族間格差を解消する政府プロジェクトの一環として実施されたものである。本報告は 2009 年に実施された半日の WRAP® 紹介セミナー（81 名参加）、2 日間の WRAP® 入門クラス（21 名参加）、6 日間の WRAP® ファシリテーター研修（12 名参加、うち 8 名修了）の参加者に行ったセッション後の択一回答アンケート及び個別インタビューの結果をまとめたものである。参加者の属性は、人種・民族的マイノリティである以外の記載はなく、精神障害を経験した人とそうでない人がそれぞれどの程度の割合で参加したのかは不明である。

　セッション後アンケートの回答数は紹介セミナーが 34（回収率 42%）、入門クラスが 16（回収率 76%）、ファシリテーター研修が 4（回収率 50%）であった。質問内容は WRAP® に対する主観的評価（例：WRAP® が自分のウェルネスに役立つと思うか？）と、プログラムに対する満足度を問うもので、いずれの質問も 90% 以上が肯定的な回答だった。

　個別インタビューは紹介セミナー参加者のうちの 5 名、WRAP® 入門クラス参加者のうちの 3 名に対して行われた。参加者の開催会場、プログラム内容、ファシリテーター等に対する評価は概ね肯定的であった。WRAP® の主観的効果として、健康に対する自己コントロール能力や責任とパワーの向上、症状の自覚とそれに対する対処力の向上、クライシスの自覚とクライシスプランの活用方法の理解などがあげられた。一方、課題としてファシリテーターのスキルに関する問題や、セッションの組み立てが不十分だったとする意見、"民族中心的な WRAP®" と称しながらも民族文化に固有のリカ

バリーアプローチが何なのかが不明確だったなどの意見、事業を今後どう地域に定着させていくのかが不明だとする意見もあった。

　これらの結果から、Crowder（2009）は現時点では十分な科学的根拠は得られていないとしながらも、一連の WRAP® プログラムを通して、個人、サービス提供機関、コミュニティそれぞれのレベルで精神保健に対する意識の向上、リカバリーに対する理解の深まり、マイノリティに固有のニーズと民族性に配慮したサービスのあり方への理解などが達成されたと結論付けている。ただし、Crowder も認めているように、結論で述べている個人レベルの成果は一部の参加者の主観的な感想であり、また地域やサービス提供機関レベルの成果の根拠は報告書を読む限り十分に示されていない。本研究で実施したアンケート調査は事後のみの簡易な質問によるもので回収率が低かった点、インタビュー者数が少なかった点など多くの限界があることから、ここで示された結果は予備的なものである。

㉒ *The effectiveness of the mental health recovery (including Wellness Recovery Action Planning) programme with Chinese consumers* (Zhang et al, undated)

　Zhang（undated）らは、西洋文化の中で作られた WRAP® が中国系の精神障害当事者に対し、果たして適用可能で効果があるのかを明らかにするための質的調査を行っている。ニュージーランドでは 2003 年に WRAP® のテキストおよびファシリテーターマニュアルが中国語に翻訳され、以来ニュージーランド在住の中国系精神障害当事者を対象とした WRAP® クラスが開催されている。本調査はセルフ・ヘルプ組織のメンバーで、かつ自分の WRAP® を作成している当事者 8 名、および精神保健専門職 3 名を対象とした半構造化面接と、当事者 5 名と家族 6 名それぞれのフォーカスグループインタビューを実施したものである。調査対象者のうち、当事者の WRAP® の活用期間は 3 ヶ月から 3 年で、専門職および家族はいずれも WRAP® プログラムへの参加経験のない人たちであった。調査の結果、以下の 5 つのテーマが抽出された。

　① WRAP® に関する知識：当事者は全員 WRAP® クラスの参加経験があ

り1名を除いてWRAP®に関する知識を持っていた。6名の家族のうち2名はWRAP®クラスの資料を読んだことがあった。専門職3名のうち2名は利用者からWRAP®の話を聞いていたが（うち1名はテキストを個人的に購読）1名はWRAP®に関する事前知識を持っていなかった。

②WRAP®の活用：1名を除く当事者全員がWRAP®を学んだことが役に立ち、日常生活で活用していると回答した。何人かの家族は当事者が自分の感情をコントロールするのに役立っていると回答したが、WRAP®は表面的な取り組みでしかないと述べた。

③WRAPが当事者の生活に及ぼした影響：WRAP®は、症状の軽減、前向きな考え方、対人関係の改善、自己権利擁護に対する自信、サポートを得ること・求めること・提供すること、QOLの向上、家族関係の改善、自立性や家庭内における責任分担の向上、支援者との協働関係、対処技能や日常生活の改善などの良い変化をもたらした。

④WRAP®プランの共有：当事者の多くは他の当事者とプランを共有していたが、家族とプランを共有した1名以外はいずれも専門職や家族とプランを共有していなかった。

⑤改善への提言：平易な言葉を使うこと、中国文化に沿った「元気に役立つ道具」の紹介、家族がWRAP®を学習する機会の提供、治療機関とのクライシスプランの共有などが提案された。

以上の結果から、Zhangら（undated）はWRAP®は西洋文化の中で作られたツールだが、中国系の精神障害当事者のリカバリーにとっても有効であることが示唆されたと結論付けている。ことに当事者のインタビューでは、WRAP®の中の対処プランという考え方は、人々が自分のリカバリーに対し責任を持つということを実践する具体的な方法であり、当事者からは日々実践している対処方法の話が多く出た点が際立っていたと述べている。また、グループ様式を多くの当事者が好んでおり、これは集団志向的な中国文化とグループ様式がうまく適合した結果ではないかと考察している。文化適合上の課題としては、平易な言葉を使うこと、中国系当事者の生活スタイルにマッチした実践例を資料に加えること、当事者だけでなくその家族もプロセスに参加することなどがあげられた。

㉓精神障害者のリカバリーを促進するプログラムの実践と評価（清重・田尾，2009）

　清重ら（2009）により国内で初めて行われた評価研究は、東京都下にある通所施設利用者を対象に実施した WRAP® グループの予備的評価研究である。本研究では WRAP® グループを3グループ実施し、参加申し込みをした46人中実際にクラスを修了した40人（プログラム修了率87%）を対象に WRAP® の有効性、日本の当事者との適合性、日本における実行可能性を検証している。実施した WRAP® グループは90分、全12回、グループ人数8〜23人で、2名の認定ファシリテーターであるスタッフによりファシリテートされた。セッションで扱ったトピックは WRAP® プランの7つの基本構成とリカバリーに大切な5つのことであった。

　本研究ではプレ・ポスト調査による効果測定と、択一回答と自由記述からなるアンケートを各セッション後に実施し、プロセス及び主観的満足度の調査を行った。効果測定に使用されたアウトカム指標は、①健康統制感（金他，1996）、②ソーシャルサポート（金他，1996）、③自己肯定意識（平石，1993）であった。また、これらに加え、WRAP® カリキュラムに関する知識、態度、感情、スキルを問う独自に作成したチェックリストを使用し、プレ・ポスト調査によりプログラム参加後のカリキュラム習熟度を確認した。

　分析の結果、プログラム参加後にカリキュラムに対する知識等に有意な上昇が見られ、一定の学習効果があったことが確認された。また、アウトカム指標のうち、自己肯定意識尺度の合計及び「充実感」下位尺度の得点がプログラム参加後に有意な上昇した。一方、ソーシャルサポートと健康統制感には有意な変化は見られなかった。

　参加者の WRAP® に対する主観的評価を問う択一回答の質問項目では、回答の9割以上が肯定的なもので、WRAP® が日本の当事者にも馴染み受け入れられる事が示唆された。更に本調査で実施した WRAP® クラスが WRAP® のプログラム原則に則しているかどうかを問うアンケートにおいても9割近くがプログラム原則が守られているという回答であったことから、この調査で実施した WRAP® グループが本来の姿に概ね忠実であり、WRAP® が日本においても実行可能であることが示唆された。

第2章　先行研究レビュー　101

一方、日本語に訳した時に馴染みにくい表現や意味がわからないカタカナ用語が多かったという意見も寄せられ、セッションの参与観察でもこうした用語の問題や概念の理解に苦労する場面が散見された。これらのことから、アメリカの文化のもと英語で作成された WRAP® を日本で活用していく上で、翻訳資料の精査や WRAP® で扱う概念の文化的適合性の更なる検証が必要であると考察している。

5. 普及研究

　文献をレビューした限り、確認された WRAP® の普及に関する研究は1件のみであった。これは WRAP® が科学的根拠を確立する途上にあることに鑑み妥当な結果と言える。

㉔ *Experience of support time and recovery workers in promoting WRAP®* (Hill et al., 2010)

　Hill ら（2010）は、WRAP® を普及させていく上での必要な要素を同定することを目的とし、精神保健分野での就労研修の一環として WRAP® クラスに参加した者を対象にインタビュー調査を行った。調査内容は、当事者に対してどの程度 WRAP® を勧めているか、また当事者が WRAP® を活用してみようという動機を持つ上で何が促進要因や阻害要因になると思うかであった。調査対象となった WRAP® クラス参加者 128 人中、回答を得られたのは 60 人だった（有効回答率 46.9%）。調査の結果、回答者は平均9人の当事者に WRAP® を紹介していたが、WRAP® を自分自身も使っている人とそうでない人との間には勧誘人数に有意差があり、自ら WRAP® を使用している人の方がより多くの他者に WRAP® を勧めていることが確認された。

　WRAP® 活用の促進要因には、① WRAP® 自体が持つ特性（構造化されていることなど）、②当事者要因（自分の精神保健に対する洞察と理解が深い人の方が WRAP® 活用に対する意欲を持つなど）、③環境要因（WRAP® 作成を手伝ってくれるワーカーの支援があることなど）の3つの領域が同定された。WRAP® 活用の阻害要因も同じく、① WRAP® の特性（資料の量

が多い、プランを作成するのに時間がかかるなど）、②当事者の要因（本人が有用性を感じていない、意欲に欠ける、使い方がわからない、WRAP® を活用しリカバリーしたことで自立を求められるのではないかという不安など）、③環境要因（不適切なタイミングでの勧誘、手伝ってくれるワーカーがいないなど）があげられた。最後に、WRAP® を普及させる上で必要な取り組みとして、サポートの提供、ワーカー研修の充実、一般市民に対する意識啓発、WRAP® で扱う表現や概念を簡潔にすることなどがあげられた。

　これらの結果を踏まえ、Hill らは、自ら精神障害を経験し WRAP® を活用している当事者が勧誘すること、本人が比較的安定した状態にあり洞察・理解・意欲があること、WRAP® 作成を手伝ってくれる支援者がいることなどが、WRAP® を普及させていく上で重要だと結論づけている。

6. WRAP® の先行研究レビューのまとめと課題点

(1) 参加者の満足度

　WRAP® の先行研究に共通するプロセス評価の結果として、第一に参加者の主観的満足度が非常に高いということがあげられる。参加者のほとんどがプログラムの内容、ファシリテーター、資料、セッションの構造等に満足しており、また多くの人が WRAP® がリカバリーに有効なツールだと感じていることが先行研究では示された。参加者がプログラムのプロセスで特に高く評価したのは、グループ形態から得られるピアとの情報交換や分かち合いの体験であった。ピアとのグループ体験を通して自己理解や他者理解が深まったとする感想が複数の調査で繰り返し報告されている。

(2) 参加者のプログラム内容に対する習熟度

　先行研究では、WRAP® の構成要素（引き金、注意サイン等）に関する知識がプログラム参加後に高まったとする自己評価が多く報告されている。カリキュラムの学習習熟度を問うプレ・ポスト調査を行った先行研究においても、有意な得点の上昇が確認されている。プログラムがわかり易かった、馴染み易かったというインタビュー報告も多く、多くの参加者がプログラムで扱った学習素材を習得できたと感じていることが示唆された。

第 2 章　先行研究レビュー　103

(3) アウトカム結果

標準化尺度を使用し科学的な手法を用いた実証研究では、精神症状、希望、リカバリー、QOL、自己権利擁護、身体的健康、自己肯定意識に有意な効果が確認されている。ただし、精神症状は実質4件の実証研究のうち1件では有意な変化が見られなかった。また、リカバリーについてもこれをアウトカムとした5件の実証研究のうち1件では有意な変化がなかった。

先行研究では先述のプラスの効果が確認されている一方、ソーシャルサポートと健康統制感には有意な変化は見られず、またエンパワメントをアウトカムとした研究では有意に悪化したという結果が出ている。

参加者によって知覚された主観的なアウトカムとしては、リカバリーの考え方や自分自身のリカバリープロセスに対する理解の深まり、自信、希望の感覚、自分の健康とリカバリーに対する責任意識などの高まり、また他者のリカバリーを支援することができるという自信の高まり、コントロールの感覚の高まり、自身のストレングスへの気付きなどが報告されている。

(4) 文化的適合性

西洋以外の文化的背景を持つ人に対する WRAP® の適合性や有効性については、これを検証した研究はほとんどなく十分な知見が得られていない。しかし限られた調査の結果を見る限り、WRAP® はアジアやアフリカの文化的背景を持つ人々にとっても満足度や主観的有用度が高いことが伺える。この点では、WRAP® は日本を含む非西洋文化圏で引き続き導入と評価を進めていく意義があることが示唆されたと言える。

しかし、先行研究では文化的適合性の問題もいくつか確認されている。その主な内容は、用語や概念の一部がわかりにくいこと、プログラムで紹介される具体例や社会資源が生活習慣や地域の実態に合っていないこと、推奨している事柄の一部は文化的に実践するのが困難であることなどである。用語については、例えば日本で実施された先行研究で"ファシリテーター"など耳慣れないカタカナ用語が多いことや、"全域の電気"といった訳語の意味がわからないことが報告されている。生活習慣や社会資源については、対処プランの例としてあげられている事柄がアジア圏の人々にとって文化的にそ

ぐわないとのフィードバックが複数のプロセス評価研究で報告されている。また、アジアの文化圏では、私的なことは外で話さないという文化的特質や、集団における調和を重視する傾向があり、「自己権利擁護」が文化的に馴染まず、これを日常生活で実践するのは現実には難しいとの声も報告された。

(5) プログラムとしての課題点

　WRAP® に対するマイナスの評価としては、少数ではあるが、WRAP® で扱われる「リカバリーに大切な５つのこと」を具体的に理解し実践することが難しい点や、WRAP® のうちクライシスプランなどが急性期を経験したことのない人にとって果たしてどの程度有用なのかという疑問も提起された。これは WRAP® を評価する際に、WRAP® 全体をひと括りとして扱うのではなく、WRAP® プログラムのどの部分が、どのような属性を持つ人にとって役に立つのかを精査する必要があることを示している。

　また、介入プログラム後にどの程度の人が実際に自分の WRAP® を作成し日常生活で活用しているか（implementation）の調査報告はほとんどないが、少ない報告の結果はまちまちである。参加者のほとんど、または大多数がその後自分の WRAP® プランを作成していないという報告も複数あり、総じて WRAP® の学習プログラムに参加し満足することと、実際に WRAP® プランを作成することの間には隔たりがあることが伺えた。その理由としては、WRAP® が推奨する「プランを書き出す」という手法が馴染まない、手間と時間を要する、自分ひとりで作るのが難しい、本人にある程度の意欲や動機がなければならないといったことがあげられている。

　また、学習とその後の実践を隔てる要因として、プランを作成するにはある程度の病識と自己洞察が必要であることや、プランのセクションによっては辛かった過去を思い起こさなければならない心理的負担があることも指摘された。これらのことから、WRAP® は精神疾患への罹患を経験し、かつある程度状態が安定し回復の途上にある人にとって、最も有用なツールなのではないかというのが多くの評価研究の見解であった。WRAP® の開発者らはWRAP® はあらゆる人に役立つと主張している。しかしこれらの先行研究の

報告からも、WRAP® が誰にとって、どのような時に役立つのかを検証する
必要性があらためて示されていると言えよう。

　WRAP® プログラムのグループ体験に対する消極的な評価も少数だが先行
研究では確認された。主な内容は、ファシリテーターの力量、プライバシー
に対する不安、自己開示に伴う精神的負担、他の参加者の不快な言動などで
あった。これは WRAP® に限らずグループワークに共通する課題でもある。
現在、WRAP® を用いたプログラムのほとんどがグループ介入であるが、個
別介入も組み合わせるなど、WRAP® の提供方法に広がりを持たせることを
複数の報告書が提案している。

(6) 方法上の限界

　最後に、先行研究の方法上の限界について考察する。第1に、確認できた
先行研究の多くが未発表資料や関係者向けの事業報告書など内部資料的なも
ので、実践したプログラムや調査方法に関する説明自体が不足しており、結
果の信頼性や妥当性を確認することができない。第2に、量的手法を用いた
アウトカム評価の半数以上は標準化されていない指標を用いており、標準化
尺度を用いた効果測定調査は実質5例（1つの調査に対し複数の論文を発表
しているため）である。標準化されていない独自に作成された指標のほとん
どは、介入プログラムで扱ったトピックに対する理解度を問うもので（例：
「私はクライシスプランの作り方を知っている」など）、言わばカリキュラム
の学習度の自己評価であった。これは参加者の生活や心身がどう変化し、リ
カバリーが促進されたのかを明らかにするものではなく、アウトカム指標と
しての妥当性が問われる。第3に、標準化尺度を用いた5件の調査のうち、
ランダム化比較試験を行っているのは2件のみで、残りはいずれもサンプル
数が少なく、2件は比較群がない予備的評価である。従って、調査結果から
得られた肯定的な変化が WRAP® によりもたらされたものなのかの検証は
不十分である。第4に、先行研究のほとんどはプログラム終了直後以降の追
跡調査を行っておらず、WRAP® が当事者に及ぼす中長期的な影響や効果の
持続性については十分に確認されていない。調査対象のプログラムがわずか
3時間や1日といった非常に短いものも多く、わずかな期間で行ったプレ・

ポスト調査の結果は限定的なものとみなすべきであろう。第5に、介入プログラム終了後の生活で参加者が WRAP® を実際に活用しているかを、先行研究のほとんどが確認しておらず、従って WRAP® を実際に活用した結果の効果の検証とは言えない。

第5節　先行研究から導き出される研究課題

　前節で述べたように、WRAP® の先行研究には多くの技術的問題があり、科学的知見と呼ぶに耐えうる先行研究はわずかである。先行研究は調査対象者や地域にも大きな偏りがある。また、他の類似（あるいは競合）する精神保健領域の健康自己管理プログラムとの相対的な効果の差異を検証した先行研究は一例もない[16]。更に、第2節で述べたように、変化をもたらす WRAP® のメカニズムが何なのかは探求されていない。

　Pawson & Tilley（1997）の提唱する Realistic Evaluation のアプローチに立つならば、プログラム評価の使命は、「何が、誰に対しどのような状況下で（context）、いかにして（mechanism）、どのような効果（outcome）をもたらすのか？」を明らかにすることである。この枠組みにあてはめるなら、WRAP® の評価研究における課題は、アメリカ以外の地域で異なる民族・人種の人々を対象とした効果や、より個別化された効果（何に対して有効なのか？）、そして WRAP® プログラムのどのような要素が効果をもたらしているのかを解明することなどがあげられる。

　以上を踏まえ、WRAP® の先行研究及び関連領域の先行研究レビューから導き出される今後の主な研究課題を以下の通り整理した。

①実験計画法や準実験計画法を用いた評価研究の更なる蓄積
②信頼性・妥当性が確認された指標による効果の検証

----

[16] Cook らの行った 2013 年の研究は、他の介入プログラムとの効果の比較研究であったが、対照となった介入プログラムは食生活に関する教育プログラムで、症状の自己管理やリカバリーをトピックとする狭義のメンタルヘルス自己管理プログラムではない。

第2章　先行研究レビュー　107

③介入後のフォローアップ調査による中長期的な効果の検証
④ WRAP® がどの程度実際に作成・活用（implementation）されている
　　のかの実態調査と、効果との関連の検証
⑤個別化されたアウトカムに対する効果の検証
⑥異なる地域や属性を持つ人々を対象とした評価
⑦プログラムメカニズムに着目したプロセス評価
⑧プログラムの構成要素ごとの評価
⑨他の健康自己管理プログラムとの比較評価

　筆者が実施した本研究は、先行研究の限界をひとつでも多く補い、WRAP® に関する新たな知見を加える試みとして、ここであげた今後の研究課題のうち⑧と⑨を除く全ての項目に取り組んだ。本研究で得られた知見が日本の当事者、サービス提供者、政策立案者に対し、WRAP® の活用を検討する上での判断材料となり、精神保健福祉サービスの向上に資することを本研究は目指すものである。

第3章 研究方法

本研究は次の3部の構成からなる。

【第1部】
　目的：日本の精神障害のある当事者のリカバリーに対する WRAP® の
　　　　効果を検証する。
　概要：標準化尺度を用いた二群間事前事後比較調査による量的分析。
【第2部】
　目的：第1部で行った標準化尺度による集合的な効果測定では捉えき
　　　　れない、個々人に固有のリカバリーに対する WRAP® の効果を
　　　　検証する。
　概要：シングルシステムデザインを用いた当事者の個別目標の達成度
　　　　の推移の分析。
【第3部】
　目的：アメリカで開発された WRAP® を日本の現場で忠実に実施する
　　　　ことができるか、WRAP® が日本の当事者にどの程度馴染み受
　　　　け入れられるか、そして WRAP® の実用性や有用性が日本の当
　　　　事者にどのように主観的に評価されるかの探査。
　概要：アンケートの記述統計的分析、及び自由記述の質的分析。

　本章では以下に本研究で実施した介入プログラム、対象者、問い、仮
説、方法等の詳細を説明する。また、本研究全体の概要は、結果を含め
巻末の【付録1】に一覧で示した。

第1節　本研究で実施したプログラムの概要

本研究では週1回、90分、全13回の WRAP® グループを3グループ、

2009 年 9 月から 2010 年 3 月にかけて実施した。グループの実施機関は東京都下の精神障害者地域生活支援センター（以下 A センター）、精神科病院（以下 B 病院）、横浜市の自主グループ（以下 C 会）の 3 箇所であった。グループの参加者は、A センター及び B 病院ではそれぞれの利用者から、C 会では一般募集により募った。各グループの人数は 10 ～ 14 人であった。各グループの進行は、認定 WRAP® ファシリテーターである筆者と、同じく認定 WRAP® ファシリテーターである精神障害のある当事者の 2 名が行った。筆者らに加え、各実施主体のスタッフまたはボランティアがサポーターとしてグループ運営に参加した。

1. プログラムの実施機関

　本研究のプログラムの実施機関は、筆者の社会福祉関連のつてを頼り、WRAP® に興味を持って頂けそうな組織を紹介してもらう方法で募った。候補として紹介された組織には筆者の身分と目的を伝えてプログラムの実施と調査を申し込み、協力を得た。

(1) A センター

　A センターは社会福祉法人が運営する精神障害者地域生活支援センターで、同法人が運営する就労支援事業所と援護寮が隣接し、就労支援事業所や援護寮の利用者の多くも A センターを利用している。A センターで提供されているサービスは、フリースペースの利用、個別相談、訪問援助、昼食サービス、夕食会、家族支援、パソコン教室など年間を通して提供されるもののほか、パン教室、語学教室、スポーツイベントなど各種のプログラムも実施しており、WRAP® も主催プログラムのひとつとして実施して頂くこととなった。

　筆者が同センターを訪問した際は、10 畳ほどのフリースペースにはいつも数名の利用者の方々がおられ、雑談をしたりソファーに座ったりしておられた。パソコン室でも常に数名の方々がパソコンに向かっておられた。昼食サービスの食事は利用者の方々による手作りで、法人が運営する事業所の利用者やスタッフの方々、近隣の他の就労支援事業所の利用者の方々などが利

用していた。パン教室や語学教室はスタッフがそれぞれの特技を生かして講師役を務める形で開催されていた。

　Aセンターを運営する法人は、1970年代初頭に精神障害者のための授産施設を開所した精神障害者地域生活支援の草分け的な法人であった。同法人は地域の受け皿として社会的入院患者の退院支援にも力を入れている法人であった。Aセンターの職員は筆者がアプローチする前からWRAP®を紹介する催しなどを通じてWRAP®を耳にしており、WRAP®にかねてより興味を持っておられた。プログラム実施にあたっては担当の職員1名を配置して頂き、この職員が会場設営や配布資料の印刷などプログラムの準備全般とプログラム中のサポーター役を担って下さったほか、施設長や他の職員の方々も必要に応じてご支援下さった。また、プログラムにかかる費用のうち参加者に提供する茶菓代と資料代をAセンターでご負担頂いた。

(2) B病院

　B病院は精神科のほかに内科など幾つかの診療科を併設する病院で、精神科は外来と入院病棟を持つ。B病院の精神科では外来患者の地域生活支援として小規模デイケア、作業療法、訪問看護なども実施しており、WRAP®は作業療法プログラムのひとつとして実施して頂いた。

　B病院のデイケアおよび作業療法は比較的高齢の利用者が多く、デイケアや作業療法に通うことで生活のリズムを整え、地域での穏やかな日々を維持していくことが目標となっている方が多いとのことであった。B病院のプログラムはそうした利用者の方々のニーズに合わせたレクリエーション的なものが中心で、筆者が訪問した際は、家庭菜園、調理、ゲームなどが行われていた。またデイケアのプログラムや運営は利用者の方々と定期的に話し合って取り決めておられた。デイケアと作業療法の責任者の方は筆者からの依頼を受ける以前からWRAP®のことを耳にしておられ、WRAP®を通して利用者の方々が再発への抵抗力を高めていくことに期待を寄せて下さったように思われる。

　B病院では既存のデイケア利用者にはWRAP®に参加するしないを自由に決められることを保障することと、デイケア利用者以外にも門戸を開くた

第3章　研究方法　111

めに、デイケアのプログラムとしてではなく、作業療法の1メニューとして実施することとなった。プログラム実施にあたっては作業療法の責任者とスタッフ2名が運営に関わって下さり、プログラムの為の準備全般とプログラム中のサポートにあたって頂いた。また、参加者に提供する茶菓代、資料代、筆者以外のもう1名のファシリテーターの交通費を同病院で負担して下さった。

(3) C会

　C会は横浜市で活動する精神保健ボランティア団体の役員2名を中心とし、それに筆者も加わり本プログラム実施のために結成した会である。協力下さったボランティア2名が所属するボランティア団体は横浜市を拠点に当事者向けサロンや外出イベントを長年実施しており、同団体が主催する自主事業のほかに、横浜市内のボランティア講座などの支援も要請を受けて行っている。サロンでは昼食やレクリエーションを実施し、毎回20名前後の当事者の方々が参加している。サロンでは当事者の方がピアノ演奏を披露したり、調理や後片付けなどをボランティアと一緒にやるなど、運営にも参加していた。

　当初はこのボランティア団体の主催事業としてWRAP® プログラムを実施して頂けないかお願いしたが、年度途中での急な依頼であったことや、組織としての意思決定に時間を要することなどから、同団体の活動とは切り離し役員を中心とした自主活動として実施することとなった。2名のボランティアの方々には会場設営などプログラム実施に必要な作業を共に担って頂き、セッション中はサポーターとして参加して頂いた。また、プログラム実施にあたっては社会福祉協議会の後援を得て、参加申し込みの受付や備品の提供など事務局機能を社会福祉協議会に担って頂いたほか、市民による福祉のまちづくり活動として費用の一部を助成して頂いた。

2. カリキュラム・セッションの流れ
(1) プログラムの概要
　本プログラムの全13回のテーマとグループディスカッションのトピック

は表 3-1 の通りである。

表 3-1：WRAP® グループ各回のテーマ及びディスカッショントピック

	テーマ	ディスカッショントピック
第 1 回	オリエンテーション・安心できるための同意・WRAP® の概要・WRAP® の価値と倫理	初回はなし（質疑応答のみ実施）
第 2 回	元気に役立つ道具箱	私の元気に役立つ道具箱
第 3 回	リカバリーに大切なこと① 「希望」	私にとっての希望の感覚
第 4 回	リカバリーに大切なこと② 「自分に対する責任」	自分に対して果たしていきたい責任
第 5 回	リカバリーに大切なこと③ 「学ぶこと」	良い判断と行動をするために学んでいること
第 6 回	リカバリーに大切なこと④ 「自己権利擁護」	自分が大切にしていきたい自分の権利
第 7 回	リカバリーに大切なこと⑤ 「サポート」	良いサポート関係（支え合い）のために気をつけていること
第 8 回	プラン① 「日常生活管理プラン」	いい感じのときの自分、自分が取り組みたいこと、元気でいるために毎日するべきこと、時々すると良いこと
第 9 回	プラン② 「引き金」	自分の引き金とそれへの対処
第 10 回	プラン③ 「注意サイン」	自分の注意サインとそれへの対処
第 11 回	プラン④ 「調子が悪くなってきているとき」	調子が悪くなっている時とそれへの対処
第 12 回	プラン⑤ 「クライシスプラン」	人がしてくれると役に立つこと、人がすると余計に気分が悪くなること
第 13 回	プラン⑥ 「クライシスを脱したときのプラン」・修了式	クライシスを脱したときに考えておくと良いこと

　この全 13 回は、WRAP® の概要、リカバリーに大切な 5 つのこと、WRAP® の 7 つの基本構成からなり、WRAP® を習得する上で最低限必要な主題を網羅した構成である。これは日本で実施されている WRAP® グループの最も標準的な構成であり、今回のプログラムを筆者とコ・ファシリテートした、ファシリテーターとしての経験が豊富な当事者ファシリテーターの推奨によりこの内容を採用した。

第 3 章　研究方法　113

この全13回（計19.5時間）の構成は、アメリカでWRAP®がEBPの認定を受けた際のプログラム構成と比較すると幾つかの異なる点がある（Cook et al., 2011）。アメリカで実施された全8回（各回2時間半、計20時間）のプログラムでは、「元気に役立つ道具箱」と「クライシスプラン」にそれぞれ2セッション（5時間）費やしており、「元気に役立つ道具箱」のセッションでは参加者からの意見交換に加え、自尊感情、コンピテンシィ、ピアサポートなどについても講義や演習形式で学習している。また、「日常生活管理プラン」と「引き金」は1つのセッションでまとめて扱い、リカバリーに大切な5つのことは独立したセッションを設けるのではなく、WRAP®プランの中で取り扱う形で統合している。アメリカの評価研究の対象となったプログラム構成とはこのような違いがあるものの、本研究で実施したプログラムはWRAP®プログラムの基本要素を網羅しており、またWRAP®プログラム自体がプログラムの構成を状況に応じて柔軟に修正できるものなので、本研究で行った実践は標準化されたWRAP®プログラムに十分準拠したものであった。

(2) 各セッションの様子

第1回では自己紹介、安心のための約束事の取り決め、WRAP®の概要と価値と倫理の説明などを行った。オリエンテーションにあたるこの回では、これからのグループ活動の素地作りを目指して、このグループが誰もが安心していられる場になるよう皆で作り上げていくということや、WRAP®が当事者の手によって作られたリカバリーの為の道具であることを参加者に伝えた。

第2回はWRAP®プランの土台となる道具箱作りを通して「対処」という考え方に参加者に触れてもらい、各自が日ごろ何気なく行っている健康管理や対処の方法に目を向け意識化することを目指した。ここでは参加者が既に取り組んでいること、日常生活の中でうまくいっていることに焦点を当て、ストレングスの視座に立つというプログラムの価値を早い段階から実践し、参加者とこの価値を共有していくことを図った。

第3回から第7回まではリカバリーに大切な5つのことを紹介した。リカ

バリーに大切なこれらのコンセプトは人生の構えのようなものであり、リカ
バリーのレンズを通して参加者が自分や世界を見つめ、自分に対する意識や
世界観が変わることがこれらのトピックスを扱う狙いである。

　「希望」では精神障害があっても自分らしい豊かな人生を歩むことや目標
を実現することが可能であるということを学び、各自が自分にとっての言わ
ば暗闇の中の一筋の光のような希望の感覚が何であるかを分かち合った。話
し合いのはじめは「希望の感覚」というコンセプトが十分伝わらない様子で
「○○がしたい」など抱負と混同する発言が多かったが、ファシリテーター
自身の例を示したり「絶望の反対」など様々な表現で繰り返し説明するうち
に徐々に伝わったようであった。

　「自分に対する責任」では、受動的な生き方から能動的な生き方へと変わ
ること、自分の生き方を自分で決め、その結果も引き受けるという責任ある
人生の主体者となることについて学んだ。

　「学ぶこと」では、最良の自己選択をする上で知識を持つことの大切さを
学び、様々な情報収集の方法やリカバリーをする上でどのような知識を身に
つけることが大切と思われるかを話し合った。また、参考資料として、自治
体で発行している各種サービスに関するガイドブックや情報提供機関なども
紹介した。この回の意見交換でも、当初は「○○（行為）をすることを学び
たい」など身につけたい習慣や気構えといった発言があり、「情報収集」、
「知識の習得」というテーマとは多少のずれがあったが、徐々に「学ぶこと」
というコンセプトが理解されていったようである。

　「自己権利擁護」では、人としてどのような権利があるか、またその権利
をどのように自ら擁護していくかについて学んだ。ここでプログラムの標準
化された教材であげられている個人の権利は、法律で保障されている類のも
のではなく、「悲しむ権利」、「遊び心があって陽気である権利」など個人の
内面や気質に関することや、「誠実さを期待する権利」のような対人関係に
関するものである。これらに加え、本プログラムでは参考資料として精神科
医療における患者の権利や各種の苦情・相談窓口、地域のオンブスパーソン
制度についても紹介した。

　「サポート」では相互支援の関係は誰にとっても生きる上で必要であるこ

と、押し付けやコントロールとは異なる良いサポートのあり方、自らの責任でサポートシステムを作る方法などについて学び、良好なサポート関係を築くために各自が心がけていることについて分かち合った。

第8回から第13回は実際のWRAP®プランに沿って、プランの各項目の説明と各自のプラン作成作業、グループでの分かち合いを行った。各自が自分のプランを作る作業では、筆者らが独自に用意した記入シートを配布し、自由に使ってもらえるようにしたところ、全員がこのシートに書き込みをしていた。第8回の「日常生活管理プラン」から第11回「調子が悪くなってきているとき」まではテーマは簡潔な説明で概ね参加者は理解できたようであった。これらの回では、それぞれの段階にあるときの自分の状態と対処について活発な意見交換がされた。しかし、第12回の「クライシスプラン」と第13回の「ポストクライシスプラン」は1回のセッションで消化するにはプランの項目が多く、十分な説明が行えなかった。また第12回では参加者からディスカッションするには理解が足りず、時間も不足しているという意見が寄せられたため、3グループのうち2グループではディスカッションを行わなかった。

各回の流れは、「自己紹介（初回）」、「チェックイン」（約15分）、「安心のための約束事の話し合い」（約10分）、「テーマの説明と質疑応答、個人作業」（約15分）、「休憩」（約10分）、「参加者によるアイディア交換」（約30分）、「振り返り」（約10分）からなり、これはWRAP®ファシリテーター・マニュアル（Copeland, 2002b）に示された標準的な流れを踏襲したものである。ここにあげた各回の流れはプログラム全体を通して変わらなかったが、回が進むにつれて、例えば「安心のための約束事の話し合い」の時間を短縮するなど、時間配分を臨機応変に変更していった。「安心のための約束事」や「アイディア交換」などで出された意見は全て壁に貼った模造紙にサポーターに書いてもらい、セッション中は掲示し、後日コピーも配布した。また、セッションごとにWRAP®の標準教材に含まれる説明用スライドのコピーやその他独自に作成した資料も参加者に配布した。

2名のファシリテーターの役割分担は、1セッションのうち休憩を挟んだ前半と後半で主担当を交代するという方法をとり、主担当でないファシリ

テーターは適宜補佐に入った。前半と後半の分担は週によって交互に代わった。グループの進行は自己紹介も含めて参加者の自発的な発言を重視し、ファシリテーターが発言者を指名しないことを原則とした。セッションのテーマの説明は 5 分程度に収めるようにし、教材のスライドを声を出してゆっくり読み上げ、自分の体験も付け加えて紹介するという方法を原則としてとった。ディスカッションのトピックはいずれも「正しい答え」があるものではなく、各自が自分自身の経験を分かち合う場であることを伝え、参加者の全ての意見を肯定する姿勢を繰り返し伝えるようにした。

　プログラムの品質保持のため、ファシリテーターとグループ運営に携わったスタッフはグループの前後に打ち合わせを行い、グループの事前準備や終了後の振り返りを行った。また、筆者は必要に応じて米国在住の WRAP® の認定上級ファシリテーターから電話と電子メールによるコンサルテーションを受けた。

第 2 節 ｜ 対象者

　本研究では WRAP® グループを実施する 3 箇所（A センター、B 病院、C 会とつながりのあるサロンや施設等）の地域資源の利用者を対象に調査協力者を募集した。3 箇所の地域資源の利用者はいずれも精神疾患の診断を受け精神科治療を受けている方々であった。本研究のような介入研究において、介入群と比較群への無作為振り分けを行う際には倫理的配慮が求められる（Rubin & Babbie, 2001）。しかし本研究では調査日程の都合上、例えばウェイティングリストを設けるなどの配慮をすることができなかったため、無作為振り分けは行わず、本人の希望に従って振り分けを行った。

　WRAP® グループ参加者の募集は、プログラム実施場所のスタッフやボランティアの協力を得て、チラシの配布、ポスターの掲示、スタッフ／ボランティアによる呼びかけ等によって行った。また、C 会主催のプログラムの参加者の募集に際しては、当該地域で WRAP® の説明会を 2 回開催し、その席で WRAP® グループへの参加を呼びかけた。

　初期の呼びかけで WRAP® グループへの参加に興味を示した利用者に対

しては詳細な説明会を開催し、研究については筆者の立場、目的、方法、個人情報の扱い、参加することも途中でやめることも自由でありそのことによって不利益を被らないこと、調査への協力は WRAP® グループへの参加条件ではないこと等を書面と口頭で説明し、書面による同意を得た。WRAP® グループの参加者は 1 グループ 15 名を上限とし、定員に達した時点または募集期限を迎えた時点で募集を終了した。比較群の参加者の募集も介入群と同様の方法で行い、募集期限を迎えた時点で募集を終了した。

　募集の結果、35 名が WRAP® グループに応募し、そのうち 32 名から調査協力の同意が得られた。調査協力の同意が得られなかった 3 名のうち、2 名は調査の説明会に都合により参加できず、1 名は調査に協力したくないとのことであった。比較群では 22 名より調査協力の同意が得られた。また、本研究では出席率が 5 割以上の人をプログラム修了者と定義し、32 名のうち出席率が 5 割に満たなかった 6 名は未修了者として分析から除外した。以上の結果、本研究の最終的な分析対象者は表 3-2 に示す通り、介入群 26 名、比較群 22 名となった。

表 3-2：調査協力者募集の結果

実施場所	プログラム参加者数	調査同意者	最終分析対象者
A センター	14 名	介入群　12 名 比較群　11 名	介入群　　12 名 比較群　　11 名
B 病院	10 名	介入群　10 名 比較群　　7 名	介入群　　　8 名 比較群　　　7 名
C 会	11 名	介入群　10 名 比較群　　4 名	介入群　　　6 名 比較群　　　4 名
合計	35 名	介入群　32 名 比較群　22 名	介入群　26 名（18.8%）* 比較群　22 名（　0%）*

*（　）内は調査同意者数に対する減耗率

　本研究の調査協力者は設定された母集団及びサンプリングの手法上、日本の精神障害者に対する代表性を担保するものではない。しかし、母集団を 3 つの主な精神保健の社会資源（福祉、医療、インフォーマルな地域資源）の利用者とすることで一定程度の多様性が確保できることを期待した。また、

同じ社会資源の利用者から介入群と比較群を募集したことによって、二群間に一定程度の同質性が得られることを期待した。

第3節 │ 問いと仮説

1. 第1部の問いと仮説

　本研究の第一部の目的は、日本の精神障害のある当事者のリカバリーに対する WRAP® の効果を検証することである。この第一部の目的に対し、本研究では以下の問いと仮説を設定した。

【問い1 − 1】

　WRAP® グループに参加した介入群は、そうでない比較群に比べ、参加の前後でリカバリーにおいてどのような差異が見られるか？

【仮説1 − 1】

　WRAP® に参加した介入群は、参加していない比較群よりも、参加後に以下のアウトカム指標によって測定したリカバリー及びリカバリーに重要な要素について、肯定的な変化が有意に大きいだろう。その二群間の有意な差は参加直後、3ヵ月後、6ヶ月後の全てにおいて確認されるだろう。

　　　① Mental Health Recovery Measure（MHRM）（Young & Bullock, 2005）

　　　② Herth Hope Index（HHI）（Herth, 1992）

　　　③自尊感情尺度（山本他，1982）

　　　④ソーシャルサポート尺度（金他，1998）

【問い1 − 2】

　WRAP® グループに参加した介入群のうち、実際に WRAP® を作成し活用している人とそうでない人との間にはリカバリーにおいて差異があるか？

【仮説1 − 2】

　WRAP® 参加者のうち、実際に WRAP® を作成し活用している人の方がそうでない人よりも、以下のアウトカム指標によって測定したリカバリー及びリカバリーの重要な要素について、プログラム参加後に肯定的な変化

第3章 研究方法 119

が有意に大きいだろう。また、その肯定的変化はプログラム参加の6ヶ月後においても有意だろう。

① Mental Health Recovery Measure（MHRM）（Young & Bullock, 2005）
② Herth Hope Index（HHI）（Herth, 1992）
③自尊感情尺度（山本他，1982）
④ソーシャルサポート尺度（金他，1998）

2. 第2部の問いと仮説

本研究の第2部の目的は、本研究の第1部では捉えることのできない、個々人に固有のリカバリーに対する WRAP® の効果を検証することである。当事者の個別のリカバリーに対する WRAP® の効果を検証した先行研究は見当たらず、本研究の第2部は探査的な性質を持つため、本研究では以下の問いを設定し仮説は設けなかった。

【問い2－1】

WRAP® は参加者のどのような個別目標に対し、どのような変化をもたらすか？

3. 第3部の問いと仮説

本研究の第3部の目的は、アメリカで開発された WRAP® プログラムの日本での実行可能性、日本の当事者との親和性、及び日本の当事者の WRAP® に対する主観的評価を探査することである。この第3部の目的に対し、以下の問いと仮説を設定した。ただし、探査的な性質を持つ問い3－3から3－6については仮説を設定しなかった。

【問い3－1】

本研究で実施する WRAP® グループでは、WRAP® が掲げる価値と倫理が守られているか？

【仮説3－1】

本研究で実施する WRAP® グループは、「WRAP® の価値と倫理チェックリスト」によって測定されるプログラム原則において、75％以上のフィデ

リティ率が確認されるだろう。

【問い3−2】

本研究で実施するWRAP®グループに参加することで、参加者はWRAP®の手法を理解し習得できるか？

【仮説3−2】

WRAP®グループ参加者は、グループ参加前に比べ、参加後に「WRAP®学習成果チェックリスト」によって測定されるWRAP®の習熟度において有意な向上がみられるだろう。

【問い3−3】

日本の当事者がWRAP®及びWRAP®グループに対し感じる満足度や主観的な有用性はどの程度か？

【問い3−4】

日本の当事者はWRAP®及びWRAP®グループのどのような点を良いと感じ、どのような改善の余地があると考えるか？

【問い3−5】

日本の当事者はWRAP®及びWRAP®グループによって自分にどのような変化が生じたと感じるか？

【問い3−6】

日本の当事者はWRAP®及びWRAP®グループのどのような要素がリカバリーに役立ち、またどのような要素がリカバリーを妨げたと感じたか？

| 第4節 | 研究方法 |

1. 第1部：二群間事前事後比較調査によるアウトカム評価

本研究の第1部では、不等価事前事後調査準実験計画法による二群間比較の量的分析を通したWRAP®グループの効果検証を行った。

(1) 使用した指標

本研究ではリカバリー志向のEBP研究の方向性を踏まえ、リカバリー及びリカバリーの中核的な要素である希望、自尊感情、ソーシャルサポートを

アウトカム指標とし、測定には、① Mental Health Recovery Measure（Young & Bullock, 2005）、② Herth Hope Index（Herth 1992）、③自尊感情尺度（山本他，1982）、④ソーシャルサポート尺度（金他，1998）を採用した。リカバリーは特定の到達点を指すものではなく、ひとりひとりに固有のものではあるが、本研究で採用したアウトカム指標はいずれも先行研究で同定された当事者にとってのリカバリーの主観的な意味を反映したものである。以下にそれぞれの尺度の操作上の定義、心理測定的特性、尺度②〜④については精神保健との関連を概説する。

① Mental Health Recovery Measure（MHRM）（Young & Bullock, 2005）

　MHRM は精神障害のある当事者のリカバリープロセスを包括的に測定することを目的に開発された尺度で、従来の医学モデルにおいて主流である症状や症状管理の測定に依拠せずに回答者のリカバリーの度合いをアセスメントすることを試みている。本尺度は自記式の 30 項目からなる尺度で、0 〜 4 の 5 件法（「0 = 少しもそう思わない」〜「4 = 非常にそう思う」）による回答の総得点を使用する。得点範囲は 0 〜 120 点で、得点が高いほどリカバリーの度合いが高いことを示す。本尺度に回答するための読解レベルは中学 2 年程度で、所用時間は約 5 分である。

【操作上の定義】

　本尺度は精神障害を経験した当事者のナラティブの質的分析によって導き出されたリカバリーモデル（Young & Ensing, 1999）を概念基盤としており、同モデルで同定された 8 つのリカバリーの領域：「**行き詰まりの打開**」、「**スピリチュアリティ**」、「**自己エンパワメント**」、「**学びと自己の再定義**」、「**基本的な営みへの回帰**」、「**全般的健やかさを目指す**」、「**より高い機能獲得の可能性に向けた挑戦**」、「**アドボカシー／豊かさの享受**」を操作化したものである。

　Young ら（1999）によって同定された 8 つのリカバリー領域は、図 3-1 に示すとおり、リカバリープロセスの開始期、中期、後期にそれぞれ分類される。開始期はリカバリーに向けて最初の一歩を踏み出す段階で、病を受容し変化への欲求と動機を持ち、希望の源泉を見出す段階である。リカバリー中期は失われたものを取り戻し前進する段階で、自己の人生に対するコント

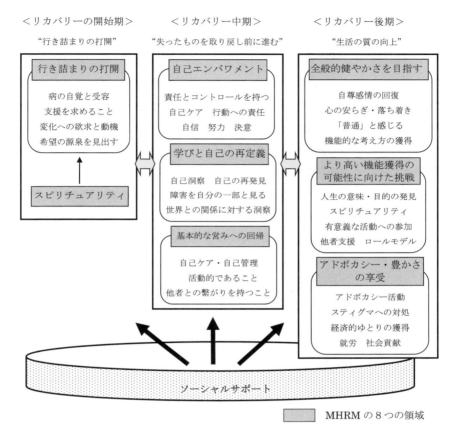

図 3-1：MHRM の概念図（筆者作成）

ロールと責任や、生活機能／社会機能を取り戻すこと、自己を再発見し自己と外界・障害との関係に対する洞察を深めることなどに象徴される。後期はQOL を向上させる段階で、肯定的な自己像を安定的に維持すること、価値ある社会的役割を獲得すること、経済的なゆとりを得ること、目標に取り組むことなどが含まれる。

「**行き詰まりの打開**」（overcoming stuckness）は、リカバリー過程の第一歩であり、病を自覚し受容すること、変化への欲求と動機を形成すること、希望とインスピレーションの源泉を見出し活用することが含まれる。これらの要素が集合的に本人を行き詰まりの状態から一歩前へ踏み出すことを可能

にする。当事者の多くは、リカバリーは自分自身が病気を患ったということを理解し受け入れるところから始まると語る。この理解と受容は、必要な支援を求めることや、困難な状況へ自ら対処していく道筋を見出すことの前提条件となる。病を認め受け入れるという大きな苦痛を伴うプロセスの先に、困難の大きさにもかかわらず変化し成長していく意欲を見出すプロセスが続く。そして変化への欲求と動機を支えるものが希望とインスピレーションであり、自分にとっての希望とインスピレーションの源泉を能動的に見出すプロセスも「行き詰まりの打開」を構成する重要な要素となる。

「スピリチュアリティ」(spirituality) は Young & Ensing (1999) の当初のリカバリーモデルでは上位概念ではなく、「行き詰まりの打開」の下位構成概念に含まれていたが、尺度作成にあたり独立させている。スピリチュアリティは本人が神と認識する存在、神聖なもの、霊的なもの、宗教的な信仰などで、善的で頼れるものと同モデルでは同定されている。スピリチュアリティは前述の希望とインスピレーションの最も重要な源泉の一つである。

次に、このモデルにおける「自己エンパワメント」(self-empowerment) とは、被害者という立場を捨てて、自らの人生に対する責任、コントロール、自信を取り戻す意思と態度と概念化されている。コントロールを取り戻すことは、自分のリカバリーを人任せにせず自分自身が責任を持つということであり、その中核的な要素は自分の状態を自らモニタリングし再発予防のために能動的に対処することである。また、破壊的な行為をやめて自分の行動に責任を持つこと、問題から逃げるのではなく向き合うこと、成長への決意を持つこと、努力を怠らないこと、自分を信じることなどが含まれる。

「学びと自己の再定義」(learning and self-redefinition) は、自分自身、自分の障害、そして世界との関わり（人生の生き方）に対する新しい見方を学ぶプロセスを指す。当事者の多くは変化と成長をもたらす態度や行動を獲得するにつれて、自身の内面を探求するようになる。多くの当事者は精神疾患を発症したことによって発症以前に持っていた自己の感覚が大きく揺るがされる経験をしている。リカバリーは砕かれた自己像を再構築すること、そして世界の中で自分がどう生きていくかを模索するという非常に重い課題と向き合うことでもあると同モデルは説明する。自己像を再構築する過程で、当

事者の多くは自分の中の失われていない部分と再会したり、今までに気づかなかった新たな可能性を発見する。また、障害に圧倒されていた状態から障害を多面的な自己の一部に過ぎないものとして統合させていく。最後に、この学びのプロセスは自己理解だけにとどまらず、誠実であること、過去や未来にとらわれず今を生きること、時間を有意義に使うことなど、人生の生き方についての学びも構成概念に含まれる。

　「基本的な営みへの回帰」（returning to basic functioning）はリカバリー中期に含まれる 3 つ目の構成要素で、自分のことは自分ですること、活動的であること、他者と繋がることを構成概念に含む。自分のことは自分ですることとは、おろそかにしがちだったセルフケア（整容、食事、居住スペースの掃除・整理整頓、運動など）をきちんと行い、生活者としての日々の務めを果たすことで、"普通の暮らし"を取り戻すことを指す。また服薬など医療を自己管理していくことも重要なセルフケアとして含まれる。活動的であることとは、運動、趣味の活動、就労、ボランティア活動、様々な精神保健プログラムなどに参加することで、意識的に活動的に過ごすことにより病にばかり気を取られ支配されることを防ぐことである。他者と繋がることとは、他者と意味のある関係を築くことを指す。スティグマや自尊感情が脆くなる経験をしている精神障害者の多くにとって、他者と繋がりを持つことは特に難しいと感じられる事柄である。当事者があげた繋がりを持つ他者には、家族、専門職、地域の人々などもあるが、最も多くあげられたのは同じ経験を持つ他の当事者との繋がりの重要性であった。

　「全般的健やかさを目指す」（striving to attain an overall sense of well-being）はリカバリーの後期の段階にあたる要素で、基本的な機能回復や日常におけるセルフケアをこなすことだけに留まらない、更なる発展の段階を指す。当事者が目指す全般的健やかさには、自尊感情の向上、心の安らぎ・落ち着き、"普通"と感じること・安定していると感じることなど、情緒的な安定や充実感が含まれる。また、"適応的なものの考え方の獲得"もこの構成概念に含まれ、いわゆる認知の修正を通して感情や行動をより適応的なものに変えていくことを意味する。

　「より高い機能獲得の可能性に向けた挑戦」（striving to reach new potentials of higher functioning）とは、目標達成や存在意義を高めることへの挑戦にあたるものである。人は日常生活における基本的な機能を回復し安定を維持できるようになると、新たな役割やチャレンジに取り組むことで新たな人生の意味を見出し、存在意義を高めることを望むようになる。新たな役割やチャレンジの一例としては、同じ経験を持つ他の障害者を支援することやロールモデルとなること、働くこと、スピリチュアリティの探求などが含まれる。このステージにおける就労は、単に生活のリズムを整えることや活動レベルを維持するためのものではなく、自己実現・自己の存在意義といった意味合いを持つようになる。スピリチュアリティの持つ意味も初期の段階における希望の源泉のみならず、この段階では「生きる意味」として語られるようになる。また、人々はこの段階で経済的自立とより高い生活を目指す中で、保健福祉サービスからの自立もしばしば検討する。

最後に、「**アドボカシー／豊かさの享受**」（advocacy/enrichment）は、Young & Ensing（1999）の当初のリカバリーモデルでは「より高い機能獲得の可能性に向けた挑戦」の下位構成概念と位置づけていたが、尺度作成にあたり上位概念として独立させたものである。アドボカシーに関する説明はYoung & Ensing の論文には記載がないが、質問項目からは、スティグマに効果的に対処することや、精神障害のある自他の権利を擁護することなどが含まれることが読み取れる。豊かさの享受とは、外食、旅行、車を所有することなど、端的に人並みに良い暮らしを実現することである。生活レベルを向上させたいという欲求は当事者にとってリカバリープロセスを牽引するインセンティブともなり、また豊かさの実現は自らがリカバリーしたことを実感する指標ともなりうる。

【尺度の心理測定的特性】

本尺度はいくつかの大規模な心理測定的特性の検証作業を経ている（Bullock & Young, 2005, Bullock, 2009）。671 人の地域精神保健福祉サービスの利用者を対象に行われた調査での平均得点は 78 点（SD = 21.7）、総得点の a = .95 であった。18 人を対象にした再テスト信頼性においては 1 週間間隔で r = .92、2 週間間隔で r = .91 を得ており、信頼性が確認されている。また、妥当性については、第 1 に当事者のナラティブをもとに開発されたこと

によって表面的妥当性が担保されていると言える。これに加え、収束的妥当性の検証においては、エンパワメント尺度（Rogers et al., 1997）、レジリアンス尺度（Conner & Davidson, 2003, Wagnild & Young, 1993）、地域生活技能・日常生活活動尺度（Smith & Ford, 1990）、症状困難度（ODMH, 2000）との中～高程度の相関がみられ（ただし症状困難度とは負の相関）、構成概念妥当性が確認されている。また、本尺度は幾つかのリカバリー実践評価研究においてアウトカム指標として使用された実績も有する（Bullock et al., 2002, Bullock et al., 2009）。

　以上より、本尺度は①当事者のナラティブから構成概念を導き出している、②リカバリーの包括的な尺度である、③大規模な信頼性・妥当性の検証が行われ標準化されている、④中学生程度の読解力を基準とした平易な言葉で作成されている、⑤先行する幾つかのリカバリー実践の評価研究で使用されている等の点で優れていると判断し、本研究で採用することとした。

② Herth Hope Index（HHI）（Herth 1992）

　希望はリカバリーの中核的要素であることから、本研究では包括的リカバリー尺度を補足するものとして独立した指標により測定することとし、HHIを使用した。HHIは自記式の12項目、4件法、総得点範囲12～48点の尺度で、得点が高いほど希望の度合いが高いことを示す。本尺度を回答するための読解レベルは小学6年程度で、所用時間は1～4分程度である。

【操作上の定義】

　HHIは希望の定義をDufault & Martocchio（1985）の示した「多次元で動的な人生の推進力であり、希望を抱く個人にとって現実的に可能であり、かつ個人的に重要な意味を持つ良い事柄を実現できるという、確証はないが自信を伴う期待」（p.380）としている。そして同モデルによって同定された6つの希望の次元：情緒、認知、行動、帰属（他者と繋がっているという感覚）、時間、文脈（希望の感覚を引き起こしたり阻害したりする状況）を構成概念として用いている。実際の質問項目はこれらの6つの次元のうち、共通性のある2つずつを組み合わせることにより、①「時間性と将来」、②「前向きな備えと期待」、③「繋がりの感覚」の3つの次元に集約し作成して

いる。

【尺度の心理測定的特性】

HHI は 30 項目からなる Herth Hope Scale（HHS）（Herth, 1991）の縮小版で、疾患患者を含む 2 つのパネルによる内容妥当性の検討を経て作成された。172 人の疾患を持つ成人を対象に行われた心理測定的特性の検証では、平均値 32.39（SD = 9.61）、a = .97、2 週間間隔の再テスト信頼性で r = .91 が確認されている。併存的妥当性検証では、親尺度である HHS（r = .92）、実存的ウェルビイング尺度（Paloutzian & Ellison, 1982）（r = .84）、Nowotny 希望尺度（Nowotny, 1989）（r = .81）との高い相関が確認されている。また、弁別的妥当性を絶望感尺度（Beck et al., 1974）との負の相関（r = −.73）によって確認している。加えて、HHI とその親尺度である HHS はいずれも日本語版が作成され、信頼性及び妥当性が検証されている（Hirano et al., 2007; 大橋, 2002）。

HHI の著者より提供された資料によれば（Herth, undated）、HHI または HHS は医療・保健分野の 100 以上の研究で使用されている。また、Schrank ら（2008）が行った 1950 年から 2008 年に発表された精神保健領域における希望に関する文献のレビューでは、HHI はこの領域で最も多く使われている希望尺度のひとつであることが確認された。Schrank らはレビューで同定された 32 の希望尺度を総合的に評価した結果、HHI の使用を推奨している。

HHI の優れた点は、希望の最も古典的で狭義の定義である「目標達成への期待」という定義にとどまらない、多元的な希望の概念を網羅する数少ない尺度のひとつである点である。また、HHI は疾患を抱える個人の希望の要素として重要な、①時間に規定されないより包括的な希望の感覚、②対人関係の減少または欠如にもかかわらずある希望、③関係性を持つことが可能な存在だという希望の感覚、④経験や状況をコントロールできる希望ではなく、状況に対する行動的・情緒的反応をコントロールできるという希望の感覚をも組み込んでいる。HHI はこれらの点において本研究の目的に合致すると判断し採用した。

【希望と精神保健との関連】

希望はリカバリーを構成する要素であると共に、リカバリープロセスの契

機となり維持するものとして一貫して同定されている（例えば、Deegan, 1988; Ridgway, 2001; Schrank & Slade, 2007; Resnick et al., 2005; Young & Ensing, 1999; Jacobson & Greenley, 2001; Onken et al., 2007; Mead & Cope-land, 2000; Adams & Jenkins-Partee, 1998）。また、希望とリカバリー関連指標との関係に関する幾つかの研究では、希望が精神症状や不安・抑うつなどの気分障害と負の相関があることや（Waynor et al., 2012; Lysaker et al., 2008; Yanos et al., 2008; Cheavens et al., 2006; Klausner et al., 1998）、内面化されたスティグマ（Yanos et al., 2008）や対処パターン（Yanos et al., 2008; Lysaker et al., 2005; Lysaker et al., 2008）とも関連していること、希望は当事者の肯定的な自己の再構築を促進すること（Czuchta & Johnson, 1998）などが確認されている。従って希望は当事者の精神症状や自己意識の変化、対処技能等を推測する有効な間接指標と見ることもできる。

　希望はリカバリーにとって最も重要な要素であると言われている一方で、精神障害者の多くが失意や絶望を経験することも報告されている（例えば、Henderson, 2004; Deegan, 1996; Deegan, 2003）。希望の芽生えはリカバリーにとって重要でありながら最も難しいステップでもあると言われているがゆえに、リカバリー実践においては当事者の希望の度合いをモニタリングすることや希望を引き出すことが重要である。

　当事者が希望を維持する要因としては、Perry ら（2007）の調査では、「（社会、友人、仕事などへの）所属の感覚」と「精神障害という体験に何らかの意味・説明を自ら見出すこと」、Kirkpatrick ら（2001）の調査では、「支持的で理解ある人との関係を維持すること」、「成功を体験すること」、「コントロールを取り戻すこと」、「人生に何らかしらの意味を見出すこと」が確認されている。また、希望を生み出す支援としては、「支持的・受容的で本人の価値を尊重する関係を形成すること」、「成功体験の促進を図ること」、「手本となる人とつなげること」、「症状の管理を支援すること」、「当事者と地域に学習の機会を提供すること」などが同定されている（Kirkpatrick et al., 1995）。本研究の介入プログラムはこうした希望の誘発要素を多く備えていることから、参加者の希望の感覚が高まることが期待される。

③自尊感情尺度（山本他，1982）

　スティグマを乗り越えて自尊感情を回復し、肯定的な自己像を取り戻すことは希望と同様にリカバリーの中核的要素である。よって、MHRMを補足するものとして自尊感情を本研究のアウトカム指標に加えることとし、Rosenberg（1965）が作成した自尊感情尺度の日本語版（山本他，1982）を採用した。本尺度の原版は10項目、4件法のガットマン尺度だが、翻訳版は採点方法に修正を加え、5件法で各項目の得点の単純合計（ただし反転項目は反転）を用いる得点範囲10〜50点の尺度で、得点が高いほど自尊感情が高いことを示す。

【操作上の定義】

　Rosenberg（1965）は、自尊感情とは「自己に対する肯定的または否定的な態度」、すなわち自分を尊敬し価値ある存在であると評価する度合いであると述べている。そして自己に対する評価のうち、本尺度が反映するのは「非常によい（very good）」と感じる程度ではなく、「十分だ（good enough）」と感じる程度であると説明されている。これは他者との比較において持つ優越感や劣等感ではなく、自分自身の内的基準に照らしての評価であるとしている。ただし、自尊感情が高いということは現状の自分をそのまま受け入れ満足する「自己受容」、「自己満足」とは異なり、成長への意欲も伴うと説明している。Rosenbergは自尊感情の高い人を、「自分を尊敬している、自分を価値あるとみなしている；自分が人より優れているとは必ずしも思わないが、人より劣っているとは決して思わない；自分を究極の完成された人とは思わず、むしろ自分の限界を認識しつつ自分が成長し改善するものと思っている」（p.31、原文英語）と説明している。

　榎本ら（2001）によれば、自尊感情は、心理学をはじめ様々な研究領域で盛んに扱われていながら、その概念自体を検討した研究は非常に少なく、その意味するところは必ずしも明確にされていない。Rosenbergの自尊感情尺度も世界各国で幅広く使用されているにもかかわらず、構成概念に対しては幾つかの異論が提起されていることから（清水他，2008）、以下に自尊感情の概念に関する幾つかの理論研究と比較しながら本尺度の概念の整理を試みる。

自尊感情のカテゴリーに関する研究では、自尊感情を状態的（state）な次元と特性的（trait）な次元を持つものとして両者を区別する立場がある（榎本他，2001）。状態的自尊感情は特定の時点や状況に限定した自尊感情で、成功や失敗の体験に左右されるのに対し、特性的自尊感情は状況を越えてある程度安定した自分に対する全般的な感情であると言われている。Rosenberg の自尊感情の概念は、彼の説明を読むかぎり特性的自尊感情に近いものと思われる。本尺度を使用している先行研究でも包括的自尊感情、特性的自尊感情、気質的自尊感情などの表現が使われている。これらのことから一般的に本尺度が自尊感情の中でも個別の成功体験や状況に依存しない全般的な自己に対する感情を測定するものとして認識されているものと思われる。

　また、本尺度が測定を試みる自尊感情は他者との比較による相対的なものではないと Rosenberg が述べている点において、近藤（2010）の提示した「基本的自尊感情」に類似すると思われる。近藤は自尊感情には「基本的自尊感情」と「社会的自尊感情」の２つの側面があるとし、前者は他者との比較によるものではなく、自分はこれでよいのだと思える根源的な感情であるとした。一方、後者は他者との比較によって形成される感情で相対的なものだとしている。近藤は、基本的自尊感情は自尊感情のいわば基礎をなすものであり、これは乳幼児期における養育者からの絶対的な愛と他者との「共有体験」を通して育まれると主張している。共有体験とは、物、時間、空間、知識、感情、意志などを他者と共に所有する体験であり、重要な他者と同じ時間や場を共有し、自分の感情がその他者と同じであるという体験を通して、「自分の感じ方はこれでよいのだ」、「自分はここにいてよい存在なのだ」という感覚が育まれ、それが基本的自尊感情の形成につながると仮定している。

【尺度の心理測定的特性】

　本尺度の原版のガットマン尺度では再現性係数は .92、尺度化係数は .72 が報告されており、また内容妥当性を裏付けるものとして抑うつ感情や身体表現性症状との負の相関が報告されている（Rosenberg, 1965）。山本ら（1982）による翻訳版の大学生 644 人のデータを用いて行った心理測定的特

第 3 章　研究方法　131

性の検証結果では、α係数は報告されていないが、主成分分析の結果、第1因子の寄与率が43%、第2因子は13%であったことから、単因子構造であると結論づけている[1]。

Rosenbergの自尊感情尺度は国内外ともに恐らく最も広く用いられている自尊感情の尺度だが、心理測定的特性に対してはその後の追試研究でいくつかの疑問が提起されている（清水他，2008）。まず、原版の意図の通り単因子構造なのかという点では、探索的な因子分析を行った研究では2因子以上を報告しているものが圧倒的に多い。ただし、因子数とその解釈についてのコンセンサスは確立されていない。また、単因子とした場合、第8項の負荷量が低くなることも確認されている。更に、邦訳版は多数存在しており、質問文の訳、選択肢の数（4〜7件法）、回答カテゴリーの表現が様々であり、これらの違いが測定結果に影響を与えているという問題も指摘されている（内田他，2010）。以上、Rosenbergの自尊感情尺度は心理尺度としての問題点もあるが、国内外で最も広く使われている自尊感情の尺度の一つである点、項目数が少なく操作が簡単である点、特定の領域に限定した内容でない点などから本研究で採用した。

【自尊感情と精神保健との関連】

自尊感情は古くから主観的なウェルビイングや精神保健と深く関わっていることが認識されてきた。過去の実証研究では、自尊感情の低さは抑うつ感情、不安、精神症状、希死念慮、主観的な生活の質の減損などと相互に作用していることや（例えば、Silverstone, 1991; Gureje et al., 2004; Torrey et al., 2000; Rosenberg et al., 1989; Kyoung Kahng & Mowbray, 2008）、逆に高い自尊感情には不安を緩衝する働きや（Pyszczynski et al., 2004）、生活満足度を高める働き（Markowitz, 2001）があることが確認されている。

近年のリカバリー研究では、自尊感情は単に諸々の精神症状を引き起こしたり緩和させたりするという点においてだけでなく、肯定的な自己像を取り戻すこと自体がリカバリーであるという点においても重要視されている。リ

---

[1] ただし、山本らは実際には負荷量の小さかった1項目を削除し9項目の合計点を使用しており、その後、2001年に山本が10項目の心理尺度として因子的妥当性があると紹介していることとは矛盾する。

カバリー過程に関する研究のほとんど全てが、自己の再定義・再構築をリカ
バリーの重要なテーマとしていると言っても過言でない（例えば、Onken
et al., 2007; Schrank & Slade, 2007; Jacobson, 2001）。精神障害に対する社会
の偏見や差別は根強く（Hayward & Bright, 1997）、スティグマによって当
事者の自尊感情はしばしば損なわれてしまう（Link et al., 2001; Kyoung
Kahng & Mowbray, 2005; Yanos et al., 2008）。従って、リカバリーとは、自
尊感情を高めること（Shrank & Slade, 2007）、障害を肯定的・現実的な形
で取り込んだ健康的な自己の感覚を形成すること（McCay et al., 2006; Da-
vidson & Strauss, 1992）でもある。また、当事者の中には自尊感情をエン
パワメントの構成要素とする考えもある（Rogers et al., 1997; Segal et al.,
1995）。

　自尊感情はいかにして高められるかは十分に明らかにされていないが、い
くつかの実証研究では他者からの受容・承認の感覚が特性的自尊感情と高い
相関があることが確認されている（Leary et al., 1995; MacDonald et al.,
2003; 鈴木・小川, 2007）。また、精神障害者を対象とした研究では、サービ
スや生活に対する満足度、価値ある社会的役割があること、ピアサポートな
どが自尊感情と正の相関が見られるや（Kyoung Kahng & Mowbray, 2005;
Torrey et al., 2000; Verhaeghe et al., 2008）、精神障害の原因の捉え方が間
接的に自尊感情に影響することが報告されている（Kyoung Kahng & Mow-
bray, 2005）。また一方で、就労状況や居住形態などの機能上の客観的状況
とは関連が見られないこと（Torrey et al., 2000）も報告されている。自尊
感情の主に特性的な側面が、他者からの受容体験やピアサポートと関連して
いるという先行研究の結果に従えば、参加者相互の受容的関係や共有体験を
重視する本研究の介入プログラムは、特性的自尊感情を高める上で有効であ
ることが期待される。

④ソーシャルサポート尺度（金他, 1998）

　ソーシャルサポートは多くの当事者の語りにおいて、リカバリーを支え促
進させる最も重要な要素の一つとしてあげられている（例えば、Deegan,
1988, Davidson et al., 2005, Ridgway, 2001, Pierce, 2004）。このことから、

ソーシャルサポートをリカバリーの間接的指標として、金ら（1998）の作成
した慢性疾患患者を対象としたソーシャルサポート尺度を本研究では用い
る。この尺度は20項目、4件法、得点範囲20～80点の尺度で、得点が高
いほど利用可能と知覚されたソーシャルサポートが多いことを示す。本尺度
は慢性疾患を患う個人にとって重要となる「疾患に対する行動的サポート」
（8項目）と、「日常生活における情動的サポート」（12項目）の2つの下位
尺度で構成されているが、本研究では本調査の対象者と関連性の低い2項目
（「食事療法を頑張っていると言ってくれる人がいる」、「カロリー計算をして
食事を作ってくれる人がいる」）を除いた18項目の総得点を使用した。

　ソーシャルサポートは個人の心身の健康と深く関わるものとして、心理、
福祉、医療、教育等様々な分野で関心が寄せられているにもかかわらず、あ
いにく定説と呼ばれる定義はなく、測定方法も統一されていない（福岡,
2001；嶋, 2001）。金ら（1998）の作成した尺度も構成概念が十分説明され
ていない。また、後述するように因子構造が本研究で使用したデータでは十
分に裏づけされなかったことや、先行研究で広く活用されているとは言えな
いことなどの課題もある。しかし、本尺度が日本で開発されたものであるこ
と、慢性疾患患者に特化したものであること、筆者が行った精神障害当事者
や専門職への聞き取りで表面的妥当性があるとのフィードバックを得られた
ことなどから、本研究の目的に合致していると判断し採用した。

【操作上の定義】

　本尺度はソーシャルサポートに関する特定の理論に依拠して作成されたわ
けではなく、開発者からは明確な概念定義は示されていない。そこで、本研
究では質問項目を吟味した結果、House（1981）のソーシャルサポートの形
態上の分類[2]および *The Social Work Dictionary*（Barker, 1999）の定義[3]に

----

[2] House（1981）はソーシャルサポートを、情緒的サポート、手段的サポート、情
報的サポート、評価的サポートの4つの形態に分類しているが、本尺度の質問項
目はこの4つの形態に分類できることが確認できた（例：情緒的：「理解してくれ
る」、手段的：「家事を手伝ってくれる」、情報的：「助言してくれる」、評価的：「ほ
めてくれる」）。
[3] 同書ではソーシャルサポートを、「人間が社会で生活する上でのニーズを満たす
フォーマル及びインフォーマルな活動及び関係」と定義している。

基づき、ソーシャルサポートの操作上の定義を、「その人が日常生活や健康を管理する上での諸ニーズを満たすフォーマル及びインフォーマルな情緒的、手段的、情報的、評価的支援」とした。

【尺度の心理測定的特性】

　金ら（1998）は、本尺度は健常群（健康な一般成人）171名及び臨床群（慢性疾患患者）127名それぞれのデータで因子分析を行い、2因子構造が確認されたと報告している（臨床群における第1因子の寄与率23.58％、a係数.88、第2因子の寄与率19.8％、a係数.83）。また、本尺度の項目は慢性疾患患者に対する調査及び専門家による検討を経て作成されていることから高い内容的妥当性を有すると主張している。

　しかし、本研究で得られたデータを使用して因子分析を実施したところ、金ら（1998）の示した2因子構造を確認することができなかった。本研究のデータで行った探索的因子分析では第1因子の固有値は7.48、寄与率は41.6％だったのに対し、第2因子は固有値2.24、寄与率12.5％と低く、単因子構造と解釈するのが妥当と思われた。また、2因子での解を求めたところ、金らの示した項目通りの振り分けは再現されなかった[4]。一方、全18項目のa係数は.91と内的一貫性が非常に高かった。そこで、本研究では金らの示した2下位尺度は採用せず、全18項目の総得点のみを使用することとした。

【ソーシャルサポートと精神保健との関連】

　ソーシャルサポートは当事者の手記やリカバリーパラダイムの中で注目されるずっと以前より、心身の健康や適応能力を高める要因として関心を集めてきた。古くは1970年代より、ソーシャルサポートはストレスを緩和させ心身の健康を保護する機能があるとする研究が登場している（Cassel, 1974; Caplan, 1974; Cobb, 1976）。しかし、その後の実証研究ではソーシャルサポートの心身の健康に対する直接的または間接的効用が確認されなかったものも少なくなく、一貫した結果は得られていない。Cohen & Wills（1985）はこの問題についてソーシャルサポートの測定方法や分析手法の違いに着目

[4] ただし、これらの結果はサンプル数が少ない点からも、金らの先行研究を否定するものではない。

し、先行研究をレビューした結果、①知覚されたサポートの入手可能性はストレス緩衝作用を通して個人を疾病から保護し、②ソーシャルネットワークへの帰属は健康を高める直接的な効果があると主張している。

　ソーシャルサポートは一般人口に対してのみならず、精神障害者を対象とした精神保健関連指標との関係を検証した研究も行われているが、研究間に相矛盾する結果が出ているという状況がここでも見られる。精神障害者を対象とした研究結果の多くがソーシャルサポートは精神保健や適応と直接的または間接的な関連があるとするものだが、有意な関連が確認されなかった研究も少数だが存在する。

　ソーシャルサポートと精神保健との相関が確認された近年の研究としては、Wojciechowska ら（2002）や Cechnicki & Wojciechowska（2008）の研究で、サポートネットワークの総体や家族以外のサポートが大きく、サポート源が分散されていて、その量も多い人ほどリハビリテーションに対する意欲やサービスに対する満足度が高く、病識があり、精神症状や再入院が少ないという結果が出ている。Cechnicki ら（2008）が同じ対象者で QOL に着目して行ったペアの研究では、総じてネットワークサイズが大きく、受領するサポート量が多い人ほど主観的な QOL に対する満足度が高く、余暇活動、収入、社会関係などが良好であることが確認されている。同様に、Goldberg ら（2003）、Rogers ら（2004）、Bengtsson-Tops & Hansson（2001）の研究でも、ソーシャルサポートまたはソーシャルネットワークの大きさと精神症状や主観的 QOL に有意な相関が見られた。社会適応に着目した Froland ら（2000）の研究では、ネットワークが大きく安定しており、知覚されたサポートの入手可能性が高く、サポートネットワークとの互恵性が高い人ほど社会適応していると報告されている。

　一方、Sullivan & Poertner（1989）の研究では、サポートネットワークの大きさと社会活動量という 2 つのソーシャルサポート指標を用いたところ、いずれもストレス耐性、主観的な生活機能、余暇活動の充実度との関連は見られなかった。また、Corrigan & Phelan（2004）の行った研究では、リカバリー尺度と抑うつ症状とソーシャルサポート指標には相関があったが、精神症状はサポートネットワークの大きさ、密度、サポートへの満足度、互恵

性のいずれとも相関が見られなかった。

　以上のように、ソーシャルサポートが精神障害者の精神保健に与える影響は十分には解明されていない。しかし、恐らく先行研究で最も一貫している知見は、精神障害者のサポートネットワークが総じて非常に小さく、サポートが脆弱であるということではないか（Bengtsson-Tops & Hansson, 2001; Bronowski & Zaluska, 2008; Cechnicki et al., 2008; Furukawa et al., 1999; Goldberg et al., 2003; Sullivan & Poertner, 1989; Froland et al., 2000）。Sullivan & Poetner（1989）は、ソーシャルサポートのもたらす副次的効果の有無にかかわらず、精神障害者が社会的に孤立しがちであるということ自体が懸念に値すると主張している。また、Biegel ら（1995）は精神障害者のソーシャルネットワークの強化は重要な支援課題であるにもかかわらず、効果的な介入方法は確立されておらず、専門職の知識や技量不足、当事者や家族の意欲の欠如など、ソーシャルネットワークへの介入を妨げる障壁も多く存在すると述べている。

　本研究の介入プログラムではソーシャルサポートを重要なテーマとして取り上げ、当事者が主体的に自分のソーシャルサポートを強化していくことや、サポートしてくれる人々との互恵的な関係を作っていく方法について話し合う。このようなソーシャルサポートに対する意識の喚起と当事者同士の情報交換を意図する介入プログラムは参加者のソーシャルサポートを強化する効果があることが期待される。

(2) 英文尺度の翻訳及び内的一貫性の確認

　二群間事前事後比較調査で使用した4つのアウトカム指標のうち、MHRM は日本語版が作成されておらず、HHI は既存の日本語版を筆者が調査時に入手できなかったため、原版である英語版を以下の手続きにより独自に翻訳し使用した。

1) 複数のバイリンガルである者によって原版を日本語に翻訳
2) 翻訳されたものを英語を母国語とするバイリンガルである者によってバックトランスレーション
3) 両者を比較検討し、必要に応じて修正

4）作成された翻訳版尺度を複数の当事者及び実施機関のスタッフに対し
　プロービングし、表現の適切さや内容を正確に理解できるかなどを確
　認

　また、ベースラインデータを収集後、このデータを用いて尺度全体の α 係
数を算出したところ、MHRM は .94、HHI は .84 で、それぞれ高い内的一貫
性が確認された。よって分析ではこれらの尺度の合計得点を用いた。

(3) データ収集

　本研究の第一部では、プログラム開始前（T1）、終了後（T2）、終了後
3 ヶ月（T3）、終了後 6 ヶ月（T4）の 4 つの時点のデータを収集した。デー
タ収集には自記式の質問票であるプレ・ポスト調査票を作成し使用した。プ
レ・ポスト調査票は、1）参加者の基礎情報を問う質問項目、2）アウトカム
指標、3）WRAP® 学習成果チェックリスト（第 3 部プロセス評価にて使用）
からなる。これに加え、T2 と T4 で実施する調査票には、実際に WRAP®
を作成し活用しているかを問う質問項目も追加した。

　調査票の記入はグループの実施先ごとに参加者に集まってもらい、筆者及
び筆者によるオリエンテーションを受けた調査協力員が適宜説明・質疑応答
を行いながら実施し、その場で回収した。ただし、6 名の参加者については
日程の都合がつかなかったため、T3 及び T4 のフォローアップ調査は郵送で
行った。

(4) 分析方法

　はじめに、仮説検証を行う前の予備的検証として、介入群と比較群の同質
性が確保できているかを確認するため、両群の人口統計学的情報及びベース
ライン時のアウトカム指標の得点の記述統計的分析と比較検定を行った。人
口統計学的属性については t 検定または χ 二乗検定、ベースライン時のアウ
トカム指標の得点は t 検定を行った。ベースライン時に二群間に有意な差異
がみられた人口統計学的属性については、アウトカム指標に対し説明力があ
るかを回帰分析及び t 検定により検証した。

　次に、仮説 1−1 を検証するため、群（介入・比較）を被験者間要因、測

定時点（T1、T2、T3、T4）を被験者内要因とする二元配置分散分析を行った（**分析 1**）。

　最後に、仮説 1 － 2 を検証するため、WRAP® プログラムの参加者のみを対象にし、T2 と T4 のデータを使用した回帰分析および t 検定を行った。回帰分析は以下のモデルによって、WRAP® の活用度の効果に対する説明力を検証した（**分析 2**）。

　　回帰分析モデル 1：T2（ポスト時点）の分析
　　　　説明変数：T2 における WRAP® の活用度
　　　　従属変数：各アウトカム指標の（T2－T1）の値（以下、$\Delta T_{2\text{-}1}$
　　　　　　　　　と表記）
　　回帰分析モデル 2：T4（ポスト 6 ヶ月時点）の分析
　　　　説明変数：T4 における WRAP® の活用度
　　　　従属変数：各アウトカム指標の（T4－T1）の値（以下、$\Delta T_{4\text{-}1}$
　　　　　　　　　と表記）

　t 検定は以下のモデルによって、WRAP® を作成している人と作成していない人では効果に違いがあったかを検証した（**分析 3**）。

　　t 検定モデル 1：T2（ポスト時点）の分析
　　　グループ化変数：T2 における WRAP® 作成の有無
　　　検　定　変　数：各アウトカム指標の（T2－T1）の値（以下、$\Delta T_{2\text{-}1}$
　　　　　　　　　　と表記）
　　t 検定モデル 2：T4（ポスト 6 ヶ月時点）の分析
　　　グループ化変数：T4 における WRAP® 作成の有無
　　　検　定　変　数：各アウトカム指標の（T4－T1）の値（以下、$\Delta T_{4\text{-}1}$
　　　　　　　　　　と表記）

2. 第 2 部：シングルシステムデザインによるアウトカム評価

　本研究の第 2 部では、第 1 部では捉えられない個々人の個別の目標に対す

第 3 章　研究方法　139

る WRAP® の効果を検証するため、WRAP® プログラム参加者のみを対象に、A-B デザインを用いたシングルシステムデザインによる効果検証を行った。

(1) 使用した指標

シングルシステムデザインのアウトカム指標には Individualized Rating Scale（個別評価尺度、以下 IRS）（Bloom et al., 2006）を用いた。IRS は個々の参加者のターゲットとする問題状況や目標に合わせて個別に作成される評価尺度であり、目標及びその達成度を本人が定義する。IRS は個々人に固有の目標や状況に対応できる柔軟性や操作の簡便さから、シングルシステムデザインによる実践の効果測定の指標として頻繁に使われている。

リカバリーは極めて私的・個別的なプロセスであり、特定の到達点を指すものではないため、標準化された尺度を用いて個々人のリカバリーをとらえることには限界がある。標準化尺度の限界を補う方法として、個別化された

IRS 作成の手続き

①**目標の洗い出し**：本人が今、何に取り組みたいと思っているか、または課題と感じているか、目標または課題状況の具体的な例、その状態がどれぐらい継続しているか（いつ頃始まったか）などをたずね、用紙に書き出していった。ここではブレーンストーミング的に思いつくままに本人にたくさんあげてもらった。本人が何も思いつかなかった場合は、面談者が、精神的健康、身体的健康、対人関係、日常の活動などの領域について充実または改善させたい事柄はないか問いかけをした。

②**目標の絞り込み**：①であがった目標に優先順位をつけ、実際に取り組むものを１つないし２つ選んでもらった。絞込みに際しては次の点に留意しながら話し合いを進めた。
　　・本人が最も取り組みたいと思っている事柄、気掛かりと感じている事柄である
　　・本人が実現可能性を感じている事柄である
　　・活用できる資源等から、実際に取り組みが可能な事柄である

③**目標の具体化**：抽象的、あいまいな抱負については具体的な目標に置き換えていった。具体化の作業では、本人自身が変化をモニタリングできることや、欠点の克服よりもストレングスを強化する内容になることなどに留意した。また、本人が掲げた目標が長期的な抱負である場合は、そこに至るまでの短期・中期的目標として妥当な到達点を検討した。

④**7件法の回答の定義の作成**：設定した目標に対し、①最も望ましくない状態、④中間、⑦最も望ましい状態の、少なくとも３つの状態を本人の言葉により定義してもらった。

尺度をプログラムや実践の評価指標として使うことは1960年代から既に提案されている（例えばShapiro, 1961; Kiresuk & Sherman, 1968）。こうした個別化された評価尺度はこれまで研究領域で広く使われてきたとは言えないが、リカバリーや当事者中心の理念の台頭とともに、再び関心が寄せられているように思われる（Bilsbury & Richman, 2002; Donnely & Carswell, 2002; Turner-Stokes, 2009）。本研究はこうした流れをふまえ、IRSを用いることにより、それぞれの人に固有のリカバリーの意味と、それに対するWRAP®の効果の確認を試みた。

　本研究ではプログラム参加者と事前面談を行い、個別の目標設定と目標の達成度を7件法で測定するIRSを参加者と共に作成した。事前面談は主として筆者が行い、日程の調整がつかなかった5名については筆者が作成したガイドラインをもとにプログラム実施機関のスタッフに行ってもらった。面談時間は45分前後で、目標は最大2つまで各参加者に設定してもらった。なお、個別の目標設定については、面談者が本人に対し制約や示唆的な働きかけをしないことに留意した。その結果、介入プログラムとの整合性、すなわちWRAP®で取り組む内容と目標との間に直接的な関係性が見出せない目標が立てられることも予想されたが、本研究ではあくまでも本人が最も取り組みたい事柄について研究実施期間中にモニタリングすることとした。IRSの作成は、Bloomら（2006）及びElliottら（1999）を参考に、140ページの手続きによって行った。

(2) データ収集

【ベースラインのデータ】

　IRS作成の事前面談時に、現時点での目標の達成度と、その状態がどれくらい継続しているかを質問した。その回答から、コンカレント・ベースライン（面談時の達成度、実測1回）とレトロスペクティブ・ベースライン（その状態がどれくらい継続しているか）を組み合わせてベースラインを作成した。

【介入期間のデータ】

　WRAP®グループの各回の始めに、過去1週間の状態を各自のIRSの記入

用紙に記入して頂いた。

【ポスト介入期間のデータ】

本研究の第 1 部の T2、T3、T4 の各調査時に同時に記入して頂いた。

【質的データ】

毎回の IRS 記入時に、①当該目標に取り組んでいるか（はい、いいえ）とその理由、および② IRS のスコアの根拠を自由記述により回答して頂いた。また、日程調整のついた人については、プログラム終了後に個別に事後面談をさせて頂き、調査期間中の目標への取り組みの様子や感想などの聞き取りをさせて頂いた。

(3) 分析方法

IRS の得点を折れ線グラフにプロットし、ベースライン時と介入後のデータ間の不連続性、データの安定性、データの勾配等を視覚的に分析した。これらの視覚的分析に当たっては、平均値、標準偏差などの記述統計的数値ならびに回帰直線を併用し分析を補完した。データの解釈にあたっては、先述の質的データ（スコアの根拠の自由記述、事後面談の聞き取り内容）を参考にした（**分析 4**）。

3. 第 3 部：プロセス評価

本研究の第 3 部では、各種アンケート調査の択一回答の量的分析と自由記述の質的分析により、実施した介入プログラムのフィデリティ、参加者のプログラム習熟度、参加者のプログラムに対する主観的評価、及びプログラムプロセスが参加者にもたらした主観的変化とその理由を探査した。

(1) 使用した質問票
① WRAP® の価値と倫理チェックリスト

コープランドセンター作成の「メンタルヘルスのリカバリーと WRAP® 価値と倫理チェックリスト」[5] のうち、本研究で実施する WRAP® グループでは取り扱わない創作活動に関する 2 項目を除いたものを使用した（20 項目）。本チェックリストは WRAP® の掲げる一連の価値と倫理が WRAP® グ

ループで守られているかを「はい」または「いいえ」で回答するもので、WRAP® グループのフィデリティ尺度に相当する指標として本研究ではプロセス評価に用いた。WRAP® ファシリテーターはこのチェックリストを用いて WRAP® グループの品質確認をすることが義務付けられている。

② WRAP® 学習成果チェックリスト

WRAP® グループのカリキュラム習熟度を確認するためのチェックリストで、Copeland が作成した「WRAP® トレーニングプレ・ポスト調査票」[6] を参考に、著者の承諾を得て筆者が独自に作成した。このチェックリストは 15 項目、5 件法、得点範囲 15 〜 75 点からなり、WRAP® が掲げるリカバリーに大切な 5 つのことと、6 つの WRAP® プランのパート（日常生活管理、引き金、注意サイン、調子が悪くなっている時、クライシス、ポストクライシス）に関する知識、態度、感情、スキルの習得の度合いを確認するものである。

③セッション後アンケート

WRAP® グループの各セッションが自分にとってどの程度役に立ったか、セッションで学んだ事をどの程度日常生活で活用すると思うかを 4 件法で回答するアンケートを独自に作成した。また、セッションで良いと感じた点と改善できると感じた点を問う自由記述項目も設けた。

④プログラム終了時アンケート

プログラム全体に対する感想を問う自由記述のアンケートを独自に作成した。質問項目は、1) WRAP® グループに参加して自分にどのような変化がどのような理由で起きたと思うか、2) WRAP® グループのどのような点がリカバリーを促進、または停滞させたと思うか、3) WRAP® グループのどのような点を改善したら良いと思うか、4) その他自由感想からなる。

....

[5] "WRAP® Values and Ethics Checklist"
http://www.mentalhealthrecovery.com/jp/wrap_values_ethics.php （2009 年 7 月参照）
[6] "WRAP® Training Pre and Post Survey."
http://www.mentalhealthrecovery.com/art_survey.php （2009 年 7 月参照）

(2) データ収集

「WRAP®の価値と倫理チェックリスト」は、介入プログラムの第6回及び第12回の終了時にその場で参加者に記入して頂き、その場で回収した。「WRAP®学習成果チェックリスト」は本研究第一部で使用したプレ・ポスト調査票に収録し、T1とT2の調査時に実施した。「セッション後アンケート」は介入プログラムの各回の終わりにその場で記入して頂き、その場で回収した。「プログラム終了時アンケート」は最終回の終了時にその場で記入して頂き、その場で回収した。ただし、自由記述項目が多いため時間をかけて記入したいという参加者については持ち帰って頂き、数日以内に実施機関のスタッフを通して回収した。

(3) 分析方法

①計量的分析

「WRAP®の価値と倫理チェックリスト」は回答選択肢（はい、いいえ）の回答割合を単純集計した（**分析5**）。「WRAP®学習効果チェックリスト」はプレ調査の合計得点とポスト調査の合計得点をt検定により比較した（**分析6**）。「セッション後アンケート」の中の4件法による質問項目は、質問項目ごとに回答選択肢の回答割合を単純集計した（**分析7**）。

②質的分析

「セッション後アンケート」及び「プログラム終了時アンケート」の自由記述はPatton（1990）の質的プログラム評価法を参考に、以下の手続きにより分析した（**分析8**）。

- ・データを意味のまとまりによって細分化し、コードをつける。
- ・コード化されたデータに共通するテーマを抽出し、サブカテゴリーに分類する。
- ・共通性のある複数のサブカテゴリーを更にカテゴリーに分類する。
- ・各テーマの出現頻度を積算する。
- ・分類結果をプロセスレコード及びフィールドノートと照合しながら検証する。

Patton（1990）は、プログラム評価における質的分析は活用本位（utilization-focused) のアプローチが重要であると述べ、結果が抽象的、深遠的、理論的になり過ぎないよう警告している。プログラム評価研究において研究者が行う質的データの分類やパターンの探索は、そのプログラムについて知りたいシンプルな問い（例えば本研究では、「プログラムで役に立った点は？」など）に対する単刀直入でわかり易い答えをステークホルダーに提供する為に行うもので、精緻な理論や分類学的な概念の提示を目的とするものでないとしている。これは、例えばグラウンデッド・セオリーのような、カテゴリー間の関係の分析、概念の創出、ストーリーラインの形成などを重視するアプローチとは異なる。本研究では Patton の主張に従い、各問いに対する回答の分類結果及びその出現頻度をいわば箇条書きのような形で提示することに主眼を置いた。また、少数意見や問いと直接関係ない意見も切り捨てることのないよう、全てのデータをコーディングし分類を試みた。カテゴリーの命名は抽象化したものを使うのではなく、極力参加者によって実際に使われた言葉をデータの中から抜き取りそのまま使用するようにした。

4. 信頼性を高めるための工夫

(1) データ・トライアンギュレーション

　本研究の第1部から第3部で使用したデータは相互に参照し、分析や解釈をする際に参考にした。これらのデータに加え、筆者は各セッションのプロセスレコード及びコ・ファシリテーターとのディブリーフィングや参加者とのインフォーマルな交流等のフィールドノートを記録し、データ・トライアンギュレーションの為の二次的データとした。また、各セッションのグループディスカッションの発言内容は全て記録に残しグループ参加者に後日配布したが、これらの記録もトライアンギュレーションの為に使用した。

(2) 調査者の影響の抑制

　いかなる調査であれ、調査という行為自体が調査の対象に影響を及ぼすことは避けられない（Patton, 1990）。そのことを自覚した上で、Patton はプログラム評価者がプログラムに参与することによる調査協力者への影響を抑制する方法として、「ラポール」と「中立」という二つの姿勢を持つことを

提唱している。Patton は評価者がこれらの姿勢を持つことで、協力者がより正直な情報を提供してくれることが期待されると主張している。Pattonの提唱する「ラポール」とは協力者本人に対する調査者の姿勢であり、「中立」とは協力者が提供する情報に対する調査者の姿勢である。「ラポール」は協力者のことを調査者が尊敬し、彼（女）らの持つ知識、経験、態度、心情が調査者にとって価値のあるものであるということを協力者に伝える能力だと説明している。一方、「中立」は協力者の真の経験を知りたいと思い、提供する情報の如何によって調査者が喜んだり失望したり怒りを覚えるというようなことがなく、提供される情報に対して中立的な立場であるという姿勢だと説明している。

　筆者は調査協力者への調査協力依頼、データ収集、またインフォーマルな会話などで折に触れてこの二つの姿勢を伝えることを意識して行った。具体的には、筆者は WRAP® の評価について良い結果が出ることも悪い結果が出ることも期待しておらず、参加された方々の体験が正確に反映された報告を世に出すことが重要であること、そうした情報こそがここに居ない他の当事者や関係者にとって貴重であること、質問票の回答には正しい回答というものはなくそれぞれが感じたありのままを記入して欲しいこと、当事者の方々の声から学ばせて頂くことは大変有難いことだということなどを言葉で伝えた。また、「全く役に立たなかったと思う方もいれば、とても役に立ったと思う方もいると思います」というように、両極の回答を例示することにより（illustrative extremes）、あらゆる回答を筆者は想定しているので、どのような回答があっても特段驚かされることはないということを伝えた。協力者とのセッション中やインフォーマルな関わりの中でも、調査協力者が意見を述べて下さった際にはその都度感謝の意を伝えるよう心掛けた。

第5節　｜　倫理的配慮

　本研究は以下の倫理上の配慮を行い、日本女子大学ヒトを対象とした実験研究に関する倫理審査委員会の承認を得た。

1. 調査実施にあたっての人権擁護のための配慮

①介入群と比較群への振り分けは本人の希望に従って行った。

②調査協力を介入プログラムへの参加条件にすることは倫理上問題があるため、プログラムへの参加を希望する人は調査への協力の有無にかかわらず参加できることとした。

③介入プログラムの各開催場所の主催者に対し研究内容の詳細な説明を行い、人権上問題のない内容であることの確認と承認を得た。

④対象者の募集に際しては詳細な説明会を開催し、研究の目的、方法、個人情報の扱い、参加することも途中でやめることも自由でありそのことによって不利益を被らないこと、調査への協力は介入プログラムへの参加条件ではないこと等を書面及び口頭で説明し、書面による同意を得た。また、シングルシステムデザイン研究における個別の目標やその結果の開示については別途同様の説明と同意の手続きを経て、書面による同意を得た。

⑤調査票の記入は全て無記名とし、回収した量的データは全て統計的に処理し、質的データは本人が特定されない方法によって提示した。

2. 介入プログラム実施にあたっての人権擁護のための配慮

①プログラムの詳細な説明を各開催場所の主催者に対し行い、人権上問題のない内容であることの確認と承認を得た。

②プログラム参加希望者に対してもプログラムの詳細な説明を行い、本人の自由意志によりプログラムに参加してもらった。

③WRAP® の認定上級ファシリテーターよりコンサルテーションを受けながらプログラムを実施した。

④プログラム実施中、2回にわたり「WRAP® の価値と倫理チェックリスト」を実施し、プログラム参加者によるモニタリング評価を受けた。

⑤グループのルールを参加者と話し合い、グループ内で聞いたこと・見たことは外に漏らさないことや他者を批判しないことなどのルールを取り決め、これらを守るようにした。

⑥調査及び介入プログラム実施中は実施機関のスタッフ、またはボラン

ティアが立会い、参加者の安全にかかわる問題が発生した際には適宜対
応できるための体制を整えた。

第6節 | 研究デザインの根拠と妥当性

　本研究の第1部は、米国 National Institute on Drug Abuse（NIDA）の
行動療法開発プログラムのガイドライン（NIDA, 1995）に基づき、不等価
事前事後調査準実験計画法として設計した。NIDA のガイドラインは、EBP
を確立していく為の手続きを、パイロット試験から始まり普及研究（dissem-
ination study）を最終段階とする一連の順序立てた実証研究として示してい
る（NIDA, 1995; Rounsaville et al., 2001）。この一連の研究ステージのうち
どのステージを採用するかは、その評価対象に関する先行研究がどのステー
ジまで到達しているかによって選択される。つまり先行研究の到達点によっ
て次の研究方法の妥当性が決まる。WRAP® の評価研究は国内においては前
実験計画法を用いた1例があるのみであり、このことから本研究では次の段
階にあたる準実験計画法を採用することが妥当であった。また、対象者を介
入群とコントロール群に無作為に振り分けるランダム化比較試験の手法は、
当事者の自己決定の権利を制約する点やプログラム参加を希望する当事者に
サービス提供を拒否する点において倫理上の問題があり、リカバリーの理念
にも合致しないという点からも本研究では採用しなかった。

　NIDA が示す EBP 開発のための一連の実証研究は3つのステージからな
り、最初のステージであるステージ I は、プログラムの定式化、実行可能性
の検証、有効性の予備的検証等を目的とする。ステージ I は更に2つのサブ
ステージに分けられ、後半にあたるステージ Ib では、実験計画法へ進む為
の前提条件である 1) 対象者によるプログラムの受容性、2) プログラムの
デリバリーの実行可能性、3) 最低1つの重要なアウトカム領域において参
加者に肯定的変化をもたらすことの確認等を行う。このステージ Ib 研究で
は比較群を設定する場合もあればそうでない場合もあり、サンプル数は概ね
15 ～ 30 が妥当だとされる。本研究の第1部はこの NIDA のステージ Ib に
準拠したものである。

また、本研究の第1部は第1章で述べたAnthonyら（2003）の提案するリカバリー志向のEBP研究の方向性も踏まえた設計となっている。ことに本研究ではアウトカム指標にリカバリー尺度や当事者にとって重要な事柄を用いた点に意義があると考える。従来の医学モデルに基づくEBP研究では、症状の重症度や入院率等がアウトカム指標として主に用いられてきたが、症状の測定に依拠しないリカバリー指標を作成する試み（Ralph et al., 2000, Cambell-Orde et al., 2005）を注視し、内外のリカバリー尺度やリカバリーの間接指標を精査・選択した点に本研究の新しさがある。

　次に、本研究の第2部で用いたシングルシステムデザインは、ソーシャルワーク実践において実践者が行う個別の援助の効果を科学的に検証し、サービスの質を高める有効な手段とされている（Bloom et al., 2006; Howe, 1974; Thyer & Thyer, 1992）。Faulら（2001）は、シングルシステムデザインなどの科学的な手法を用いたソーシャルワーク実践の方がそうでない実践よりも介入効果が高かったという調査結果を報告している。グループデザインは効果の個人差がマスキングされてしまうという欠点があるが、シングルシステムデザインを併用することにより、グループデザインでは捉えきれない個々の参加者に固有の課題・目標や実践の効果を確認することが可能になる。また、評価尺度にIRSを使用し個々人に固有の目標に焦点化した点で、リカバリー指向のEBP研究の方向性にも合致していると言える。

　本研究の第3部では当事者自身がプログラムをどのように評価し、プログラム体験がどのような意味を持ったかを探査したが、これもまた当事者自身の主観的評価や主観的体験を重視するというリカバリー志向のEBP研究の指針に沿ったものである（Anthony et al., 2003）。この調査の目的は当事者にとっての主観的な意味を明らかにすることなので、調査者が参加者の様子やグループの流れを観察し、これに調査者の視点から意味を付与するのではなく、当事者から直接寄せられた声を分析対象とすることが妥当であると考える。よって本調査では参加者によるアンケート回答を主データとし、フィールドノート等は参考データとして用いた。

　本調査で収集したデータ、ことにアンケートの自由記述回答は質的データとしては最も初歩的なものであるが、「シンプルな問いに対する単刀直入な

答えの提供」（Patton, 1990）という本研究の質的評価の目的は一定程度達成できるものである。また、アンケート用紙を用いたデータの収集方法は、全ての参加者を対象に全セッションについて繰り返しフィードバックを得られるというメリットがあることからも採用した。

最後に、本研究では量的手法と質的手法、グループデザインとシングルシステムデザインというように、複数の研究手法を組み合わせることによって調査に幅と奥行きを持たせている。プログラム評価研究においては、量的手法と質的手法の併用や（Anthony et al., 2003; Patton, 1990; Greene et al., 2005）、グループデザインとシングルシステムデザインの併用（Benbenishty, 1989）など、異なる手法を組み合わせることでそれぞれの手法の持つメリットを生かし、限界を相互に補完しあうことが推奨されている。量的手法は因果関係の説明や科学性に優れている一方、予め設定された枠組みの中での評価であり、多様な利用者の経験や価値評価を捉えることには限界がある。この点質的手法は調査者が予見しなかった情報をも得ることが可能である。本研究は仮説の検証と探査的側面を持つことからも、両者を併用した多角的研究を目指した。

第7節 　研究デザインの限界

本研究は、比較群の設定、量的分析と質的分析及びシングルシステムデザインの併用、中期的な追跡調査の実施など、先行研究の幾つかの重大な限界点を克服するものである。しかし、二群間比較研究では対象者を無作為に二群に割り当てていない点、サンプル数が少ない点、母集団が首都圏の地域資源の利用者に限定されている点などの限界がある。本研究で使用した指標はいずれも自記式の質問票を用いたものであるが、これらは実施が簡便であり侵襲性が低い点、統一された集計方法により得点化される点などで優れている反面、諸々のバイアス（効果に対する期待、社会的に望ましい回答をするなど）が生じる危険性があることが指摘されている。自己評価の問題点を補う手段として、行動観察や第三者による評価[7]など他の指標を併用していない点も本研究の限界である。また、使用したアウトカム指標の一部が独自に

翻訳をしたもので日本語版の十分な信頼性と妥当性の検証が行われていない
点でも限界がある。最後に、シングルシステムデザインで用いた AB デザ
インは、実用性が高く倫理上の問題も少ない点で優れているが、因果関係の
立証には限界があることも指摘されている（Barlow & Hersen, 1984）。これ
らの制限事項があることから、本研究によって導き出される結果はいずれも
留保的なものである。

---

[7] ただし、行動観察や第三者による評価も自己評価と同様のバイアスを排除できるも
のではない（Ruben & Babbie, 2001; Barlow & Hersen, 1984）。また、本研究の
アウトカムで用いたような本人の内面の現象は行動観察や第三者によってアセス
メントできないという実際的な問題から、これらの指標を併用することは不可能で
あった。

第 3 章　研究方法　151

第4章	結　果

第1節　二群間事前事後比較調査の結果

1. 介入プログラムの平均出席回数・平均出席率・修了者数・修了率

　介入群のプログラム平均出席回数・修了率等は表 4-1-1 に示す通りであった。全 13 回のうちの平均出席回数は 10.6 回（SD = 3.5）で、中央値は 12 回、全参加者の半数近く（N = 15, 46.9％）は全回出席であった。全体の出席率及び修了率はそれぞれ 8 割以上と高く、参加者のプログラムとのエンゲージメントが総じて良好だったことが伺える。

表 4-1-1：介入群の平均出席回数・出席率・修了者数・修了率

実施場所	調査協力者数	平均出席回数（出席率）	修了者数[1]（修了率）
A センター	12	12.5（96.2％）	12（100％）
B 病院	10	10.6（81.5％）	8　（80％）
C 会	10	8.2（63.1％）	6　（60％）
合計	32	10.6（81.5％）	26（81.3％）

[1]：出席率 5 割以上と定義

　出席率が 5 割に満たなかった未修了者 6 名のうち、2 名は数回出席したのちに辞めたいとの申し出がありプログラム参加を中断した。1 名は症状が安定せず継続することが困難になり中断した。残る 3 名は最後までプログラムに参加したが、都合が悪く欠席する回が多かったため修了者に含まれなかった。

　実施したいずれのグループの出席率も、出席率が明記されている Cook ら（2011）の WRAP® 評価研究における平均出席率（63.1％）と比べて遜色ないものだったが、グループ間でばらつきが見られた。これはグループの実施主体やグループが形成された経緯の違いによるところが大きいと思われる。

最も出席率が高かったAグループは社会福祉施設がその利用者を対象に主催したもので、利用者の日々の活動スケジュールの中に組み込まれる形で実施された。一方、最も出席率が低かったCグループは地域のボランティアグループが主催し、一般募集によって参加者を募った。Cグループの参加者の多くは日中の主たる活動場所が他所にあったり（例えば作業所など）、就職活動中である人もおり、スケジュールの許す範囲でWRAP®グループに参加したため、都合が付かずに欠席する人が少なからずいたことが平均出席率を引き下げた。Cグループの未修了者は4名と最も多かったが、この4名のうち中断者は1名のみで継続率は低くはなく、参与観察からもCグループの参加者のプログラムに対するエンゲージメントの度合いに他グループとの差異は感じられなかった。

2. データ回収率と欠損値の処理

　T1 〜 T4の全調査のうち、回収できなかった調査票の数は5件で、全体の2.6％に相当する。この5件の未回収調査票は全て比較群の調査協力者からのもので、T2が1件、T3が2件、T4が2件であった。未回収調査票のデータは直前に回収されたデータを繰り越す手法（"last observation carried forward"）により補充した。

　個々のアウトカム尺度中に含まれていた欠損項目は全部で3件で、これらはその欠損項目があった回答者の同一尺度内の回答項目の平均値を代入した。また、2つの選択肢に○を付けている項目が5件あり、これらは両回答の平均値を代入した。欠損項目は両方あわせて8件で、全体の0.06％に相当した。

3. 対象者の社会的属性及び二群の等質性の検証結果

(1) 対象者の社会的属性

　対象者の属性及び二群を比較した検定結果は表4-1-2に示す通りであった。対象者の性別では両群とも男性の方が女性より多く（介入群77％、比較群86％）、平均年齢は介入群が42.6歳（SD = 10.1）、比較群が52.5歳（SD = 11.4）で比較群の平均年齢の方が10歳近く高かった。主たる診断名は両群

表 4-1-2：対象者の社会的属性及び統計的検定結果

		介入群 N = 26	比較群 N = 22	統計的検定結果
性別	男性	20（77%）	19（86%）	n.s.
	女性	6（23%）	3（14%）	
年齢		42.6（SD10.1）	52.5（SD11.4）	$t(45) = 3.14, p<.01$
主たる診断名（複数回答）				n.s.
	統合失調症	21（85%）	18（82%）	
	双極性障害	0（0%）	1（5%）	
	うつ病	4（15%）	2（9%）	
	不安障害	4（15%）	2（2%）	
	その他	3（12%）	1（5%）	
初診時の年齢		25.1（SD = 7.3）	24.1（SD = 10.4）	n.s.
精神科入院回数		2.1（SD = 2.3）	3.3（SD = 30）	n.s.
通算入院期間（月数）		24.9（SD = 31.1）	103.9（SD = 124.0）	$t(23.41)$ $= -2.90, p<.01$
直近の退院後期間（月数）		85.4（SD = 94.7）	81.7（SD = 90.1）	n.s.
居住形態				n.s.
	ひとり暮らし	8（31%）	10（45%）	
	家族と同居	15（58%）	8（36%）	
	グループホーム等	3（12%）	2（9%）	
	入院中	0（0%）	2（9%）	
就労状況				n.s.
	福祉的就労	14（54%）	13（59%）	
	一般就労	1（4%）	1（5%）	
	就労なし	11（42%）	8（36%）	
主なサービス／地域資源の利用（複数回答）				
訪問看護		6（23%）	6（27%）	n.s.
精神科デイケア		5（19%）	11（50%）	$\chi^2 (1, N = 48)$ $= 5.08, p<.05$
精神科ナイトケア		3（12%）	2（9%）	n.s.
就労支援		14（54%）	13（59%）	n.s.
住居支援		3（12%）	2（9%）	n.s.
地域生活支援センター		6（23%）	4（18%）	n.s.
自助グループ		1（4%）	1（5%）	n.s.
サロン		2（8%）	4（18%）	n.s.

第 4 章　結　果　155

ともに8割以上が統合失調症であった。

　精神科治療歴については、初診時の年齢は平均24～25歳、入院回数は平均2～3回、直近の退院からの期間は6～7年で両群に大きな差はなかった。しかし平均総入院期間は介入群が約2年1ヶ月なのに対し、比較群が約8年8ヶ月で、比較群の方が平均して4倍以上入院期間が長かった。総入院期間が5年以上の人は介入群で4人だったのに対し、比較群では10人で、また入院経験が全く無い人が介入群では7人いたのに対し、比較群では2人であった。この差は比較群の方が介入群より平均年齢が高いことと関連していると思われる。調査時点で60歳以上だった人は介入群で2人なのに対し、比較群は7人で、精神保健福祉法成立以前の隔離収容政策の時代に20代、30代、そして40代の多くを過ごしてきた人が比較群に多いことを反映しているように思われる。

　居住形態は介入群では家族との同居が最も多く、比較群ではひとり暮らしが最も多かったが、これも両群の平均年齢の差を反映しているものと思われる。就労状況では両群ともに就労継続支援事業所での福祉的就労に従事している人が半数以上で、いかなる就労活動にも参加していない人が次いで多く、一般就労をしている人は両群ともに1名のみであった。

　サービス利用については対象者の全員が何らかの公的サービスを利用しており、その大半が複数のサービスを利用していた。サービス利用で最も多かったのは就労支援サービスで、介入群・比較群のいずれも半数以上が利用していたが、これはプログラムを実施した機関のひとつが就労支援事業所を運営しており、そこの利用者が多く調査に協力してくれたことによる。本研究の対象者が利用していると回答した就労支援はいずれも障害者総合支援法に基づく就労継続支援B型事業所に相当するものであった。また、デイケアの利用は比較群の方が有意に多かったのだが、これは比較群をプログラム実施機関のひとつである精神科病院のデイケア利用者から募ったことによる。一方、インフォーマルなサービス利用は両群ともに少なく、自助グループに参加している人は両群合わせて2人で、ボランティアグループ主催のサロンに参加している人は6人であった。

(2) 社会的属性にみる対象者の特徴

　対象者の基礎データからは、幾つかの特徴が浮かび上がって見えてくる。第1に、サービス利用状況からは、本研究の対象者は日本の平均的な地域在住の精神障害者よりも多くのリハビリテーションサービスを利用していることがわかる。平成24年度版「障害者白書」によれば、全国の精神科通院患者約292万人のうち、訪問看護を利用している人は1.4％程度、デイケアの利用者は約2.3％、ナイトケアの利用者は1％に満たず、何らかの就労支援（訓練）を受けている利用者は約1.7％であった。これに対し、本研究の調査対象者の訪問看護の利用率は25％、デイケアは約33％、ナイトケアは約10％、就労支援は約56％で、全国統計とは10～30倍以上の開きがある。これらのデータから、本研究の介入群はWRAP® プログラムに暴露されている期間や前後にWRAP® 以外の多くのリハビリテーション的サービスを利用しており、WRAP® プログラムに暴露されなかった比較群もWRAP® 以外のリハビリテーション的サービスを平均的な日本の精神障害者よりも格段に多く利用していることが読み取れる。また、症状の安定や地域生活のスキルという点では母集団との数量的比較はできないが、本研究の対象者は直近の入院から平均して既に7年前後を経ており、地域での安定的生活の実績が長い点において、頻繁な入退院を余儀なくされている症状が最重度の方々ではないと言えるのではないだろうか。

　以上から、本研究の対象者は調査時点で比較的症状が安定しており、地域生活を営む上での基本的な技能も備え、リハビリテーションの為の各種サービスに繋がっている方々であったと考えられる。本研究の対象者には精神疾患に罹患された方々の中でも症状がより重い方々は含まれず、ある程度リハビリテーションプロセスの進んだ段階にある方々だったのではないかと思われる。こうした点において、本研究の対象者は日本の精神障害者に対する代表性を持つ方々とみることはできない。

　アメリカの実証研究（Cook et al., 2009, Cook et al., 2011）の対象者との比較では、アメリカの対象者の7割以上がケースマネジメント、服薬管理、個別セラピーを利用しており、4分の1近くが精神科の入院経験がなく、15％近くが就労している。これらの点で、アメリカの調査対象者の方が本研究の

第4章　結　果　157

対象者よりもインテンシブな個別支援を利用し、症状や社会生活技能が安定している方々だった可能性が考えられる。また、アメリカで実施されたWRAP®の実証研究の対象者の主たる診断は双極性障害38%、うつ病25%、統合失調症12%であったのに対し、本研究の対象者の8割以上が統合失調症であった点は際立った違いであった。

(3) 二群の等質性の検証結果

両群の社会的属性の同質性が確保されているかを確認するために実施した検定の結果では、表4-1-2に示すように、年齢、通算入院期間、及びデイケアサービス利用に有意差が見られた。そこで、有意差のあった社会的属性がアウトカム変数に対し説明力があるかを検証した。年齢、通算入院期間を独立変数とし、4つのアウトカム変数それぞれのT1の得点と、T2～T4の得点のそれぞれのT1からの増分を従属変数とする単回帰分析を行った。その結果、いずれのモデルも有意水準に達しなかった。また、デイケア利用のある・なしをグループ化変数、前述の回帰分析の従属変数を検定変数としたt検定を行った結果、いずれもグループ間に有意差はみられなかった。以上により、二群間にみられた3つの属性の有意差はアウトカム変数に対し説明力がないことが確認され、その後の計量分析でオミットできるものと結論づけた。

4. アウトカム指標の測定結果

アウトカム指標の測定結果は表4-1-3に示す通りであった。前述の社会的属性と同様、ベースライン時の両群の同質性が確保されているかを確認するためt検定を行った結果、いずれのアウトカム指標のT1（ベースライン）の得点でも両群間に有意差はなかった。

前述の通り二群間にはアウトカムに対し説明力のある属性の差異がみられなかったこと、及びベースライン時のアウトカムスコアに有意差が見られなかったことから、本研究では二群の同質性が一定程度確保されたことが確認された。

表 4-1-3：アウトカム指標の測定結果

アウトカム 指標	T1 M（SD）	T2 M（SD）	T3 M（SD）	T4 M（SD）
リカバリー				
介入群	70.50（19.59）	77.83（19.87）	78.85（20.77）	77.58（21.41）
比較群	71.52（25.36）	73.80（21.91）	74.32（25.30）	74.09（22.11）
希望				
介入群	32.04　（6.29）	34.38　（5.25）	34.12　（6.61）	33.69　（5.79）
比較群	31.91　（6.47）	32.64　（6.04）	32.34　（6.37）	31.95　（6.17）
自尊感情				
介入群	29.58　（8.21）	32.27　（7.37）	32.15　（8.67）	32.27　（7.56）
比較群	31.78　（9.89）	32.64　（9.69）	32.45　（9.34）	31.23　（9.49）
サポート				
介入群	51.65（12.53）	54.35（10.93）	52.63（13.74）	53.27（11.34）
比較群	51.86　（8.97）	50.68　（8.77）	50.82　（8.28）	51.39　（9.24）

5. 仮説の検証結果

(1) WRAP® の効果（仮説 1−1 の検証）

　群を被験者間要因、測定時点を被験者内要因とする二元配置分散分析の結果は表 4-1-4 に示す通りである（**分析 1**）。

表 4-1-4：二元配置分散分析による被験者間効果の検定結果

アウトカム指標	平方和	自由度	F	P
リカバリー	361.970	1	0.216	n.s.
希望	86.693	1	0.691	n.s.
自尊感情	9.936	1	0.039	n.s.
サポート	152.660	1	0.395	n.s.

　分散分析の結果、いずれのアウトカム指標においてもグループ要因に有意な主効果はみられず、介入プログラムのリカバリー、希望、自尊感情、ソーシャルサポートに対する効果は確認されなかった。よって、介入群の方が比較群よりもプログラム参加後のリカバリーの度合いが大きいとする仮説 1 −1 は棄却された。

【多重比較検定を追加で行ったことによる効果の更なる検証の結果】

　本研究であらかじめ計画した効果を検証するための分析は、ここに示した二元配置分散分析のみであったが、追加で介入群と比較群それぞれについてダネット事前計画比較検定を行い、両者の結果を比較することとした。というのは、二元配置分散分析では両群間に統計的に有意な差はみられなかったものの、介入群のポスト以降のアウトカム得点はプレ得点と比べ全て上昇しており、かつ比較群に比べて高かった。そこで、介入群にはプログラム参加後に果たして有意な変化が全くなかったと言えるのか、また両群には全く差異がなかったのか、更に議論を深める必要があると考えたからである。

　ダネット事前計画比較検定とは、特定の一群を対照群としてあらかじめ指定し、その他の群と対照群との比較を行う多重比較法である。あらかじめ仮説を設定し、どの群との有意差を確認したいかを特定して検定するという意味で、事前計画比較法と呼ばれる手法である。これは二元配置分散分析では測定時点（T1 〜 T4）の全ての２つの組み合わせを比較したのとは異なる点で、本研究の様に介入前との差のみを検証したい場合に適した検定方法である。検定内容は、「対照群と異なるか？」だけではなく、「対照群より小さいか？」あるいは「対照群より大きいか？」を研究の目的に沿って選択することもできる。本研究の目的はプログラム参加後に得点が有意に上昇したかを判定することであるため、それぞれのアウトカム指標のT1（プレ時点）の得点を対照群とし、以下の対立仮説を設定した多重比較を行った。

対立仮説群 $\begin{cases} \text{T2 の得点} > \text{T1 の得点} \\ \text{T3 の得点} > \text{T1 の得点} \\ \text{T4 の得点} > \text{T1 の得点} \end{cases}$

　介入群と比較群のそれぞれの多重比較検定の結果は表 4-1-5 と表 4-1-6 に示す通りであった。

表 4-1-5：介入群のダネット多重比較検定の結果

アウトカム指標	アウトカム指標のグループ平均値（SD）T1 との平均値の差			
	T1	T2	T3	T4
リカバリー	70.50 （19.59）—	77.83 （19.87）* 7.33	78.85 （20.77）** 8.35	77.58 （21.41）* 7.08
希望	32.04 （6.29）—	34.38 （5.25）* 2.35	34.12 （6.61）* 2.08	33.69 （5.79） 1.65
自尊感情	29.58 （8.21）—	32.27 （7.37）* 2.69	32.15 （8.67）* 2.58	32.27 （7.56）* 2.69
ソーシャルサポート	51.65 （12.53）—	54.35 （10.93） 2.69	52.63 （13.74） 0.98	53.27 （11.34） 1.62

*p＜.05, **p＜.01

表 4-1-6：比較群のダネット多重比較検定の結果

アウトカム指標	アウトカム指標のグループ平均値（SD）T1 との平均値の差			
	T1	T2	T3	T4
リカバリー	71.52 （25.36）—	73.80 （21.91） n.s. 2.27	74.32 （25.30） n.s. 2.8	74.09 （22.11） n.s. 2.57
希望	31.91 （6.47）—	32.64 （6.04） n.s. 0.73	32.34 （6.37） n.s. 0.43	31.95 （6.17） n.s. 0.05
自尊感情	31.78 （9.89）—	32.64 （9.69） n.s. 0.86	32.45 （9.34） n.s. 0.68	31.23 （9.49） n.s. − 0.55
ソーシャルサポート	51.86 （8.97）—	50.68 （8.77） n.s. − 1.19	50.82 （8.28） n.s. − 1.05	51.39 （9.24） n.s. − 0.48

　表 4-1-5 に示す通り、介入群は全てのアウトカム指標の得点がプログラム参加前より参加後に上昇している。多重比較検定の結果では、リカバリー尺度及び自尊感情尺度は、介入後の全ての調査時点で有意な得点の上昇があった。希望尺度は T2 および T3 の調査時点で有意な得点の上昇があった。ソーシャルサポート尺度の得点は、いずれのポスト測定時点においてもプレ調査時点との有意差はなかったものの、ポスト調査時では有意水準に近い（p ＝ .056）得点の上昇が見られた。以上の結果から、介入群は介入前に比べ、介入後にリカバリー及びリカバリーに重要な要素の多くについて有意な

第 4 章　結　果　161

肯定的変化が見られ、またその変化は3ヵ月後、6ヶ月後においても概ね維持されていたことが確認された。

一方の比較群は、表4-1-6に示す通り、いずれのアウトカム指標のいずれのポスト測定時点でもプレ得点との有意差はなかった。よって両群の多重比較検定の結果には違いがあったことが確認された。

(2) WRAP® の活用度とアウトカムの関係（仮説1－2の検証）

T2及びT4におけるWRAP®の活用度と作成の有無の結果は、表4-1-7と表4-1-8に示した通りであった。

表4-1-7：質問「あなたは現在WRAP®を活用していますか？」に対する回答

	T2 (n = 25)	T4 (n = 26)
大いに活用している	6 (24.0%)	7 (26.9%)
やや活用している	12 (48.0%)	7 (26.9%)
どちらとも言えない	3 (12.0%)	4 (15.4%)
あまり活用していない	3 (12.0%)	3 (11.5%)
全く活用していない	1 (4.0%)	5 (19.2%)

表4-1-8：質問「あなたは自分のWRAP®を作っていますか？」に対する回答

	T2 (n = 26)	T4 (n = 26)
はい	12 (46.2%)	8 (30.8%)
いいえ	14 (53.8%)	18 (69.2%)

表の結果が示す通り、WRAP®の活用の度合いと自分のWRAP®を作っている人の割合はプログラム終了から時間の経過と共に減っている。プログラム終了直後では「大いに」と「やや」を合わせてWRAP®を活用していると回答した人は72％だったのに対し、6ヶ月後には約54％と全体の半数程度に減っていた。逆に6ヶ月後にWRAP®を「全く活用していない」と回答した人の割合は2割近かった。

自分のWRAP®を実際に作っているかどうかについては、作っている人はプログラム終了直後から一貫して少数派で、プログラム時間中にWRAP®

162

を作成する個別作業の時間を設けていたにもかかわらず、WRAP® プランを形のあるものとしてまとめている人は少ないことがわかった。

　WRAP® の活用度とリカバリーとの関係を検証した回帰分析の結果は表4-1-9 と表4-1-10 に示した通りで、いずれのモデルも有意水準に達しなかった（**分析2**）。

表4-1-9：T2 の回帰分析の結果
　独立変数：T2 における WRAP® の活用度

従属変数	r^2	p
リカバリー尺度の $\triangle T_{2-1}$	.053	n.s.
希望尺度の $\triangle T_{2-1}$	.014	n.s.
自尊感情尺度の $\triangle T_{2-1}$	.000	n.s.
ソーシャルサポート尺度の $\triangle T_{2-1}$	.000	n.s.

表4-1-10：T4 の回帰分析の結果
　独立変数：T4 における WRAP® の活用度

従属変数	r^2	p
リカバリー尺度の $\triangle T_{4-1}$	.109	n.s.
希望尺度の $\triangle T_{4-1}$	.009	n.s.
自尊感情尺度の $\triangle T_{4-1}$	.103	n.s.
ソーシャルサポート尺度の $\triangle T_{4-1}$	.031	n.s.

　自分の WRAP® を作成しているかどうかとリカバリーとの関係を検証したt検定の結果は表4-1-11 と表4-1-12 に示した通りで、いずれにおいてもグループ間に有意な差はみられなかった（**分析3**）。

表4-1-11：T2 のt検定の結果
　グループ化変数：T2 において WRAP® を「作成している」・「していない」

従属変数	t（24）	p
リカバリー尺度の $\triangle T_{2-1}$	-1.193	n.s.
希望尺度の $\triangle T_{2-1}$	$-.255$	n.s.
自尊感情尺度の $\triangle T_{2-1}$	$-.229$	n.s.
ソーシャルサポート尺度の $\triangle T_{2-1}$	-1.952	n.s.

表 4-1-12：T4 の t 検定の結果

グループ化変数：T4 において WRAP® を「作成している」・「していない」

従属変数	t (24)	p
リカバリー尺度の $\triangle T_{4-1}$	.789	n.s.
希望尺度の $\triangle T_{4-1}$	.901	n.s.
自尊感情尺度の $\triangle T_{4-1}$	1.784	n.s.
ソーシャルサポート尺度の $\triangle T_{4-1}$	.443	n.s.

　以上の結果から、本研究の介入群の主観的な WRAP® の活用度とリカバリーの度合いには有意な関連は見られなかった。また、実際に WRAP® を作成している人とそうでない人との間にも、リカバリーの度合いに有意な差異がないことも確認された。従って、介入群のうち WRAP® を作成し活用している人の方がそうでない人よりもリカバリーの度合いが大きいとする本研究の仮説 1 − 2 は棄却された。

| 第 2 節 | シングルシステムデザインによるアウトカム評価の結果 |

1. IRS の作成結果と除外ケース

　本研究の介入群の分析対象者 26 名全員が IRS 作成の為の事前面談に参加した。このうち 21 名が 2 つの IRS、5 名が 1 つの IRS を作成した。調査開始時に作成された IRS は計 47 であったが、このうちの 9 例を以下の理由により分析から除外した。

1) 毎回 2 つ以上の回答選択肢を選んでいて有効回答が得られなかった。（2 例）
2) 設定した目標が本人の生活実態と矛盾しており取り組めない内容だった。[1]（3 例）
3) 面談時には目標として立てたが、その後何らかの理由で取りやめ、調査開始時より一貫してこの目標には取り組んでいないと本人が申告し

---

[1] 例：ある相手とのコミュニケーションに関する目標を立てたが、その相手は長期入院していて、実際には調査期間を通してその相手との接触の機会が一度もなかった。

た。(4 例)

　これらの 9 例を除外した結果、26 名の分析対象者のうち、23 名の立てた 38 例を本研究第 2 部の分析対象とした。

2. 個別結果と事例の概要

　各 IRS の測定結果と各事例の概要を以下に示す（**分析 4**）。各グラフには IRS の測定値（マーカー付き実線）、介入期間の IRS の平均値（実線）および回帰直線（破線）を描画した。各グラフのベースライン値の下の括弧内には、事前面談時に「この状態がどれぐらいの間続いているか」と質問したのに対する回答を記載した。また、各グラフの下にそれぞれの IRS のスコア定義を記載した。

　グラフの見方

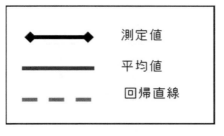

＜Aさん　30代　男性＞

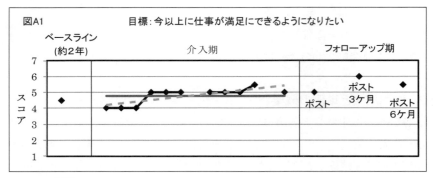

＜スコア定義＞
①機械が全く使いこなせていない／全く周りとうまく話しができない　④4種類の機械をある程度は使いこなせている／丁寧語を使うとき、臆病風が吹いてしまう　⑦4種類の機械を完璧に使いこなせる／周りの人と敬語・タメ口をうまく使いこなせる

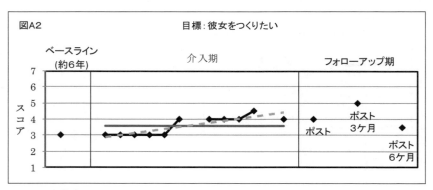

＜スコア定義＞
①女性とは全く話しができない　③交際の知識は持っている／自分から話しかけることができる　④女の人と普通に話せる　⑤どんな話でも女の人とできる　⑥女友達ができた　⑦彼女ができた

　事前面談時のAさんは作業所の仕事に誇りを持ち仕事熱心な方という印象であった。今の仕事に充実感を感じているが、今以上に満足できる働きがしたいと2年ぐらい前から思っているとのことであった。具体的には、より高度な機械操作をマスターすることと周囲を引っ張っていけるような対人能力、発言力を身につけたいと感じている。また、彼女をつくりたいという長

年（中学生ぐらいから）の抱負があり、おしゃれなどに気を配っているが女性とは話がしづらいとのことであった。彼女をつくりたいという抱負は事前面談をする前までは漠然としたものだったが、「目標や夢は何か？」と筆者に問われて、「世界を広げてみたい」、「自分を遊んでみようかな」と思い、目標としてはっきりと思い描くきっかけになったとのことであった。

　Aさんの2つのIRSのスコアはWRAP®プログラム開始後4〜6週頃に0.5〜1ポイント上がりその水準で推移したものの、全体としては目立った変化は見られなかった。プログラム後半に若干スコアが上がった理由については、本人曰く、「出だしの頃は病気がきつかったが、後半は気分が楽になった」とのことである。ポスト3ヶ月時には2つのIRSのスコアが更に1ポイント上がり、ポスト6ヶ月時に下がった理由はよくわからないそうだが、ポスト3ヶ月時に一時的にスコアが上がった状態は1〜2ヶ月継続していたとのことであった。

　WRAP®と個別目標との関連については、目標そのものへの取り組みに対して意識的に活用はしなかったが、WRAP®を日々の生活の中でやっている波及効果として目標達成にもプラスに作用したと思うと話された。特にWRAP®で「引き出し」ということを教わり、引き出しが増え、物事の受け止め方が広がり、自分のこれまで抱いていた固定観念の枠を超えられるようになったのが「病気が治るきっかけになった」と感じているとのことであった。

第4章　結　果　167

＜Bさん　50代　男性＞

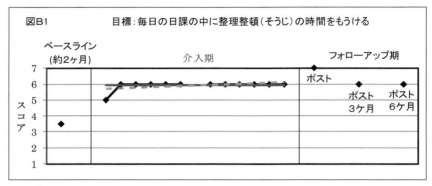

＜スコア定義＞
①全く整理整頓できていない　②1ヶ月に1回ぐらいしている　③3週間に1回ぐらいしている　④2週間に1回ぐらいしている　⑤10日に1回ぐらいしている　⑥5日に1回ぐらいしている　⑦毎日常に整理整頓できている

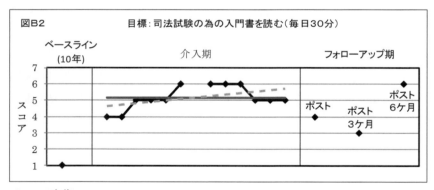

＜スコア定義＞
①全く読まない　②1ヶ月に1回ぐらい読んでいる　③3週間に1回ぐらい読んでいる　④2週間に1回ぐらい読んでいる　⑤週に1回ぐらい読んでいる　⑥3日に1回ぐらい読んでいる　⑦毎日30分読む・熟読する・暗記するぐらいに

　Bさんは事前面談で、部屋が散らかっていることと、「悪く言うとその日暮らし」をしていることが課題と感じていると話された。部屋をもう少し綺麗にし、「文化的な生活がしたい」、「お客さんが来てもかまわないようにしたい」ということだった。また、司法試験を目指して勉強することを目標にしたいとも話された。司法試験を目指す理由は弁護士資格があれば仕事に就

けるのではないかと思うからとのことであった。逆に現状の自分では雇って
もらえるところがなく、仕事に就くためには何らかの資格を取るしかないと
思うとも話された。司法試験のことを「うんと難しい試験」と語りつつも、
知人に合格した人がいるのでいわば身近な資格であり、現実的な目標だと思
うとも言われた。中・長期的目標を立てて勉強することについては、具体的
な計画を立てることができない、フォローしてくれる人がいないなどの懸念
を当初から口にされていた。

　整理整頓という目標についてはプログラム参加直後から前向きに取り組む
ことができ、ほぼ目標が達成できた。これは WRAP® を意識して目標に生
かすというより、WRAP® を通して一日を生産的に過ごすことの延長に掃除
という活動も含まれたからだと言う。B さんにとっては何事も最初に動き出
すところが一番大変だが、WRAP® プランの中の「道具箱」から得意なこと、
簡単にできることを引っ張り出し、そこから始めるということを実践したた
め "初動" がスムーズになり、時間を有意義に使うことができたそうであ
る。そのような意味で WRAP® は部屋の整理整頓という目標達成に役立っ
たとのことである。

　司法試験の為の勉強については調査開始当初から「どこから手をつけてよ
いかわからない」、「なかなか腰が定まらない」、「専門書は難しくて読み進め
られない」などの悩みをコメントで寄せられ、司法試験の勉強を目標とする
こと自体についても気持ちが揺れ動いておられた。IRS のスコアを見る限り
ではベースライン時より大きく向上しているように見えるが、実際にはほ
とんど勉強はしておらず変化はほとんどなかったそうである。また、この目
標への取り組みに WRAP® を活用することはなかったとのことである。

　B さんは目標を立てた当時の心情を、「生活保護から脱出したかった」、
「通院し薬を飲むだけの生活に甘んじていたくなかった」、「20 代の時の夢を
実現したかった」、「65 歳までに試験に合格する学力があるということを示
したかった」、「違う自分と出会えるのではないかと思った」と振り返って話
された。ただ、実際には「専門的な勉強は難しくて飽きる」、「ひとりで継続
するには難解だった」と話され、一緒に勉強し支え合う仲間が必要だと思う
とも述べておられた。

第 4 章　結　果　169

＜Cさん　40代　女性＞

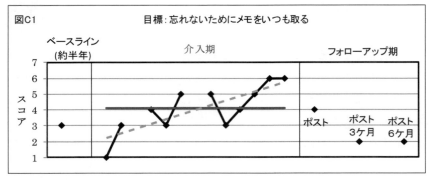

＜スコア定義＞
①全くメモが取れていない　④半分ぐらいメモが取れている　⑦完璧にメモが取れている／問題ない

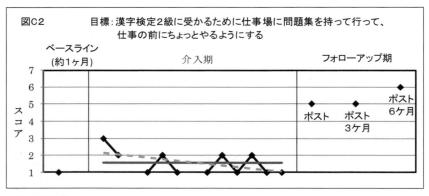

＜スコア定義＞
①全く勉強をしていない　②ちょっと開いて見ただけ　③少しは勉強できた　④週に1日5分ぐらい勉強できた　⑤週に2日5分ぐらい勉強できた　⑥週に2日10分ぐらい勉強できた　⑦週に3日15分勉強できた／合格できた

　Cさんは昔から記憶力には自信がなく、人の話しや約束を忘れてしまうことがあると事前面談で話された。例えば、朝ごはんに何を食べたか思い出せなかったり、一日の終わりに日記をつけているが、一日前の日記に書かれたことを読んでも思い当たらないこともあると言う。事前面談をした年の始めからメモを取るようになったが、忘れないためのメモを取ることを忘れてし

まうこともよくあるので、メモを忘れずに取ることを目標にしたいとのことであった。また、目標があると生活に張りが出るので漢字検定2級を目指しているとのことであった。その為に毎朝仕事場（作業所）に着いてから仕事を始める前の時間を利用して勉強をするという目標を立てた。

　メモを取るという目標に対する達成度は、プログラム期間中は変動しつつも上昇のトレンドを示した。その理由は、Cさんによれば目標として明確に宣言したことが動機付けとなり、毎週IRSを記入するという作業がリマインドとなって役立ったとのことで、自己監視に対する反応性が生じたと思われる。プログラム期間中は小さいノートを購入して持ち歩いたり携帯電話のメモ機能を使うなど工夫をされていた。逆に、プログラム終了後にスコアが下がってしまったのは毎週IRSを記入するという作業をしなくなって注意しなくなってしまったからと話され、このことからも介入期のスコア上昇は反応性によるところが大きかったと解釈できる。

　漢字検定の為の勉強をするという目標に対しては、プログラム期間中は大きな成果は見られなかった。その主たる原因は、毎朝出勤してから仕事を始める前のわずかな時間を活用するという計画が、出勤する時間が遅かったり仕事前にちょっとしたハプニングや雑用が入るなどして時間が確保できない日が多かったためであった。プログラム終了後は朝早く職場に来るよう工夫や心がけをし、またわずかな時間でもテキストを開くということを実行するうちに習慣として定着したとのことで、ポスト期間におけるスコアの上昇はそれを反映したものである。

　WRAP®が目標に取り組む上で役に立ったか、あるいは意識的に活用したかという問いに対しては、そもそもWRAP®プログラムに参加したことで目標を立てられたし動機付けにはなったが、WRAP®のメソッドをここで立てた個別の目標と結びつけて活用するということはなかったと話された。

＜Dさん　40代　男性＞

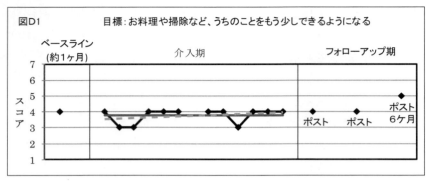

＜スコア定義＞
①全くしない　④料理を週に1日5分ぐらいする／掃除を月に2～3回する　⑤料理を週に2回ぐらいする　⑥料理を週に3回ぐらいする　⑦整理整頓・掃除を週に1回する／料理を週に4回ぐらいする

　事前面談をした当時、Dさんは同居している母が原因不明の無気力・不調を訴えることが多くなり、家事をすることが減ったことから、自分がもう少しうちのことをできるようになりたいと話された。

　DさんのIRSのスコアは微変動はあったものの、介入期も終了後も「料理を週に1回ぐらいし、掃除を月に2～3回する」というベースライン時の状態とほとんど変わらない自己評価で推移した。ただ、本人との会話やIRSのコメント欄の記述で確認されたDさんの生活の様子はIRSのスコアとは噛み合っていないことがしばしばあり、IRSがDさんの生活実態を正確に測定できていなかったことが判明した。例えば、プログラム開始後3週目で3と評価した週では、掃除を複数回行っていたが料理を1回もしなかったので3という評価となっている。プログラム開始後9週頃からは年末に差し掛かった時期で、掃除を頻繁にしており、年始のおせち料理も作ったそうだが、これらは自己評価のスコアには反映されていないようである。また、Dさんの話ではポスト期間はだいたい毎食を母と一緒に作るかDさん一人で作っていて、掃除も時々しているとのことであった。このような生活状況はスコア定義の7の状態にあたるのだが、そうした実態もスコアには反映されていなかった。

Dさんの生活実態がIRSのスコアに正確に反映されなかった原因の1つとして、IRSのスコア定義に欠陥があったことがあげられる。これは、料理と掃除という2つの活動を1つの尺度に盛り込んでしまったため、一方の活動で向上しても他方の活動に変化がないとスコアが変動しないという状況を生み出してしまった。また、単にDさんの毎回のスコアの付け方が実態と必ずしも一致していなかったということもあったようである。Dさんは自己評価で中央値の4を感覚的に選ぶという傾向があったのかもしれない。Dさんの話を聞く限り、調査期間の後半以降はスコアの6〜7がDさんの生活実態をより正確に反映していると思われるが、Dさんが聞き取りの際にしばしば使われた、「まあまあ」、「だいたい」という表現と感覚的に一致するスコアが4だったということのように思われた。

　DさんはIRS作成時では料理を週に4日ぐらいすることと、整理整頓・掃除を週1回することを最終ゴールと定めたが、実際には尺度のスコア4の状態で生活に困っていなかったとも話されている。Dさん宅では週1回ホームヘルプサービスを利用しており、ゴールを目指す差し迫った必要性はなかったこともここに付け加えておく。最後に、Dさんによれば、ここで掲げた個別の目標とWRAP® との結びつきは特になかったとのことである。

第4章　結　果　173

＜Eさん　30代　男性＞

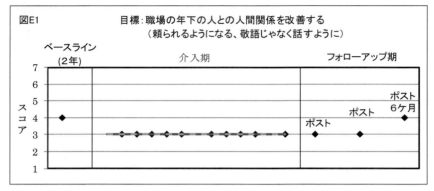

<スコア定義>
①全く頼られていない／こちらが敬語で話してしまう　④半分ぐらいはこちらが敬語で話す　⑤3回のうち2回ぐらいは普通に話せている　⑥4回のうち3回ぐらいは普通に話せている　⑦常に頼られている／普通に話せている

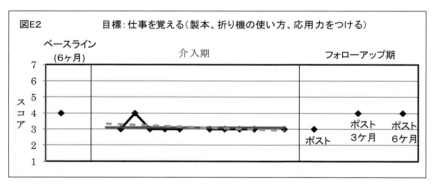

<スコア定義>
①全く覚えられていない　④仕事を半分ぐらい覚えられている／人にまあまあ教えられる　⑦完璧に覚えられている

　Eさんは介入プログラムに参加する2年ぐらい前から職場（作業所）のある同僚のことが恐くてその人物を避けており、そのことが切羽詰まった悩みであった。年下であるその同僚に自分が敬語を使ってしまうことや距離を取っていることに違和感を覚えており、そのことを改善したいと思っていた。また、仕事の覚えが悪いという自分に対する不満があり、同じ時期に作

業所に入った人に比べ自分が遅れていると感じているので仕事を覚えることを目標にしているとのことであった。

　Eさんの調査期間中のIRSのスコアは、2つの目標ともにベースラインのスコアから1ポイント下がった状態でほぼ変化なく推移している。Eさんによれば、プログラムの開始直後に1ポイント下がった理由は特になく、むしろ変化があったという実感自体がないとのことであった。また、仕事を覚えるという目標については、スコア上は変化がなかったものの、毎週記入して頂いたIRSのコメント欄には「少しずつ覚えてきた」、「大分覚えてきた」、「進歩している」など、肯定的な変化を本人が感じている記述がしばしば見られた。データ収集終了後の聞き取りでも、この時期仕事に関して進歩したことを実感していると話された。これらの点から、Eさんの場合、作成したIRSのスコア定義が抽象的で十分に操作化されていなかったため、あるいは尺度のスコアの間隔が大き過ぎて細やかな変化を数値的に捉えることができなかったためなど、技術的な問題により正確なデータが得られなかった可能性が考えられる。

　Eさんによれば、WRAP® と目標との関連は正直なところあまり感じていなく、設定した個別目標に向けてWRAP® を活用したりWRAP® が役立ったという認識はないということであった。

第4章　結　果　175

＜Fさん　30代　男性＞

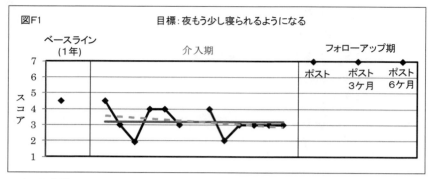

＜スコア定義＞
①一睡もできない　②2時間ぐらい寝られている　③3時間ぐらい寝られている　④4時間ぐらい寝られている　⑤5時間ぐらい寝られている　⑥6時間ぐらい寝られている　⑦7時間ぐらい寝られている

　Fさんは夜寝られないことが悩みであると事前面談時に話された。7時間ぐらいは寝たいのだが、だいたい4～5時間の睡眠しか得られない状態が1年ぐらい続いているとのことであった。自然と寝たい時に寝ればいいと助言してくれる人もいるが、眠れないとイライラするし気になる、日中に昼寝をしてもせいぜい1時間程度しか寝られないとのことであった。これまでに眠りやすい音楽をかけたりもしてみたが効果はなかったと言う。Fさんは睡眠剤を処方されているが、もっと強めのものが欲しいと話されていた。
　Fさんの睡眠時間は介入期間中はベースライン時よりむしろ悪化し改善は見られなかった。この理由についてFさんに尋ねたところ思い当たる理由はないとのことであった。プログラム終了後に一気に改善した点については、ちょうどこの時期に引越しをされアパートでひとり住まいを始めたことが関係しているのではないかと思われる。本人はどうしてかわからないが、アパートに越してからは夜ぐっすり眠れるようになったと話された。
　Fさんによれば、睡眠の悩みに対しセルフケア的な試みをすることはほとんどなく、WRAP®ともあまり関係ないと思うとのことであった。その後、一時改善された睡眠時間は処方薬が減ってからまたもとに戻ってしまったそうで、やはり強めの睡眠剤が欲しいと話された。睡眠の問題に関してはセル

フケアより薬が助けになるというFさんの考えが伺えた。

<Gさん　50代　男性>

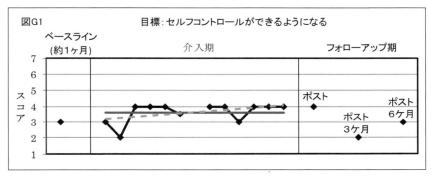

<スコア定義>
①全くできていない　④まあまあできている　⑦常にできている

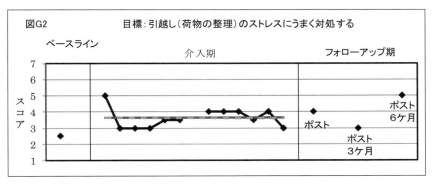

<スコア定義>
①ダウンしてしまう　②常にずっとストレスを感じている　③毎日ストレスを感じている　④週の半分ぐらいはストレスを感じている　⑤週に１回ぐらいストレスを感じている　⑥ほとんどストレスを感じていない　⑦全くストレスがない

　Gさんは以前体調を崩して３週間ぐらい作業所を休むということがあった。本人いわく、調子が悪くても限界になるまで頑張り続けてしまうそうで、周囲からは突然パタッとダウンしてしまうように見える。自分のコンディションを的確に把握しダウンする前にうまく休養を取ってセルフコントロールができるようになることが課題と話された。また、住んでいるマン

ションの建て替え工事の話が一年ほど前から持ち上がり、それ以来いずれしなければならない引越しのことで毎日ストレスを感じているとのことであった。特に引越しに伴う荷物の整理のことに強くストレスを感じているので、このストレスにうまく対処することをもう1つの目標とした。しかし、これらの目標は IRS を作成する段階で尺度として十分に操作化できなかった。

　プログラム期間中の G さんの2つの IRS のスコアの推移は視認できる際立った勾配は描いていないが、平均値で見るとベースライン時よりやや改善が見られた。セルフコントロールという目標に対しては、WRAP® の具体的メソッドを習い始めたプログラム後半からは意識的に活用するようにし、WRAP® がとても役に立ったとのことである。引き金や注意サインなど自分の状況を客観的に見られるようになったという。IRS の自己評価は4とすることが最も多かったが、「まあまあできている」というスコアの定義にあるように、自分で安定していると感じている時に4を付けていたとのことで、この4というスコアは100点満点で言うと70〜80点ぐらいのそこそこ満足のいく状態とのことであった。G さんへの聞き取りで得られた情報からは、先述のように使用した尺度のスコア定義が漠然としているものだったためにモニタリングと評価も漠然としか行えなかったことが示唆された。

　ポスト3ヶ月以降にスコアが落ち込んだことについては、この時期作業所に通うのが手一杯で生活も乱れがちになり、最終的に体調を崩して作業所を休まなければならなかったことがあったそうである。この時期は引き金や注意サインを見逃してしまったものの、以前調子を崩した時よりもセルフコントロールの能力は向上していると思うと話された。

　引越しのストレスへの対処については、セルフコントロールという目標のようには WRAP® を意識的に活用することはなかったとのことである。ストレスを感じた時にそれを軽減するような手法を試みるというようなことは特になかったそうである。しかし IRS のコメント欄には、生活で出た不用品を小まめに処分したり、周囲に荷物整理の協力を求めるなど、ストレス源となっている問題の解決に向けた行動をプログラム半ば頃からとっておられたことが記録されており、それと同時期に IRS のスコアも上がっていることが確認できる。

＜Hさん　40代　男性＞

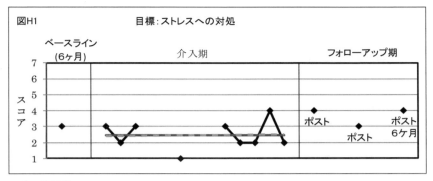

＜スコア定義＞
①非常に強いストレス　④中程度のストレス　⑦全くストレスなし

　Hさんとは調査終了後に連絡がつかず、フォローアップインタビューができなかったため、ここではIRSの測定結果のみを報告する。また、目標の内容も本人の言葉をそのまま掲載せず一般的な表現に加工した。

＜Iさん　40代　男性＞

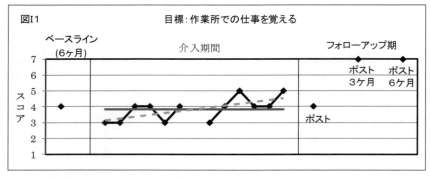

＜スコア定義＞
①全く覚えられていない　④半分ぐらいできている（最低限の事はこなせる・基本的なことは飲み込めている）　⑦一緒にやっている方の指示を全部こなせる

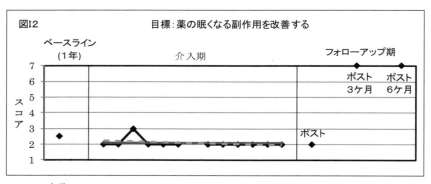

＜スコア定義＞
①眠くなって仕事に対する意欲が低下してしまう　②毎日2回ぐらい寝てしまう　③1日1回ぐらいに減る　④週に2日ぐらい起きていられる　⑤週の半分ぐらいは起きていられる　⑥週のうち5日ぐらいは起きていられる　⑦意識なく眠るということがなくなる／映画を1本寝ずにみられる

　Iさんは事前面談時、作業所での仕事を覚えたいという抱負を話され、一緒に作業をしている方の指示を全部こなせるようになることを目標とされた。こうした仕事への思いは1年ぐらい前から抱いているとのことであった。
　また、薬の副作用で日中眠くなるという悩みを1年ぐらい前から抱えていて、これを改善したいと話された。映画館で映画を観ている時や人と会話を

していても眠くなり、作業所でも手が空くとうとうと居眠りをしてしまい仕事に支障をきたしていると感じておられた。日中の眠気は日常生活での実際的な支障をきたすだけでなく、ストレスの原因にもなると話された。

Ｉさんの仕事に関するIRSはプログラム開始1週目で一旦ベースライン時より1スコア下がったが、その後微変動しながら、プログラム期間中は緩やかな上昇線をたどった。プログラム開始1週目で1スコア下がった理由は、これまでやったことのない新しい作業をこの週から始めたからとのことであった。ポスト3ヶ月と6ヶ月では目標達成され、仕事はだいたい自信を持ってできるようになったと述べておられる。これは、日々作業を続ける中で自然と仕事に慣れてきたことと日中の眠気の問題が解消されたことが大きかったとのことであった。この日中の眠気については、薬の副作用が原因と思い、処方を調整するなど努力を重ねたが改善されなかった。ところが新聞記事を読んで、睡眠時無呼吸症候群なのではないかとふと思い耳鼻科を受診したところ、そうであることが判明した。この治療を始めてからは日中の眠気はかなり治まり、居眠りすることもなくなったとのことであった。

Ｉさんの場合、一般就労という将来の目標があったため、いずれの個別目標に対してもモティベーションが高かったと本人は語っておられる。そしてWRAP®は自分のその都度その都度の状況を客観的に捉え、対処を考える上で役に立ったと話し、目標への取り組みにもある程度意識的に活用していたとのことである。例えば、仕事の最中、「あ、今自分は困っているのかな？」ともうひとりの自分が自分を見つめ、「どう対処したらいいのか？」を考えたり、眠気がさしたときは、「ガムを噛む」、「顔を洗う」など対処行動をあれこれ試してみるというようにである。しかし、睡眠問題の解消は前述のようにWRAP®によるセルフケアではなく医学的治療の成果である。また、仕事を覚えるという目標の達成も、本人が語るように約10ヶ月という時間経過に伴う成熟や睡眠問題の解決が大きかったと解釈するのが妥当と思われる。

＜Jさん　40代　女性＞

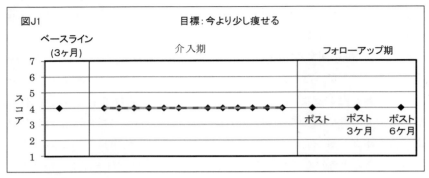

<スコア定義>
①＋7kg（61kg）　②＋4kg（58kg）　③＋2kg（56kg）　④±0kg（54kg）　⑤－2kg（52kg）⑥－4kg（50kg）⑦－7kg（47kg）

　Jさんは高血圧症で服薬をしており、血糖値もやや高めであることから、体重管理を医師から強く促されていたそうである。事前面談時の体重よりもう1kg増えたら入院が必要だと医師に言われ、今よりも体重を増やさないようにしたいと話された。実際の目標設定では、現状より7kg減を最終ゴールに設定された。

　Jさんが当初記入したIRSのスコアは、介入後2週目からベースライン時より－2kgになり、2度変動があった以外はずっと変わらなかった。ただ、毎週のコメント欄には体重は減らないと書かれていることから本人に確認したところ、IRSに記入しているスコアは自分の希望値で、実際の体重はベースライン時からずっと変わっていないということであった。そこで本人に再度IRSの意味を説明し、本人の確認と了解を得てスコアを修正した。

　Jさんによれば、調査期間中は軽い運動を少ししたが体重に変化はなかったとのことである。WRAP®をこの個別目標の為に活用することはなく、正直なところ日常生活で活用することもなかったとのことであった。

＜Kさん　30代　男性＞

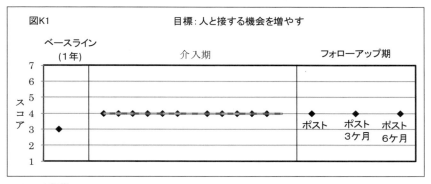

＜スコア定義＞
①全く人と接する機会がない　③月に1回人と会う場（SST）に出かける　④週に1回人と会う場（WRAP®クラス）に出かける　⑤気軽に話しができる友達がいる　⑥月に1回ぐらい友達と出かける　⑦気が向いた時に週末出かける友達が近くにいる

　Kさんは事前面談時、人と接する機会を増やしたいという抱負を話された。かつては友人と飲み会をしたり出かけたりする生活があり、そうした友人との交流は楽しい記憶として残っているが、今では高校や大学時代の友人と会う機会はほとんどなくなったという。Kさんはご両親が経営する事業所に週5日勤務しており、仕事をこなすのがやっとで休日になると寝ていることが多いそうである。また、職場の人たちとうまく話しができないという悩みもあるとのことであった。Kさんの夢や希望は何ですかという問いに対し、気が向いた時に週末誘い合わせて出かけられる身近な友人がいる、そんな生活を語ってくださった。

　Kさんのベースライン時の人との接触の機会は、週5日の就労、月1回のSST参加、弟や同居家族と会うというものであった。プログラム開始後はこれに週1回のWRAP®グループ参加が加わり、調査期間を通してこれに変化は全くなかった。高校や大学時代の友人との交流が復活したり、WRAP®グループのメンバーとグループの外で会うというような広がりを見ることはなく、グループ内でも自分から人に話しかけるということはほとんどなかったKさんであったが、本人はプログラム参加を通して人と接するのに慣れることができ、職場の同僚や家族とのコミュニケーションに大いに

役立ったとのことである。職場では以前は思ったことが言えず嫌なことがあっても我慢するだけであったが、プログラムに参加するようになってから徐々に休憩時間に話ができるようになったそうである。また、WRAP® グループで耳にした時事問題や世間話が、話のネタとして家族との会話に役立ったとのことであった。

　K さんへの聞き取りからは、本人が当初抱負として思い描いていた同世代の友人との気軽な付き合いという目標と、WRAP® が意識の中で結びつくということや、意図的に WRAP® を活用するということは確認されなかった。この介入プログラムが K さんの対人関係上役立った点は、WRAP® のメソッドそのものというより、グループ形態を通して人と接することに慣れたり会話を練習することができたことと思われる。

＜Lさん　60代　女性＞

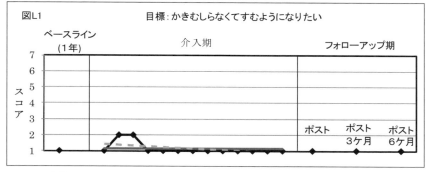

＜スコア定義＞
①かきむしりたい考えと毎日戦っている　④週のうち半分ぐらいは戦わなくてすむ日がある　⑦全く戦わなくてすむようになる

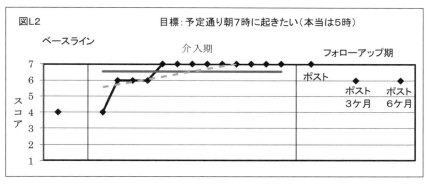

＜スコア定義＞
①全く起きられない　④週のうち半分ぐらい起きられる　⑦週のうち毎日7時に起きられる

　Lさんの最初の目標にある"かきむしる"というのは自分のことを爪で引っかいてしまうことで、Lさんを悩ませている自傷行為のひとつである。Lさんいわく、「制御装置がないから」どうすることもできないとのことであった。Lさんは「正体不明の声」に苦しめられており、そんなときにかきむしるとスッキリする、安心するそうである。また、死にたいなどの強い精神的な不安に襲われたときには自傷行為をすることぐらいしか思い浮かばないと話されたこともあり、かきむしる行為はLさんにとっての一種の対処

第4章　結　果　185

法であるようだった。事前面談当時、実際にかきむしる行為に至ることは滅多にないものの、かきむしりたいという衝動と毎日戦っているような状態が1年ぐらいは続いており、こうした衝動に悩まされないようになりたいということであった。

　また、Lさんは精神的に不調なときは体がしびれるなど身体的な不調も体験することがあり、ご自身の心の健康と体の健康が連動していることを実感されていることがお話から伺えた。そのような認識から、規則正しい生活リズム、健康的な食事、適度な運動などを心がけ、体の健康を保つことで心の健康を保つことに努力されている様子だった。自傷行為に対し為す術がないとする一方、休む時は休むようにし、体を温めるため生姜湯を飲むなど体質改善を試みているとも話された。Lさんの2つ目の目標は、心身の健康を維持するためご本人が取り組みたいことで、早起きすることで一日を充実させたいとのことであった。事前面談当時は「やる気がどこかに行っちゃって」、「早寝しても起きられない」、「体がしびれて昼間も予定していることができない」など、思うようにいかない状況であることを話された。

　毎回のIRSコメント欄の記述からは、調査期間を通じてLさんが2つの目標に熱心に取り組んでおられた様子が伺えた。朝7時に起きるという目標に対しては服薬を調節する、早寝を心がける、タバコの本数を減らすなどして目標を達成されていた。「かきむしらなくて済むようになりたい」という目標に対してもWRAP® プランを実践しているとほぼ毎週コメント欄に書いている。具体的な対処行動として、お菓子を食べる、ウォーキング、ストレッチングなどで気分を紛らわしたり、服薬で抑えるようにしたりしたとのことである。しかし、Lさんの努力にもかかわらず「正体不明の声」は変わらず、かきむしりたいという衝動が緩和されることもなかったそうである。

＜Mさん　40代　女性＞

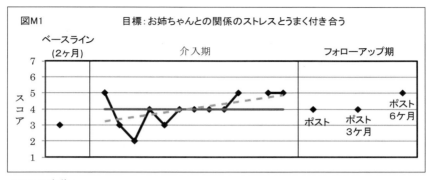

＜スコア定義＞
①いつも非常にストレスがある。家を飛び出したい。お母さん（亡くなった）のところに行きたい　④日中ひとりでいられる。まあまあの状態　⑦全くストレスがない

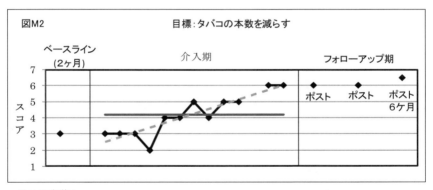

＜スコア定義＞
①1日に平均65本　②1日に平均50本　③1日に平均40本　④1日に平均30本ちょっと　⑤1日に平均20本　⑥1日に平均10本　⑦全く吸わない

　Mさんはプログラムに参加しようとしていた当時、同居されているご家族との関係にストレスを感じておられ、過度な喫煙もストレスからくるものとのことであった。自宅でひとりでいる時間に不安やストレスを感じることが多く、この時に特にタバコを引っ切り無しに吸ってしまうという。ただし、Mさんの喫煙はいわゆる"ふかし"で、肺まで吸い込む吸い方はしていないそうである。タバコは体の為にもやめたいし、ストレスを回避し喫煙本数を減らすために外でなるべく時間を過ごすようにしているとのことで

あった。

　Mさんはプログラム開始後喫煙本数が徐々に減り、当初は1日平均40本ほどだったのがプログラムの12回以降は1日平均10本以内に落ち着いていった。本人によれば健康とお金の為にタバコをやめたいという動機付けが強かったのと、ストレスへの違う対処方法を取れるようになったり、ストレス自体が減っていったことで自然と吸いたいという欲求が薄れていったそうである。義姉との関係のストレスに対してもプログラム開始後徐々にうまく対処できるようになっていった。Mさんが一つの具体的な目安としていた「日中ひとりでいられるようになる」については、以前は自宅に他の家族がいない時にストレスを感じていたのが、「ひとりの方が楽な気分になれる」、「ひとりでいる時間もほしい」と感じることも出てきて、楽に過ごせるようになっていったようである。また、実兄が義姉との関係を調整し助けてくれるとも話されていた。

　Mさんの目標に向けての成果にWRAP® が役に立ったかという問いに対しては、意識的に目標と結びつけてWRAP® を取り入れるということはなかったが、全般的に役に立ったと思うとのことであった。グループで聴いた色々な人の意見が参考になったとのことである。参与観察からは、MさんはWRAP® グループに参加することが楽しい様子が伺え、週1回ここで過ごす時間が生活のリズムを整えることや明るい気持ちを保つ上で役立ったのではないかと思われた。Mさんは本研究で実施した介入プログラム終了後に引き継がれた作業療法グループにも参加したが、そのことがプログラム終了後も良い心の状態を保つ上で役立ったと話され、ポスト以降のIRSの得点に影響したとも考えられる。

＜Nさん　40代　男性＞

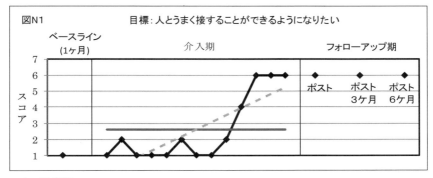

＜スコア定義＞
①人と全く接していない／家から出ない　②週に1回外出することができた　④週に2回外出することができた　⑥週に3回外出することができた　⑦気楽に話せるようになる／週に4日外に出ることができた

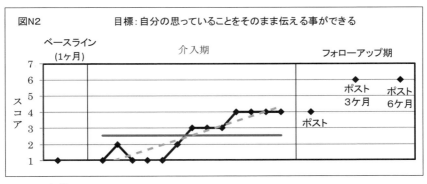

＜スコア定義＞
①1日誰とも話さず過ごしてしまった　④人の話を聞く事ができた　⑦ WRAP® のクラスで自分から発言できた

　Nさんは人付き合いが苦手と話され、プログラム参加当時はお仕事を休職されていた。事前面談時は人付き合いが上手になりたいというより、人と付き合いたくないという気持ちの方がどちらかと言えば強いようだったが、家族の勧めもあり、外出の機会を作り人と接する機会を持とうと思われたようである。事前面談時は、「ひとりの方が楽」、「人と接しないようにしている」と話しつつも、週の半分以上は外出することを目標とされた。もう一つの目

第4章　結　果　189

標である「自分の思っていることをそのまま伝えることができるようになる」を目標とした理由は、人と接する機会を自ら作ろうと WRAP® に参加したのだから、そこで話ができればよいとのことだった。他者との会話についてはご本人いわく、「一時的な対話だと大丈夫だが、長い時間になると話ができなくなってしまう」とのことであった。

　N さんは調査期間中のほとんどの回答で2つの個別目標には取り組んでないと答えられ、IRS のコメント欄でも、「自発的にやろうとは思わない」、「人間関係が煩わしい」、「人と接しないようにしている」、「しゃべらない方が楽」など、消極的な内容が初めのうちは続いた。それがプログラムの半ば頃からは「なんとなく言うことはできていると思う」、「この会では割と話しているような」、「（外出の）日数が増えると少し楽になるようだ」など、ご自身の気持ちや態度の変化を感じている内容へと変わっていき、プログラム終了後は「人の中にいるのは平気になってきた」、「人が気にならなくなった」、「人の話を聞くことができるようになった」など、肯定的な評価が増えていった。ただし、「うまく話せない」、「人と関わるのがめんどくさい」、「思っていることが言えないことが多い」など、否定的評価を示す内容も最後までなくなることはなく、両方の気持ちが N さんの中で混在していたように思われる。

　N さんの2つの IRS のスコアはグラフが示す通りプログラムの半ば頃から後半にかけて上昇し、ポスト期間は高いスコアを維持しており、目標に対する主観的達成度が高かったことが伺える。介入期の前半は1～2という自己評価をされていたが、WRAP® グループでの実際の N さんは初回から毎回必ず発言されており、最も積極的に発言されるメンバーの一人であった。また毎週休まず WRAP® グループに出席するほか週1回の OT にも参加されており、N さんの生活実態はご自身の自己評価とは異なり、目標1ではスコア7、目標2では少なくともスコア4以上をプログラム開始当初から達成している。このように N さんがなぜ実態と異なる数値評価をしていたかは確認できなかった。

　個別目標と WRAP® の関連については、個別目標に限らず WRAP® 自体が難しく意識的に応用するというのは無理だと思うとのことであった。ただ

しグループに参加することによって人馴れするという意味では役に立ったとのことである。

<Oさん　40代　男性>

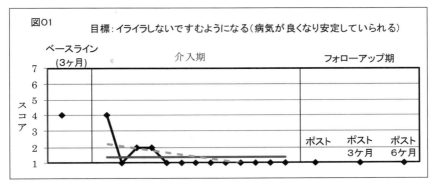

<スコア定義>
①ひと月に4回イライラの波がある　④ひと月に2回ぐらいイライラの波がある　⑦イライラの波がひと月に0回となって安定していられる

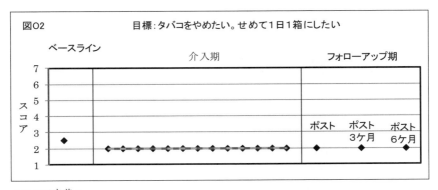

<スコア定義>
①1日に4箱　②1日に3.5箱ぐらい　③1日に2.5箱ぐらい　④1日に2箱ぐらい　⑤1日に1.5箱ぐらい　⑦1日に0か1箱

　Oさんは喫煙歴が長く1日に3箱ぐらい吸うという習慣が少なくとも10年以上続いていた。お金と健康の問題から禁煙したい、せめて1日1箱ぐらいに減らしたいと話され、これを目標とした。また、イライラの波があるとのことで、雨戸や車の音に敏感になってしまい、イライラした時は物を壊し

たりしたこともあったと言う。事前面談時は薬をちゃんと飲むことと、音楽を聴くことで対処していると話された。この当時はだいたい月に2回ぐらいイライラの波がある状態が3ヶ月ぐらい続いているとのことで、一番ひどかった時に比べて良くなっているとのことだったが、「病気が良くなり、安定していられる」ようになりたいと話された。

　Oさんのタバコの本数は1日3〜4箱のまま調査期間を通して変化なかった。イライラの波はベースライン時は月2回ぐらいと申告していたのがプログラム開始2週目から月に4回と悪化し、以後ほぼこの状態のまま推移した。しかし、イライラの波に関する自由コメントではIRSスコア上は悪化したと記録されている第2週以降も「安定している日が結構多い」など主観的には安定していると感じている内容が記述されており、本人の数値上の自己評価が下がった理由は明らかでなかった。

　OさんのIRSの場合も、スコア定義の技術的問題があったことは否めない。まず、月当たり0〜4回のイライラの回数を7段階のスケールに落とし込んだことで1つ1つのスコア定義が不明確になってしまった点、また週1回というIRSによるモニタリングの頻度では月に2回とか1回といったイライラの波を正確にモニタリングすることはできなかったという点があげられる。こうした技術的問題により、本調査では正確なデータが得られなかった可能性が高い。

　Oさんとの事後面談では、タバコやイライラの問題を改善したいと思っていてもどのようにすればよいかわからなかったとのことであった。またWRAP® もグループに参加して学習したものの、どう実践したら良いのかやり方がわからないので活用できないと話された。

＜Ｐさん　60代　男性＞

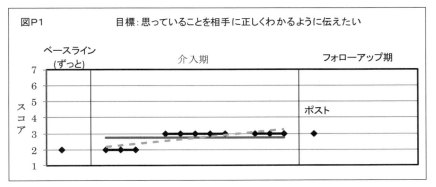

＜スコア定義＞
①全く伝えられない　④半分は相手に正しくわかるように気持ちを伝えられる　⑦相手に正しくわかるようにいつも気持ちを伝えられる

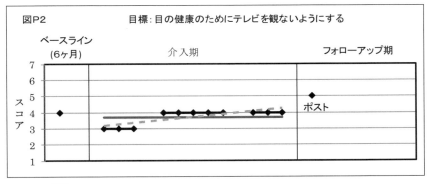

＜スコア定義＞
①１日中観ている　②１日に平均４時間　③１日に平均３時間　④１日に平均２時間　⑤１日に平均１時間40分　⑥１日に平均１時間20分　⑦１日に１時間まで

　Ｐさんは人に自分の思っていることを正しく伝えられるようになることと、目の健康のためにテレビを観る時間を減らすことを目標とされた。Ｐさんは高校生ぐらいのずっと若い頃からうまく話をまとめるのが苦手と感じてきたそうである。人前で緊張してしまい、思う様に自分の考えや気持ちを表現できない、相手にわかってもらうことができないと話された。その一方、人はＰさんの風貌からインテリという印象を受けるそうで、誤解され

やすいという思いからも自分のことを相手にわかってもらいたい、伝えたいとのことであった。ベースライン時の自己評価は、自分の思っていることを相手に「全く伝えられない」という状態に近いとのことで、2とされた。この主観的評価は若い頃からずっと変わらないものということだった。

　またPさんは目の持病があり、失明に至る場合もある病気なので目に負担をかけないためにテレビを観る時間を減らしたいと思っているがなかなか減らせないとのことであった。事前面談時では1日のテレビ視聴時間が2時間という状態が半年以上続いていたが、1日1時間まですることを目標とされた。

　Pさんの思っていることを相手に正しくわかるように伝えたいという目標に対する達成度は、プログラム開始5週目から1ポイント上昇し、以後このスコアを維持した。IRSのコメント欄には依然として自分の思っていることを十分に伝えられていないという思いが調査期間中一貫して綴られており、このスコア上昇は本人が変化を実感してのことなのかは不明である。ここで目標とした事柄が観察可能であったり数量的にカウントできるものではないという問題や、スコア定義が曖昧であるという問題から生じた誤差だった可能性もある。ただ、Pさんのグループでの発言は回を重ねるごとに回数が増えており、日常生活で起きた出来事について長く話すという場面も後半では何度かあり、プログラムの参与観察ではこうした観察可能な変化が確認できた。

　調査終了後の聞き取りでPさんに目標に取り組む上でWRAP®を活用したか、あるいは役に立ったかを尋ねたところ、テレビを観る時間については毎回IRSで報告しないといけない手前、観ないようにしたと話され、反応性が生じていたことが示唆された。WRAP®自体は意識的に活用したことはなく、役に立ったかどうかはわからないとのことであった。

＜Qさん　男性＞

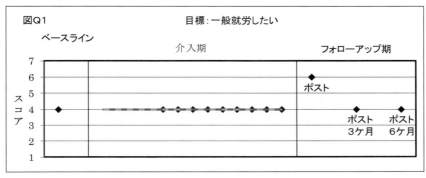

＜スコア定義＞
①作業所にいけない　④作業所に毎日通っている　⑤遅刻をなくす　⑥就活に出る　⑦一般就労

　Qさんは一般就労し、最終的には生活保護を卒業するという抱負を持っておられた。その為の道筋としてまずは遅刻せず作業所に毎日通い、いずれ就活に出るという段階的な目標を立てられた。事前面談時では休まず毎日作業所に通うという生活を2年ぐらい続けているが遅刻が多いとのことであった。

　QさんのIRSのスコアは調査期間中1度だけ例外的なエピソードがあった以外に変化はなかった。ポスト時に1度スコアが6になったのは、この週は就職合同説明会に参加したのと、そこで就労意欲が高まって携帯で遊ぶ感覚で職探しをするようになったからとのことである。従ってこれは一時的なもので、この時期を代表する数値ではないそうである。調査期間中は睡眠のリズムがなかなか整わず朝が起きられないことや、就労への意欲がなかなか湧かないという心境をコメント欄に寄せておられた。それでも通所すれば職員が喜んでくれるし通所しないとますます調子が悪くなることから毎日通所することは続けるようにしていたようで、スコアには反映されなかったが、コメント欄にはポスト3ヶ月頃から遅刻の回数は減ってきているとの報告もあった。

　調査終了後に当時を振り返って話を伺ったところ、「作業所に毎日通う」という状態から「遅刻をなくす」という次のステップになかなか進めなかっ

たのは、作業所の作業を「舐めていて」仕事と捉えていなかったという意識の問題であったと話された。その後作業所の作業を仕事と捉えるようになってからは、自然と前日に深酒をするのをやめ、早く寝る、朝は眠くても起きるということを実践するようになったという。WRAP® が目標に対して役立ったかという問いに対しては、WRAP® はおもしろいのでグループに通うのは楽しみだったし、WRAP® プランに沿って色々と自分のコンディションを書き出すことによって、調子が悪い時に気付けたこともあったそうだが、個別目標の為に意識的に WRAP® を活用するということはなかったとのことであった。

＜Rさん　30代　男性＞

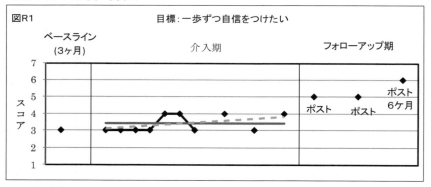

＜スコア定義＞
①すごくオドオドして会話が続かないと緊張する。人の目が気になって目の前のことに集中できない　③だいぶ他人の目が気にならなくなってきたものの、まだ少し気になる　④完璧を求めていたのを捨てて、失敗した時にうまく対処できる　⑤あるがままの感情をうまく味わえる。自分が何をしたいか自分のニーズがわかる　⑦あまり周りの目が気にならない／気にしない。他人の評価を気にしない。「これでいいんだ」と思える

　Rさんは事前面談で、人に対する緊張があることと、自分の感情に対してしばしば葛藤を抱えることを話された。対人関係では人の目が気になる、会話が続かないと緊張してしまう、人から誤解されたと感じることもあり、対人関係で多少嫌なことがあっても耐えられるようになりたい、初対面の人とも打ち解けられるようになりたいと話されていた。また、自分のあるがまま

の感情を受容することや表現することが難しく、自分の感情を押さえ込んでしまうことがあるとのことであった。このような悩みと感じている状態は以前よりよくなったと感じているが、更に良くなりたいと思っており、ご自分の抱負を「一歩ずつ自信をつけたい」という言葉で表現された。

　Ｒさんは人付き合いの苦手さからグループプログラムに参加することは正直なところきつかったと話された。ただ、耐える力を学んだし、意見をグループの中で言えたのは気持ちが良かったとのことである。目標の達成度はプログラム期間中は大きな変化は見られなかったが、プログラム終了後にプラスへと転じていった一番の理由は、きついと感じながらも途中でやめずに最後まで続けられた成功体験が自信につながったからだと言う。プログラム終了後は長期的な目標に向け新しい活動にも参加しており、そこでの人間関係でも努力を続けておられた。また、ウェブサイトなどで心理のことを勉強し、理屈がわかって自分の心の状態に対する知的理解が深まったことが心の持ちようを変えていく上で役立ったとも話された。Ｒさんの場合、当事者の経験的知識も参考としつつ、専門的な知識が役立つと感じ、積極的に自身の回復の為に活用していることが会話などから強く伝わってきた。Ｒさんの場合もWRAP®のメソッドそのものが目標に取り組む上で直接役立ったわけではないが、グループプログラムが対人緊張の克服に取り組む場となったことと、プログラムをやり遂げたという成功体験が自信につながったとのことであった。

第 4 章　結　果　197

＜Sさん　40代　男性＞

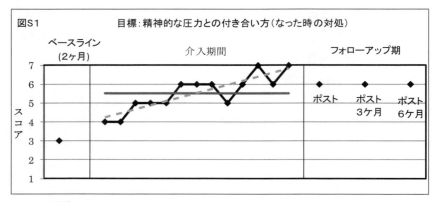

＜スコア定義＞
①困っている／打つ手がない／手も足も出ない　③うろたえる　④少し我慢できる／しょうがないやと思う／2回に1回は気を紛らわせられた　⑦気にならなくなる／起きた時にも動じない

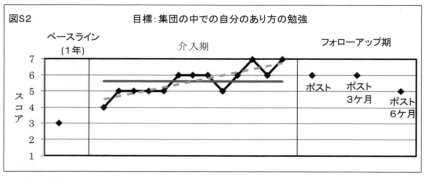

＜スコア定義＞
①独りよがり、自己満足、相手はもう口をきくまいと思う　③もう少し頑張りましょう。声のトーンが大きい。話が飛んでしまう　④会話の半分はうまくいく　⑦会話として成立する／聞き役がうまくできる

　Sさんはプログラム開始前の当時は「精神的圧力」と称する状態が頻繁にあり、悩まされていた。頭にモヤみたいなものがかかり思考が低下し、ひどい時はそうした状態が何十分も続いた。この当時はこれと言った対処方法もなく、つっぷしてじっと動かないでいるしかなかったとのことであった。ま

た、当時は引きこもり状態で家族以外とは会話の機会がなくコミュニケーション能力が下がっていると感じ、「もうちょっとはマシになりたい」と思い2つの目標を立てた。コミュニケーションについては、声が大きくなる、話しが飛ぶ、一方的にしゃべってしまうなどと家族から指摘されるので、これらを改善したいとのことであった。

WRAP®プログラム参加当初はどう話してよいかわからなかったが、年配の人たち（主にボランティア）もいて親のような立場で自分に接してくれ、その人たちの気遣いに癒されたそうである。そうした環境の中で回を重ねるごとに話せるようになり、あちこちに話が飛ぶことなく、場と相手に合わせて話ができるようになったと感じている。プログラム中の参与観察では夢中になり長く話し続けることも時折見られたが、本人が自己評価しているように、その場のトピックと相手にあわせた会話をされていた。自分の症状と付き合う上では、グループでの他の人の意見が大変参考になり、「病気を取り除こうとするのではなく、相棒と思ってうまく付き合う」という発想の転換につながり、役立ったとのことであった。

Sさんはプログラムに参加し始めてからIRSのスコアが安定して上昇しており、フォロアップ期もその状態が維持されていた。SさんはWRAP®プランをプログラム期間中もその後も日常的に読み返し、対処方法などを意識的に実践しているとのことであった。SさんはWRAP®を日々活用する事が目標達成に大変役立ったと感じていると話された。

第4章　結果　199

＜Tさん　20代　女性＞

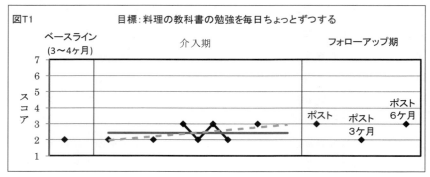

<スコア定義>
①週に1日も勉強しなかった　②週に1～2日勉強した　③週に3日勉強した　④週に4日勉強した　⑤週に5日勉強した　⑥週に6日勉強した　⑦毎日30分～1時間勉強した

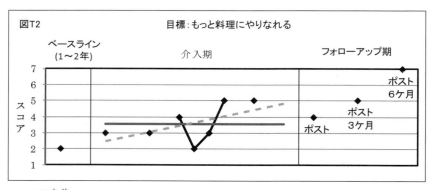

<スコア定義>
①料理で疲れ切ってしまう　④週に2～3日料理をするが、手際はもう少し。あまり疲れない　⑦1日おきに手際よく料理をする。料理だけで手一杯にならない。疲れない

　Tさんは料理に関する資格取得を目指しておられ、そのための勉強を毎日少しずつでもすることと、料理作りに慣れることに取り組んでおられた。Tさんは疲れ易いという面があり、料理作り、勉強、外出、人と会うことなどの日々の活動と体調管理とのバランスをうまくとることを課題としておられた。

　Tさんは調査期間を通して「疲れ易さ」ということを個別目標にかかわる

テーマとしてしばしば語っておられた。料理作りについては、「波がある」と本人が語るように、変動しながらも徐々に疲れている時でも料理が作れたり作り終わってクタクタに疲れ切らずにすむようになり、記録開始から約1年後の調査終了時にはおおよそ目標とした状態に到達できたと報告されている。これは慣れてきたということが一番の理由だと思うとのことで、ご本人の話に従えば時間経過に伴う成熟によってもたらされた結果と解釈するのが妥当であると思われる。座学については体調とのバランスに加え、学習意欲に波がありあまり勉強に取り組めなかったそうである。

　WRAP® プログラムが目標への取り組みにどのような役割を果たしたかという問いに対しては、目標を立てて毎週アンケートに記入するという行為によって、目標を意識したり自分の現状を確認したりすることができたことが刺激となったとのことで、測定に対する反応性がTさんの場合も作用したと考えられる。WRAP® のメソッドそのものは、"自分の頭で考える、自分で良くしていく" という精神には共感したが、個別目標への取り組みには特に意図的に活用したわけではなかったとのことである。

＜Uさん　40代　男性＞

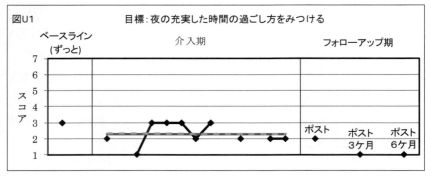

＜スコア定義＞
①1日もできなかった　②週に1日はそうできた　③週に2～3日ぐらいそうできた　④週に4日そうできた　⑤週に5日そうできた　⑥週に6日そうできた　⑦毎日できた

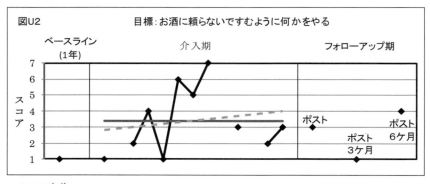

＜スコア定義＞
①ほとんど毎日お酒を飲んでいる　④週に5日飲んでいる　⑦週に3日ぐらい、適量のお酒を飲む

　Uさんは事前面談当時、私生活の乱れや寂しさ、孤独感が課題であると話された。夜の時間は辛い、寂しいという気持ちが特につのり、そのことからお酒に頼ってしまう。このように夜の過ごし方に「失敗」すると、昼夜逆転してしまったり作業所を休んでしまったりなど、生活全般が乱れてしまうという。お酒を買って家で飲む以外に外に飲みに行くことも多いので出費もばかにならないとのことであった。調査開始時のUさんの様子はほとんど毎

夜お酒を飲んで過ごすという生活が少なくとも1年以上は続いていた。これまでにこうした生活を改善しようという気持ちはあまりなかったが、プログラム参加を機に、第1の目標としてあまりテンションが上がり過ぎず、お金があまりかからない、お酒に頼らない充実した夜の時間の過ごし方を見つけたいとのことであった。第2の目標はお酒に頼らないですむように何かをやるとした。2つの目標の違いが筆者にははっきりしなかったが、本人の希望によりこの2つの目標を設定し、モニタリングすることとなった。

調査期間中のUさんは個別目標に対して取り組んでいないと回答することが多く、コメント欄にも「取り組む気になれない」など意欲が持てない気持ちをしばしば明かされ、目標に対する気持ちは調査期間を通してアンビバレントだった。また、コメント欄には「無理」、「できない」という言葉がほぼ毎回書かれており、自己効力感の低さも伺えた。調査期間を通してお酒に代わる生活の楽しみを見出すことはできなかったとのことであった。ただしお酒を飲む頻度は大きな変動がありつつも、全体としては改善に向っている。お酒を飲む頻度について波があった理由は、代替方法のないままただお酒を飲むのをしばらく我慢しては、その反動で飲酒回数が増えてしまうということを繰り返したからだそうである。また、プログラムの半ば頃に一時期回数が減ったのは、足を怪我して外出が困難だったからとのことであった。事後面談では、目標に対する動機がいまひとつ定まらないことに加え、長年の習慣を変えることは難しかったと話された。

WRAP® が役立ったかという質問に対しては、正直なところ当時は家に帰っても資料や自分が書いたことを見直すこともなかったし、グループでの前向きな気持ちとは違う自分が出てきてやる気が出なかったとのことであった。ピアとの関係についても残念ながら苦手な人もいて、ピア同士の交流がいつも助けになるわけではないとのことであった。Yさんはプログラム終了後は生活支援センターのスタッフに協力してもらいながら生活の見直しをしたそうである。Uさんが自己ケアに取り組む上では、安定した関係が維持され、自分のことを理解しているスタッフの助言や提案がピアの存在以上に重要なサポートだと話された。

第4章 結 果　203

＜Ｖさん　30代　女性＞

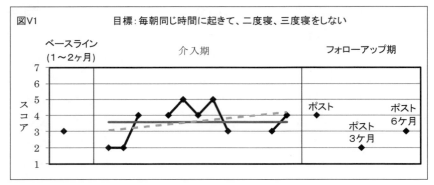

＜スコア定義＞
①毎日二度寝をしてしまう　②週に5日以上二度寝をする　③だいたい毎朝同じ時間に起きて、4回以上二度寝をする　④週に3回二度寝をする　⑤週に2回二度寝をする　⑥週に1回二度寝をする　⑦毎朝同じ時間に起きて二度寝しない

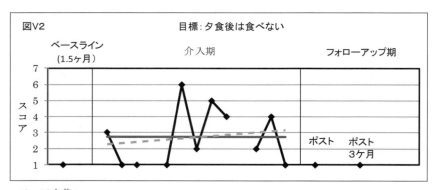

＜スコア定義＞
①毎日夕食後に食べる　②週に1日は食べないでいる　③週に2日は食べないでいる　④週に3日は食べないでいる　⑤週に4日は食べないでいる　⑥週に5～6日は食べないでいる　⑦毎日夕食後に食べない

　Ｖさんは、事前面談で朝起きてから二度寝、三度寝をしてしまい生活リズムが整わないことが課題と感じていると話された。家のことをしたり作業所にきちんと通いたいので、毎朝同じ時間に起きて二度寝をしないようにすることを目標にした。また、夜にお菓子などを食べるのが習慣になってしまっているが、体重増加や成人病になってしまうことが心配だし、遅い時間に間

食をしない方が翌日体調が良いことを実感したので、夕食後は食べないことをもう1つの目標として取り組みたいと話された。

　プログラムに参加してすぐの頃は、うまい方法がみつからないとコメントする週が多かった。しかし成果が思うように出ない時期でも試行錯誤を繰り返しており、次第に幾つかの方法に多少の効果を感じるようになったそうである。しかし、自己管理によってこうした生活習慣を改善することには限界があったようで、調査期間中に際立った改善が見られたのはいずれもショートステイを利用した時期であった。ショートステイ中はある程度管理された環境の中に置かれるので、二度寝・三度寝や夜の間食をしないですんだそうである。「夕食後は食べない」という目標は介入期の平均値はベースライン時より1ポイント以上上昇したが、ショートステイを利用した時以外は、ほぼ毎日夕食後に何か食べてしまうという状況は基本的に変わらなかったそうである。

　WRAP® と個別目標との結びつきを V さんに尋ねたところ、WRAP® のメソッドはこうした生活習慣を改善していく上でとても役に立つと思うが、意識して取り組むことを忘れてしまうことも多く、「どう取り組めば効果がでるかわからない」、「コツがわからない」と話された。V さんはプログラム参加者の中でも WRAP® の最も熱心な信奉者のひとりであったが、V さんの話からは、WRAP® プランを実際に実践するのは熱意があり WRAP® の有効性を信じる人にとっても必ずしも簡単ではないことが伺えた。

第 4 章　結　果　205

＜Wさん　20代　男性＞

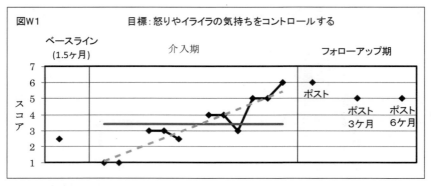

＜スコア定義＞
①ほとんど毎日キレる　②週4回ぐらいキレる　③週1回ぐらいにキレる回数が減る　④「殴らない、壊さない」がいつもできている　⑤「あきらめる」ということができる　⑥多少ストレスの発散ができる　⑦常にイライラをうまく発散させる。「しょうがない」とあきらめる。殴らない、壊さない

　Wさんはプログラムの開始前、これまでに怒りやイライラの感情をコントロールできないことでトラブルが生じることがしばしばあったと話された。納得できないことは受け入れられず、人に暴力を振るったり物を壊したりしたこともあり、それが原因で対人関係が破綻したり出入りを禁止されるなど、自分でも問題だと感じているので、「角を丸くできれば」と思いこの目標を立てた。
　プログラム開始時は本人が申告したベースライン時の状態より状態が悪化していたが、徐々に改善し、キレて暴力などに走ることはなくなったとのことであった。目標に取り組む上でWRAP®が役に立ったかとの問いに対しては、本人いわく、「うまく言えないけどWRAP®は全体的に役に立った」とのことである。プログラムに参加していた人たちは色々な年齢層で、みんな平等と思えたし、接している時の言葉遣いがみな穏やかで自分もそのようにグループの中で振る舞えた。そして、グループの外での自分も変わった。目標がないと暴走してしまうが、目標があるということ自体が抑えになり、目標を持ってWRAP®に参加したことで前向きな気持ちになれ、WRAP®が生かされたと思うとのことであった。Wさんの語りでは、WRAP®を個別

目標に向けてどのように意図的に活用したのかは明確ではなかったが、WRAP® グループでの穏やかな人間関係や、目標を設定したこと自体とプログラム期間中にこれを意識的にモニタリングしたことが役に立ったと思われる。W さんの場合も自己監視に対する反応性が働いたと思われた。

3. 全体結果

(1) 設定された個別目標の概要

　表 4-2-1 は 38 例の概要を整理したものである。個別結果でも報告したように、対象者の立てた個々の目標は多岐にわたった。個々人の人生の目標や抱負が十人十色であることは自然であり、Anthony（1993）が、「リカバリーは極めてパーソナルで一人一人にユニークなプロセス」と定義していることともつながる。一方、多岐にわたる対象者の目標はいずれも先行研究で同定されたリカバリーの共通要素に含まれるものでもあった。対象者がここで掲げた目標は、症状の自己ケア、心の安らぎ・落ち着き、健康的な生活習慣、生活機能／社会機能の獲得、豊かな人間関係、価値ある社会的役割の獲得、新たな可能性に向けて取り組むことなどであり、これらは本研究で採用した Young ら（1999）のリカバリーモデルにいずれも含まれる事柄である。本研究ではこれらの個別目標を、「メンタルヘルス（N = 11)」、「日常生活習慣（N = 12)」、「対人関係（N = 7)」、「スキル獲得・ゴール志向（N = 8)」の 4 つの領域に分類し、領域によって結果に差異がないかも検討した。

(2) 測定結果の概要

　表 4-2-1 に全 38 例の測定結果の概要を一覧に示した。ベースライン、T2、T3、T4 はそれぞれの時点の測定値を示し、介入期はこの期間の測定値の平均と標準偏差、回帰直線の回帰係数、およびベースラインとの差を示した。38 例のうち、ベースラインと介入期のスコアの平均値の差が ± 1 未満だったものは 19 例（50％）で、介入期に変化がみられなかった例が半数であった。ベースラインより介入期のスコアが上昇したのは 16 例（42％）で、このうち 1 点上昇したのは 10 例、2 点上昇したのは 5 例、4 点上昇したのは 1 例であった。介入期の平均値がベースラインより下がったのは 3 例（8％）

表 4-2-1：シングルシステムデザインによる調査結果の一覧（2−1）

領域	目標	図番号	ベースライン	介入期間 M	SD	回帰係数	増減量	T2	T3	T4
メンタルヘルス（11例）	かきむしらなくてすむようになりたい	L1	1	1.15	0.38	-0.05	±0	1	1	1
	お姉ちゃんとの関係のストレスとうまく付き合う	M1	3	4.00	0.95	0.14	+1	4	4	5
	イライラしないですむようになる	O1	4	1.38	0.87	-0.14	-2	1	1	1
	夜もう少し寝られるようになる	F1	4.5	3.20	0.8	-0.06	-1	7	7	7
	セルフコントロールができるようになる	G1	3	3.63	0.64	0.07	±0	4	2	3
	引っ越し（荷物の整理）のストレスにうまく対処する	G2	2.5	3.63	0.61	0.00	+1	4	3	4
	ストレスへの対処	H1	3	2.44	0.88	0.01	±0	4	3	4
	薬の眠くなる副作用を改善する	I2	2.5	2.08	0.29	-0.02	±0	2	7	7
	一歩ずつ自信をつけたい	R1	3	3.40	0.52	0.06	±0	5	5	6
	精神的圧力との付き合い方（なった時の対処）	S1	3	5.54	0.97	0.21	+2	6	6	6
	怒りやイライラの気持ちをコントロールする	W1	2.5	3.41	1.59	0.36	+1 [1]	6	5	6
日常生活習慣（12例）	予定通り朝7時に起きたい	L2	4	6.54	0.88	0.16	+2	7	6	6
	タバコの本数を減らす	M2	3	4.17	1.27	0.30	+1	6	6	6.5
	タバコをやめたい。せめて1日1箱にしたい	O2	2.5	2.00	0.00	0.00	±0	2	2	2
	目の健康の為にテレビを観ないようにする	P2	4	3.73	0.47	0.09	±0	5		
	毎日の日課の中に整理整頓（そうじ）の時間をもうける	B1	3.5	5.92	0.29	0.03	+2	7	6	6
	忘れない為にメモをいつも取る	C1	3	4.09	1.51	0.30	+1	4	2	2
	お料理や掃除など、うちのことをもう少しできるようになる	D1	4	3.75	0.45	0.03	±0	4	4	5
	今より少しやせる	J1	4	4.00			±0	4	4	4
	夜の充実した時間の過ごし方をみつける	U1	3	2.30	0.67	-0.01	±0	2	1	1
	お酒に頼らないですむように何かをやる	U2	1	3.40	2.07	0.10	+2	3	1	4
	毎朝同じ時間に起きて、二度寝、三度寝をしない	V1	3	3.60	1.08	0.09	±0	4	2	3
	夕食後は食べない	V2	1	2.73	1.79	0.07	+1	1	1	

表 4-2-1：シングルシステムデザインによる調査結果の一覧（2−2）

領域	目標	図番号	ベースライン	IRSスコア				T2	T3	T4
				介入期間						
				M	SD	回帰係数	増減量			
対人関係（7例）	人と接する機会を増やす	K1	3	4.00	0.00	0.00	+1	4	4	4
	人とうまく接することができるようになりたい	N1	1	2.62	2.10	0.44	+1	6	6	6
	自分の思っていることをそのまま伝えることができる	N2	1	2.54	1.27	0.30	+1	4	6	6
	思っていることを相手に正しくわかるように伝えたい	P1	2	2.73	0.47	0.09	±0	3		
	集団の中での自分のあり方の勉強	S2	3	5.62	0.87	0.19	+2	6	6	5
	彼女をつくりたい	A2	3	3.59	0.58	0.13	±0	4	5	3.5
	職場の年下の人との人間関係を改善する	E1	4	3.00	0.00	0.00	-1	3	3	4
スキル獲得・ゴール志向（8例）	司法試験の為の入門書を読む	B2	1	5.17	0.72	0.09	+4			
	漢字検定2級に受かる為に、仕事場に問題集を持って行って、仕事の前にちょっとやるようにする	C2	1	1.55	0.69	-0.09	±0			
	料理の教科書の勉強を毎日ちょっとずつする	T1	2	2.43	0.53	0.08	±0	3	2	3
	もっと料理にやりなれる	T2	2	3.57	1.13	0.19	+1	4	5	7
	一般就労したい	Q1	4	4.00	0.00	0.00	±0			
	今以上に仕事が満足にできるようになりたい	A1	4.5	4.77	0.52	0.15	±0	5	6	5.5
	仕事を覚える	E2	4	3.10	0.32	-0.03	±0	3	4	4
	作業所での仕事を覚える	I1	4	3.83	0.72	0.12	±0	4	7	7

注（1）：W1 のベースラインからの介入期の増加は 0.91 で 1 未満だが、1 に限りなく近いことに加え、グラフではプラスのトレンドが視認できたため、プラスの変化があったケースとして分類した。

で、このうち 1 点下がったのは 2 例、2 点下がったのが 1 例あった。

　これらの結果を目標領域ごとに見た場合も大きな差異は見られなかったが、「日常生活習慣」と「対人関係」の領域は介入期にスコアが上昇した割合がやや高かった。一方、「メンタルヘルス」と「スキル獲得・ゴール志向」はプラスの変化のあったケースが少なかった。この結果は、「メンタルヘルス」は WRAP® が直接的にターゲットとするものであり、介入プログラムと最も整合性のある目標領域であることに鑑みて予想外の結果であった。

フォロアップ期では、全 38 例中一貫してベースラインよりもフォロアップ期のスコアが高かったケースが 20 例（53%）あり、フォロアップ期においてプラスの変化が見られたケースが介入期よりも多かった。ただし、個々の事例のプロファイルからは、プログラムの効果が遅延して現れたと思われるケースも一部にはあったものの、時間に伴う自然な成熟と思われるケース、プログラムとは関係ない外部要因によって変化したと思われるケースなど、様々なケースがあり、この結果から単純に WRAP® の効果を判断することはできない。

　以上の全体結果からは、介入期において多少ともプラスの変化があったのは半数以下で、一部はスコアが悪化したものもあり、A-B デザインとしての全般的な効果は示されなかった。また、目標領域ごとの明確な効果の差異も確認されなかった。

(3) 尺度の技術的問題

　本研究で使用した IRS には幾つかの技術的問題があった。第 1 の問題は、設定された個別目標には介入プログラムとの整合性に乏しいものも少なくなかったという点である。個別目標の 4 つの領域のうち、「メンタルヘルス」と「日常生活習慣」は、WRAP® が直接ターゲットとする事柄で、本研究の評価対象プログラムと最も整合性のある内容と考えられる。また、「スキル獲得・ゴール志向」のうち日常生活習慣に関する取り組み（B2、C2、T1）にも、WRAP® を道具として活用することが可能であろう。だが、「彼女をつくりたい」（A2）などの目標は、WRAP® という手段との距離が遠く、WRAP® を目標達成の直接的で有効な手段と仮定する合理的根拠に欠ける。従って WRAP® の効果を検証する指標としての妥当性は乏しいと言わざるを得ない。

　第 2 の問題は、作成された IRS には尺度としての信頼性が不十分だったものも少なくなかった点である。測定結果の信頼性を担保するうえでは、用いる指標は顕在的で観察可能な行動や数で数えられる事柄が望ましく、尺度の各スコアは明確で具体的であることが必要である（Barlow & Hersen, 1984; Bloom et al., 2006）。これに対し、本研究で設定された個別目標のうち

の約6割は、例えば「夕食後は食べない」（V2）などの観察可能な行動や数量化が可能な状態で、一定程度の信頼性が期待できる尺度であった。しかし、行動を測定するIRSの中には、"こなせている・こなせていない"のように十分に操作化されていないものも含まれた。また、個別目標の約2割は認知や感情に関するもので、これは当事者の主観的な反応であるため、観察可能な行動に比べて当事者が正確に自己監視することが難しい。更に、認知と行動という二つの異なる次元を一つの尺度の中で測定対象とした例も2例あり[2]、この2例も尺度としての信頼性が低いものとなった。

以上のような尺度の技術的問題は調査結果の信頼性および妥当性を脅かすもので、本調査で得られたデータはこれらの技術的な制約を加味した上で解釈する必要がある。

(4) 目標達成に向けた WRAP® の意図的な活用の実態

対象者との事後面談からは、WRAP® を個別目標のために意図的に活用した人はほとんどいなかったことが確認された。自分が立てた目標達成のための道具として WRAP® を用いた、あるいは意識したと明確に答えた人は4人のみで、漠然と役に立ったと思うと答えた数名を含めてもごくわずかであった。つまり、本研究のシングルシステムデザインのほとんどのアウトカム結果に WRAP® は介在していなかったとも言える。このことはシングルシステムデザインによって行った本調査は厳密な意味で WRAP® の有効性を検証する調査としての妥当性が不十分であったことを意味する。前述の尺度の技術的問題とあわせ、本調査で得られたデータには信頼性と妥当性に関する問題が多くあることを認めざるを得ない。従って、本調査の結果はいずれも留保的なものとみなさなければならない。

----

[2] W1：「怒りやイライラの気持ちをコントロールする」は、「殴らない、壊さない」という行動と、「あきらめる」などの認知が尺度内に混在している。また、T2：「もっと料理にやりなれる」は、「料理の回数」という観察可能な行動と、「疲れる」という本人の内的な現象が尺度内に混在している。

第4章 結果 211

| 第3節 | プロセス評価の結果

1. 実施されたプログラムの価値・倫理への準拠度の結果

　WRAP®グループ期間中に、「WRAP®の価値と倫理チェックリスト」を2回にわたって参加者に記入してもらい、WRAP®の価値と倫理がグループで守られているかどうかを評価してもらった。アンケートを実施した回に欠席した人以外は全員の協力が得られ、回収率は2回合わせて88％であった。回収した質問紙中の有効回答率は96％だった。回答を集計した結果、WRAP®の価値と倫理がグループで守られていると答えた回答の割合は2回の調査を合わせて91％であった（**分析5**）。この結果から本研究で実施したWRAP®グループではWRAP®のプログラム原則が十分守られていたことが明らかにされ、本研究の仮説3－1が支持された。

2. 参加者のカリキュラム習熟度に関する結果

　プロセス評価の一部として、介入プログラムの参加者がカリキュラムを理解し習得できたかを確認するために、「WRAP®学習効果チェックリスト」による調査をプログラム前後に実施した。調査の結果、T1の平均得点は50.50（SD＝8.93）、T2の平均得点は54.53（SD＝9.31）であった。t検定の結果はt（25）＝2.69, p＜.05で、プログラム参加後に得点の有意な上昇が見られた（**分析6**）。T2の項目当たりの平均値は3.64で（得点範囲1～5）、中央値をやや超えた値であった。これは高いとは言えないが、肯定回答寄りであることから概ねカリキュラムの内容に対する理解や肯定的態度が獲得されたものと思われる。以上の結果から、WRAP®グループを通して参加者はWRAP®プラン及びリカバリーの鍵概念に対する一定程度の学習成果があったことが確認され、本研究の仮説3－2が支持された。

3. 参加者のプログラムに対する主観的有用度及び活用度に関する結果

　参加者によるセッションごとの主観的評価を確認するため、各セッションの終わりに択一回答および自由記述からなる「セッション後アンケート」を

実施した。択一回答質問ではセッション全体とセッションの各要素がどの程度役に立ったと感じたか（主観的な有用度）、またそのセッションで学んだことを日常生活でどの程度活用すると思うか（履行の可能性）を質問した。全13回分の択一回答を合計した結果は図4-3-1と図4-3-2の通りである（**分析7**）。

図4-3-1が示すように、プログラムの有用度については全ての質問項目に対し「役に立った」と「どちらかと言えば役に立った」を合わせた回答が9

図4-3-1：「今日のWRAP® クラスはどれぐらい役に立ちましたか？」に対する回答

項目	役に立った	どちらかと言えば役に立った	どちらかと言えば役に立たなかった	役に立たなかった
セッション全体	61.8	32.6	6.2	0
テーマ	62.9	29.6	7.2	0.3
ディスカッション	58.7	33.3	7.3	0.7
資料	60.7	32.5	6.6	0.3
進行役	70.7	26.4	2.9	0

図4-3-2：「今日のクラスで学んだことを今後どれくらい日常生活で活用すると思いますか？」に対する回答

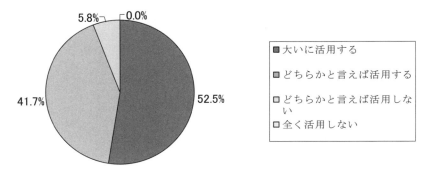

- 大いに活用する：52.5%
- どちらかと言えば活用する：41.7%
- どちらかと言えば活用しない：5.8%
- 全く活用しない：0.0%

第4章 結果 213

割以上だった。同様に、各セッションの内容の履行を問う質問に対しても、図 4-3-2 が示すように「大いに活用する」と「どちらかと言えば活用する」を合わせた回答が 9 割以上で、参加者のほとんどが何らかの形で WRAP® を日常生活で活用すると考えているという結果であった。

4. アンケート自由記述回答の質的分析結果

　本研究では参加者による WRAP® グループのプロセスの評価を質的に捉えることを目的に、各セッションの終了時および全プログラム終了時に自由記述アンケートを実施した。各セッションの終了時には、①セッションの良かった点、②改善できると感じた点を記入してもらった。全プログラムの終了時には、プログラム全体に対する感想として、① WRAP® グループ参加によって自分にもたらされた変化とその理由、② WRAP® グループがリカバリーに役立った点、③ WRAP® グループがリカバリーの妨げになった点、④ WRAP® グループで変えた方が良い点、⑤その他自由な感想を記入してもらった。

　各質問項目に対する回答の分類結果は表 4-3-1 から表 4-3-9 に示した通りである。各表のタイトルに続く括弧内には、それぞれの質問に対して得られた回答数（各セッション後アンケートの回答数は 13 回分の延べ数）と、回答から抽出された意味のまとまりの数を記載した。分析によって抽出されたカテゴリーは、各表に 1、2、3、と記載し、カテゴリー名に続く括弧内にはそれぞれのカテゴリーに分類されたデータの数と全体に対するパーセンテージを示した。また、各カテゴリーに含まれるサブカテゴリーは各表に①、②、③、と記載した。カテゴリーの命名には極力実際のデータに含まれている言葉を使用した。

表 4-3-1：各セッションで良いと感じた点（延べ回答数：283　抽出された意味の
　　　　　まとまり：418）

1.	意見がたくさん出た　（N＝149, 35.6％） 　①いろんな人の意見が聞けた　②意見交換できた　③自分も発言できた
2.	役に立つことを学べた　（N＝57, 13.6％） 　①勉強になった　②日常に使える　③実際にやってみようと思う 　④具体的でわかりやすかった　⑤今後も考えてゆきたい 　⑥内容が濃かった　⑦興味ある内容
3.	集まったみんなが良かった　（N＝41, 9.8％） 　①真剣に取り組み、皆で作る　②やさしさ　③重いテーマにも向き合う 　④人と知り合えた　⑤前向きだった
4.	頑張って、慣れて、元気になった自分　（N＝38, 9.1％） 　①自分を見直せた　②慣れてきた　③頑張った　④元気になれた 　⑤話してすっきりした　⑥人とつながれた
5.	グループがいい雰囲気だった　（N＝37, 8.9％） 　①明るく楽しい雰囲気　②安心で言いたいことが言える雰囲気 　③和やかでリラックスできる雰囲気　④団結感　⑤僕ひとりではないのだ 　⑥良い雰囲気
6.	ファシリテーターが良かった　（N＝28, 6.7％） 　①進行が良かった　②説明が良かった　③配慮があった　④基本的な備え
7.	グループの流れや形が良かった　（N＝22, 5.3％） 　①ルールを決めてあることが良かった　②情報交換ができた 　③自己紹介の方法が良かった　④休憩があって良かった 　⑤人数がちょうど良かった　⑥最後が良かった 　⑦フォローアップがあるのが良い
8.	全体に良かった　（N＝15, 3.6％）
9.	クラスの環境が良かった　（N＝10, 2.4％）
10.	配布資料が良かった　（N＝5, 1.2％）
11.	特になし　（N＝6, 1.4％）
12.	その他　（N＝10, 2.4％）

表 4-3-2：各セッションで改善できると感じた点（延べ回答数：231　抽出された
　　　　意味のまとまり：247）

1.　特になし　（N＝86, 34.8%）
2.　もっと自分が良くなりたい　（N＝53, 21.5%） 　　①もっと発言できるようになりたい　②グループでもっと頑張りたいこと 　　③自分について思うこと　④日常生活で取り組みたいこと
3.　テーマが難しくてわかりにくかった　（N＝26, 10.5%） 　　①具体的にわかりやすくしてほしい　②こんなことも話し合いたかった 　　③各パートの違いがわかりにくかった　④レベルを高くして欲しい 　　⑤テーマによっては話し合いにくいのでは？
4.　進行について　（N＝18, 7.3%） 　　①時間配分を改善して欲しい　②進行が速い　③進行役の様子 　　④みんなが話しやすい雰囲気にした方が良い
5.　ディスカッションについて　（N＝17, 6.9%） 　　①発言者が偏る　②意見があまり出なかった 　　③ディスカッションが深まらなかった　④雑談に流れてしまった 　　⑤プライバシーに関することは話すのが難しい
6.　会場やお菓子について　（N＝15, 6.1%）
7.　時間が足りなかった　（N＝9, 3.6%）
8.　他の人のマナーについて　（N＝6, 2.4%）
9.　人が少なかった　（N＝5, 2.0%）
10.　その他　（N＝12, 4.9%）

表 4-3-3：WRAP® プログラムに参加するようになってから自分におきた変化とその
　　　　理由（回答数：25　抽出された意味のまとまり：51）

1.　変わったこと　（N＝35, 68.6%） 　　①気持ちや考えのポジティブな変化　②行動のポジティブな変化 　　③変化なし　④わからない
2.　変わった／変わらなかった理由　（N＝12, 23.5%）
3.　プログラムに参加した感想　（N＝4, 7.8%）

表 4-3-4：WRAP® プログラムがリカバリーに役立った点（回答数：26　抽出され
　　　　た意味のまとまり：38）

1.　リカバリーに役立ったこと　（N＝22, 57.9%） 　　①グループ体験　②ファシリテーター　③学習トピック ④その他
2.　自分がリカバリーした点　（N＝12, 31.6%）
3.　特にない・わからない　（N＝4, 10.5%）

表 4-3-5：WRAP® プログラムがリカバリーの妨げになった点（回答数：26　抽出
　　　　　された意味のまとまり：26）

1.	なし　（N = 18, 69.2%）
2.	他の参加者の存在　（N = 3, 11.5%）
3.	その他　（N = 5, 19.2%）

表 4-3-6：WRAP® プログラム全体について変えた方が良いと思うこと（回答数：
　　　　　24　抽出された意味のまとまり：27）

1.	なし　（N = 8, 29.6%）
2.	内容について　（N = 7, 25.9%）
3.	グループの形について　（N = 3, 11.1%）
4.	会場について　（N = 3, 11.1%）
5.	グループディスカッションについて　（N = 3, 11.1%）
6.	わからない　（N = 2, 7.4%）
7.	良かった点　（N = 1, 3.7%）

表 4-3-7：そのほか、自由な感想（回答数：24　抽出された意味のまとまり：39）

1.	プログラムに参加した感想　（N = 21, 53.8%） 　①良かった・役に立った　②グループ体験　③他の人の良かった様子 　④私にとってのグループの意義　⑤自分におきた変化
2.	明日への抱負　（N = 8, 20.5%）
3.	感謝の言葉　（N = 6, 15.4%）
4.	その他　（N = 2, 5.1%）
5.	なし　（N = 2, 5.1%）

　得られた質的データの分析結果を総括すると、参加者のプログラムに対す
る評価は肯定的なものが大半で、択一回答アンケートの結果とも一致した。
そして、参加者が体験した様々な事柄の中でも際立ったものとして、複数の
異なる質問項目にまたがって繰り返し出現したテーマが幾つか確認された。
以下にこれらを説明する。なお、文中の斜体太文字表記した箇所は素データ
からの引用である。

(1) グループ体験

　参加者がプログラムで良いと感じた点は、グループという場や他のメンバーとの交わりに関する内容が圧倒的に多かった。表 4-3-1 に示した「各セッションで良いと感じた点」のうち、カテゴリー 1 (意見がたくさん出た) と 5 (グループがいい雰囲気だった) は、グループダイナミクス、とりわけメンバー同士のやりとりに対する肯定的評価であった。加えてカテゴリー 3 (集まったみんなが良かった) は、他のグループメンバーに対する肯定的評価や、彼らによってもたらされた効用に関するもので、これらはいずれも成功しているグループに普遍的な機能と言える。この 3 つのカテゴリーで抽出されたデータを合わせると全抽出データの半数以上を占め、他のテーマと比べ群を抜いていた。特に、*"活発な意見の出し合いができた"* こと、*"他人の意見がとても参考になった"* こと、*"自分も言いたいことが言えた"* ことなどが肯定的な体験として寄せられた。また本プログラムのグループダイナミクスは、*"明るい"*、*"安心"*、*"自由"*、*"リラックス"*、*"ざっくばらん"*、*"団結感"* などの言葉によって表現され、このようなグループダイナミクスを生み出した参加者相互やファシリテーターの *"やさしさ"*、*"配慮"* も報告された。同様のグループ体験に対する肯定的評価は、「WRAP® プログラムがリカバリーに役立った点」や「そのほか、自由な感想」の質問でも繰り返し出現した。

　一方、僅かではあるが、*"決まった人に発言が偏る"*、*"意見をあまり言わなかった"* という感想や、他の参加者に対する負の感情 (*"少し、マナーにうとい人がいる"*、*"苦手な人がラップクラスにいて内心非常にきつかったです"*、*"人が怖いと思うことがある"*) も報告された。これらの感想は、表 4-3-2「各セッションで改善できると感じた点」や表 4-3-5「WRAP® プログラムがリカバリーの妨げになった点」の回答で寄せられた。*"発言者が偏る"* と *"意見をあまり言わなかった"* には、グループディスカッションを独占する人への苦言と発言に消極的な人への苦言 (*"非積極的な人もいたのでいなくなるといいなと思いました"*) という二つの意見が集約されている。実際のグループの参与観察では、積極的な人が立て続けに発言することがあったり、一種の自己主張の手段としてチェックインを毎回パスしていると思われ

る人がいたりなど、ここに寄せられた意見を裏付けるような場面は時折確認されている。

　マナーに関する意見は、セッションの最中に私語をする、連絡なく遅刻する、セッション中に携帯電話で話をするなどに対するものであった。これらは一部の参加者に限られた行動であったが、グループ内で「安心のための約束事」の話し合いを重ね、その都度マナーに関する明確な合意を形成していくことで是正されていった。グループで生じた課題の解決をファシリテーターのみに委ねるのではなく、メンバーが話し合い、互いに配慮し合うというアプローチで解決していくという方法に対しては肯定的な評価も寄せられた（"約束ゴトがより細やかになった〔よかった点〕"）。

　"苦手な人がいて"や"人が怖い"などの体験は、もともと対人緊張が強いと話されていた数人の方々から寄せられたもので、グループプログラムに身を投じること自体が大きな挑戦だったと打ち明けて下さる方もあった。一方、ここで他者の存在を負のグループ体験としてあげた方々全員が、同時に他者の存在をリカバリーに役立ったプラスの要素としてもあげていた。他者からストレスを感じる一方で、対人緊張を克服したいという思いも同時に持つ彼らにとって、WRAP® グループに参加したプロセスは葛藤をかかえながら成長を遂げたプロセスであったことが語られた。この体験は「各セッションで良いと感じた点」のカテゴリー 4 として抽出された、「頑張って、慣れて、元気になった自分」に集約されている。

(2) カリキュラム

　参加者が感じたプログラムの効用の多くが普遍的なグループ体験に関わるものであったのに対し、WRAP® に固有のカリキュラムや資料に関する意見は少なかった。これは調査結果で際立った点の一つであった。カリキュラムに対する感想が主たる内容だったデータは各セッション後アンケートの「良いと感じた点」で約 15％（表 4-3-1 のカテゴリー 2「役に立つことを学べた」とカテゴリー 10「配布資料が良かった」）、「改善できると感じた点」で約 11％（表 4-3-2 のカテゴリー 3「テーマが難しくてわかりにくかった」）に留まった。

各セッション後アンケートの「良いと感じた点」で寄せられたカリキュラムに対する主な肯定的な評価は、"具体的"、"わかりやすい"、"役に立つ"というものであった。しかし、先に述べたようにカリキュラムに対する感想自体が多くはなく、抽出された全418のデータのうち"日常で使える"という意見はわずか9、"具体的でわかりやすかった"という意見はわずか8であった。

　一方のマイナスの評価では、プラスの評価と正反対の"もっと具体性が欲しい"、"よくわからなかった"、"むずかしい"という意見が同程度寄せられている。このカリキュラムに対するマイナス評価は、表4-3-6に示した「WRAP® プログラム全体について変えた方が良いと思うこと」というプログラム終了後に実施したアンケートでも最も多く寄せられた意見であった（カテゴリー2「内容について」に分類）。

　カリキュラムに対する相反する評価は個人差ではなく、主にセッショントピック間に見られた差異であった。プラスの評価は主にWRAP® プランに対する評価で、マイナスの評価は主に「リカバリーに大切な5つのこと」に対するものであった。質的プロセス評価からは、リカバリーの鍵概念を参加者が自らの経験に引き寄せることが困難だったことが浮かび上がった。リカバリーの鍵概念はそれ自体の持つ抽象度の高さに加え、参与観察ではこれらのトピックを初めて耳にするという反応が多くの参加者に見られた。しかし参加者にとって馴染みが薄い内容であったからこそ、本プログラムがこれらの鍵概念を学習する貴重な機会だったという評価や、今後も学びを深めたいという感想もあった。また、わかりにくいという評価の中では用語のわかりにくさも指摘されており、翻訳の過程でカタカナ用語や日本語表現としてしっくりこない表現があることも確認された。

(3) 自己省察

　本研究で実施した自由記述アンケートの質問項目のほとんどは、プログラムに対する評価を問うものだったにもかかわらず、自分に焦点を当てた回答が多く寄せられたのも際立った結果の一つである。プログラムのメリット・デメリットに対する問いかけは、自分自身に対する肯定的または否定的評価

という形で返された。これらの回答は一見質問の意図から逸れているようにも思われるが、参加者のこうした内的体験はプログラムプロセスを理解する上で有用であった。

　自由記述回答からは、第一に参加者の多くがグループの中で自分の言動を他者と比較しながら自分への評価を下していたことが浮かび上がった。最も多かった評価の領域はグループディスカッションでの発言についてで、このテーマはほとんど全ての質問項目にまたがって繰り返し出現したものだった。参加者の自己評価はプラスとマイナスのベクトルが拮抗していたことも特筆すべき点である。意見交換の場で自分が聞き手に回るだけでなく "自分もちゃんと発言できるようになった" という体験は参加者にとって達成感・充実感があり、自分に対するプラスの評価へと繋がった。一方、"皆に比べて発言ができなかった"、"プレッシャーに襲われてフリーズした" という体験は劣等感や不全感となり、マイナスの自己評価に繋がっていた。

　また、参加者の多くはプログラム参加を通して自分自身を見直し、振り返り、再確認していく作業を行っていたこともデータから確認された。参加者は、集団における自分のあり方や自分の内面（感情、考え方、態度）を省察し、それまで見落としていた自分自身や他者との関わりの良い面を見直したり、反省したりして、自己理解を深めていった（"それまではっきりと意識していなかったことを見直すことができて自分のことをもっと知ることができた"）。この「気付き」というテーマも複数の質問項目にまたがってたびたび出現したテーマであった。

　参加者の多くがプログラムを通して自分の変化を感じたことも質的データから浮かび上がった。プログラム参加を通して自分自身にどのような変化が生じたかを問う質問に対して、回答者25人のうちの21人（約80％）が自分自身や自分の生活に生じた何かしらの変化を言語化しており、他の質問項目に対する回答でも自分に生じた変化は繰り返しテーマとして出現した。参加者が感じた変化の具体的内容は十人十色であったが、セッションを重ねるごとに "慣れてきた"、"リラックスしていた" という変化は複数の参加者に共通するプログラム期間中に知覚された変化であった。また、プログラム全体を通してはそれぞれ少数ではあるが、希望・目標・意欲の芽生え（"不安

第4章　結　果　221

感に一筋の光が射したような気持ちがしている"、"一人暮らしをいつか果たしたい"、"少し前向きな気持ちになれた")、自信の向上（"生きていく自信が生まれつつある"）、気分の安定・安寧（"気が楽になった"）、生活習慣の改善（"早起きしている"）が複数の参加者から報告された。参加者が感じた自分の変化はいずれも肯定的なもので、否定的な変化の報告はなかった。

　一方で、3人の回答者は変化がなかったと答えている。それらの回答は、介入プログラムの内容を十分理解できなかったり、得た知識と実践を橋渡しする何かが必要だったことを示唆する内容であった（"じっこうしようと思っても、どうゆうにしたらいいのかよくわからなかった"）。

第5章 〉 考察と提言

本研究は日本において初めて実施された本格的な WRAP® の評価研究である。本研究の目的は、アメリカの精神障害のある当事者らによって開発された健康自己管理プログラムである WRAP® が、日本の当事者のリカバリーに対しどのような効果があるか、日本の現場で忠実に WRAP® を提供できるか、日本の当事者にどの程度馴染み受け入れられ、その実用性や有用性などがどのように主観的に評価されるか、そして当事者から見たプログラムの良い点・改善点は何かを検証することであった。本研究はこの目的に従い、不等価事前事後調査準実験計画法によるアウトカム評価、シングルシステムデザインによる個別評価尺度を用いたアウトカム評価、そして各種アンケート調査による量的及び質的なプロセス評価を行った。終章では本研究で得られた結果に対する考察、実践への提言、及び将来の研究課題を述べる。

第1節 │ 考 察

1. WRAP® の効果

(1) リカバリー、希望、自尊感情に対する効果

　介入群と比較群を比較した二元配置分散分析の結果では、両群のリカバリー、希望の感覚、自尊感情の時系列変化に統計的な有意差はなく、本研究では WRAP® の効果は実証されなかった。一方、各群単独で行ったダネット多重比較検定では介入群にはプログラム参加後にリカバリー、希望、自尊感情に有意な肯定的な変化が見られたのに対し、比較群には有意な変化は見られず、両群に違いがあった。ここではこれらの結果に対する幾つかの解釈を示す。

　第一に考えられるのは、WRAP® は日本の当事者のリカバリーに対しプラスの作用はあったものの、その効果は微小で際立った変化をもたらすもので

はなかったという解釈である。WRAP® プログラムに参加しなかった比較群の人たちも調査期間中にリカバリー、希望、自尊感情のスコアが微増している。彼らは就労支援やレクリエーションなど、Anthony（1993）がリカバリーを支える上で不可欠な精神保健福祉サービスであるとした各種のサービスを利用しており、これらのサービスが彼らのリカバリーにとって有益であったことが考えられる。また、Anthony（1993）はリカバリーの鍵は本人が握っており専門的な介入なくして起こりうると述べているように、自然なプロセスとしてリカバリーがこの間みられたことも考えられる。介入群に見られた肯定的変化は、当事者自身の自然な回復力、既存のリハビリテーションサービス、そして WRAP® プログラムという複数の要因によってもたらされたもので、比較群との比較結果を見る限り、WRAP® プログラムが単独でもたらす効果は微弱であるというのが本研究の第一の解釈である。筆者を含む WRAP® プログラムの提供者は、この第 1 の可能性を謙虚に受け止め、実践を吟味する必要がある。

　第 2 に考えられるのは、分散分析の結果はサンプル数が少なかったために検出力が不足し、第 2 種の過誤を犯した可能性である。Cohen（Rubin & Babbie, 2001 より引用）は検定を実施する際の検出力は 80％以上であることを推奨している。この基準に基づき二元配置分散分析によるグループ要因の低程度の主効果を有意水準 5％で検出するためには、82 以上のサンプル数が必要となる。これに対し、本研究で行った調査のサンプル数は介入群 26、比較群 22 で、このサンプル数で得られる検出力は約 57％であった[1]。各群でそれぞれ独立して行った多重比較検定の結果には違いがあったことからも、第 2 種の過誤、つまり有意差があったにもかかわらずそれを検出できなかった可能性は十分考えられる。

　WRAP® のリカバリー、希望、自尊感情に及ぼす効果は本研究のみで確定的な結論を出せるものではなく、今後更なる検証が必要である。しかし、WRAP® 参加者のみで行った分析では、プログラム参加後に全般的リカバ

───────────────────

[1] ここで示した統計量は Faul らの開発した検定力分析ソフトウェア G*Power3 を用いて算出した（Faul et al., 2007）。

リー、希望の感覚、自尊感情が有意に向上し、獲得された肯定的な変化はプログラム終了後も一定期間持続されたことが確認されたことから、WRAP® プログラムが参加者に何らかの作用を及ぼし、プラスの変化をもたらした可能性が示唆された。この結果はアメリカで実施された WRAP® の先行研究の結果とも整合性のあるものである（Cook et al., 2009; Cook et al., 2011; Cook et al., 2012; Starnino et al., 2010）。これらのアウトカム領域に対し WRAP® のプラスの作用が示唆されたのは意味のあることである。なぜなら、WRAP® に限らず日本においてリカバリー、希望、自尊感情に対する効果が確認されている介入プログラムは筆者がレビューした限り見当たらないからである。日本ではそもそもプログラムの効果を検証する実証研究が少なく、存在するわずかな先行研究は精神症状や社会適応などに対する効果を主眼としたもので（例えば、鈴木，2009; Fujita et al., 2010; Ito et al., 2011）、リカバリーやリカバリーの構成要素をアウトカム指標に用いたものはおよそ見当たらない。

　リカバリーとは、変化への意欲や動機を取り戻すこと、希望を手に入れること、責任とコントロールを取り戻すこと、生活機能や社会的機能を回復していくこと、自尊感情を回復すること、可能性に向けてチャレンジすることなどを意味する。これらの諸要素は、精神障害のある当事者に特有のものでもなければ大それた望みでもなく、我々が人として自らの人生に当たり前に願う事柄ではなかろうか。それにもかかわらず、精神疾患を得た人は、しばしば人が人としてごく普通に望むこれらのことが奪われ、絶望、人生の意味や目的が見出せない状態、機能不全、活動能力の著しい減退、身体的・精神的・霊的自己ケアの怠り、孤立・疎外、貧困などに陥る（Ralph, 2005）。精神障害のある人たちが直面する苦悶の深さを考えると、リカバリーを促進するプログラムの必要性はいくら強調してもし尽くせない。WRAP® が日本の当事者に対してもリカバリーを促進させていく可能性が示唆されたことはひとつの希望である。

　希望の感覚の醸成への効果が示唆されたことはとりわけ重要である。Ridgway（2001）は、「リカバリーとは絶望の後の希望の再覚醒である」と述べているように、希望はリカバリーの最も重要な中核的要素であり、また

第 5 章　考察と提言　225

リカバリープロセスの契機とも牽引力ともなるものである（Resnick et al., 2005; Onken et al, 2007; Jacobson & Greenley, 2001; Adams & Jenkins-Partee, 1998）。希望は精神症状や気分症状、対処行動にも影響を及ぼすことから（Waynor et al., 2012; Lysaker et al., 2005; Lysaker et al., 2008; Yanos et al., 2008; Cheavens et al., 2006）、希望は当事者の実存的リカバリーのみならず、医学的な回復にとっても重要である。精神疾患はしばしば深い失意や絶望をもたらし、そこから希望を芽生えさせることはリカバリープロセスの中でも最も難しいステップだとも言われている（Deegan, 1996）。それゆえに希望を引き出す支援は、ソーシャルワーク実践の最も重要な課題のひとつである。

　当事者が自尊感情を取り戻し肯定的な自己像を再構築していく為の支援もソーシャルワークの重要な課題である。精神障害に対するスティグマが非常に根深い我々の社会では、精神障害のある人は自尊感情が損なわれやすい（Link et al., 2001; Kyoung Kahng & Mowbray, 2005; Yanos et al., 2008）。自尊感情の低さは抑うつ感情、不安、精神症状、希死念慮、主観的な QOL の減損も引き起こしてしまう（Silverstone, 1991; Gureje et al., 2004; Torrey et al., 2000）。スティグマを乗り越え、障害の経験を肯定的に自己の中に取り込むことはリカバリーの過程の重要な要素と言われている点で（Onken et al., 2007; Scharnk 6 Slade, 2007; Jacobson, 2001）、本プログラムを通して参加者の自尊感情が高まった可能性が示唆されたことは大きな意味を持つ。自尊感情をアウトカム指標とした WRAP® の評価研究は国外でも筆者が知る限り見当たらず、この点においても本研究は WRAP® の有効性に関する新たな知見を加えたと言える。

(2) ソーシャルサポートに対する効果

　本研究では、WRAP® プログラムの参加者のソーシャルサポートには有意な変化は確認されなかった。ソーシャルサポートをアウトカム指標として用いた WRAP® の先行研究には Cook ら（2009）の行った大規模な評価研究や、筆者が日本で行った予備的評価研究（清重・田尾，2009）があるが、これらの調査でもソーシャルサポートには有意な変化は確認されていない。また興

味深いことに、WRAP® との類似性の高い精神疾患の自己管理プログラムである IMR の複数の評価研究でもソーシャルサポートに対する有意な効果はないという結果が出ている（Mueser et al., 2006; Hasson-Ohayon et al., 2007）。これらの複数の研究の一貫した結果を見る限り、WRAP® や IMR のような健康自己管理を主たる目的とするプログラムはソーシャルサポートに対する効果は低いのではないかと考えられる。

　ソーシャルサポートは他者から受け取るもので、ソーシャルサポートの構築には環境や本人と環境の相互作用への働きかけが必要である。単に本人の内面が変わるだけではソーシャルサポートの構築は実現しない。WRAP® プログラムではソーシャルサポートの大切さや重要な他者と互恵的な関係を作っていく方法が話し合われた。しかし、情報提供のみの介入は、行動変容に対しては効果が低いことが確認されている（Mueser et al., 2003; Corrigan, 2002; de Silva, 2011）。同様に WRAP® プログラムにおいても、ソーシャルサポートに対する意識の喚起と情報交換だけでは、参加者のソーシャルサポート構築に向けた実際の行動を引き出すことや、スキルの獲得は達成できなかったものと思われる。参加者がソーシャルサポートを強化していくには現状の WRAP® プログラムのカリキュラムだけでは不十分で、効果的な対人関係技能を習得するための技能訓練や環境への介入など、他の多くの支援を組み合わせる必要があると考えられる。更に、ソーシャルサポートは短期間で変化することは難しく、より遠位のアウトカムとして検証する必要があったのかもしれない。

(3) 個別目標に対する効果

　リカバリーは特定の到達点を指すものではなく、一人一人に固有の人生の目的を見出し、それに取り組んでいく過程であると言われる。そのため、一人一人が自分に固有の目標を見出しそれを実現するための支援は、リカバリー志向の実践にとって不可欠なものである（Davidson et al., 2007; Slade, 2009）。Copeland（2002a）は、WRAP® は自分の人生にポジティブな変化をもたらしたいと思うどんな人にも、どのような目標に対しても、役立つと述べている。

しかし本研究で行ったシングルシステムデザインによる調査では、個々の参加者の個別目標に対する WRAP® の明らかな効果は確認することはできなかった。目標に対する個々人の変化の方向や程度はまちまちで、大きくスコアが上がった人もいれば下がった人もいた。全事例を見渡すと、多少なりともプラスの変化があったのは全体の半数以下で、半数には全く変化がみられず、一部は悪化しており、今回の調査結果をもって WRAP® が日本の当事者の幅広い目標に対し効果のある汎用的なツールであったとみなすことはできない。また、WRAP® が直接ターゲットとする精神症状の自己管理領域においてさえも、プラスの変化があった人は 3 分の 1 程度で、本調査の結果を見る限り、WRAP® は狭義の精神保健領域においても個別的な効果があるとの結論は導き出せない。

目標獲得に関連する WRAP® の先行研究の結果としては、リカバリー尺度の「目標／成功志向」下位尺度が有意に上昇したことが報告されているが（Cook et al., 2012）、同じ調査で希望尺度の「経路」下位尺度[2]には変化はなかった（Cook et al., 2011）。本研究及び先行研究を総括する限り、WRAP® は目標達成や成功に対する動機付けを高める作用は認められるものの、達成のための具体的手段の同定や行動そのものに対する効果は確認されていない。

本研究で個別目標に対する WRAP® の効果が確認されなかった理由は幾つか考えられる。まず、これまでにも述べてきたように、参加者の立てた目標には WRAP® との整合性が乏しいものも多く含まれていたことがあげられる。例えば、「料理に慣れる」、「彼女をつくる」、「資格試験に合格する」と言った目標に対しては、WRAP® が間接的に役立つ可能性はあっても直接的な手段とするには合理性を欠く。Copeland（2002a）は WRAP® は精神症状の自己管理や日常生活習慣の管理の範疇を超える領域に対しても有効であると主張しているが、その根拠は定かでない。

WRAP® が個別目標に対し効果を示さなかったもう一つの理由として、WRAP® を目標達成のために意図的に活用した人がほとんどおらず、

---

[2] 目標の同定と目標達成への道筋を構築できる能力があると主観的に感じる度合い

WRAP® がインプリメントされたケースがほとんどなかったことがあげられる。これは精神症状の自己管理や日常生活習慣に関する目標を掲げた人も例外ではない。本調査では WRAP® と自分の目標がそもそも結びつかなかった人が多く、また WRAP® を自分の目標達成の為に使いたいと思っても方法がわからなかったという人も少なからずいた。その意味で本調査は自己管理ツールとしての WRAP® の効果測定という目的自体が十分に達成できていなかったと言わざるを得ない。

　しかし、WRAP® が多くの当事者にとって目的に応じて即座に使えるものではなかったという結果は、それ自体に重要な意味がある。この結果は、精神症状の管理を目標とした人や、WRAP® に対し熱意があり WRAP® の有効性を信じる人にも当てはまったことからも、現状のプログラム形態では実用性に限界があるということを示唆するものである。WRAP® が個々人に固有の目標の実現に役立つためには、個々人の日常生活や目標と WRAP® を結び付ける工夫がプログラムの中に盛り込まれる必要があるのではないか。この点については、本節第3項の「学習と実践のギャップ」の考察、及び第3節の実践への提言の中でも議論していく。

2. WRAP® の日本における親和性・実行可能性

　本研究で実施した WRAP® プログラムに対する参加者の支持は非常に高かった。アンケート調査の択一回答、自由記述回答、インフォーマルな会話、セッション中の参加者の発言全てを通して、プログラムに対する満足度が高いことが確認された。参加者からは「もっと続けたかった」、「またやって欲しい」という声が筆者に多く寄せられた。

　WRAP® プログラムに対する親和性の高さは現場スタッフやボランティアにも同様に見られた。予算や人手不足を抱える実践現場にとって新しいプログラムを導入するのは容易ではない。それにもかかわらず、本研究を実施するにあたっては WRAP® をやってみたいと複数の機関が即座に名乗り出て下さった。Torrey ら（2001）は、特定の実践が現場に導入されるためには、臨床家に対して、そのプログラムに価値や効果があるという説得力を持つことが必要であると述べている。そして、重要な説得材料の一つは、プログラ

第5章　考察と提言　229

ムの思想が臨床家の持つ価値や経験と一致することであると述べている。この点において、WRAP® の価値、倫理、アプローチはソーシャルワークの価値、倫理、アプローチと整合性の高いものであり、日本のソーシャルワーク実践現場にすんなりと受け入れられたのは自然なことであった。本研究でWRAP® を実施するにあたって特に大きな困難はなく、日本においてもWRAP® は十分移植可能であるとの感触を得た。

　プログラムの再現可能性（replicability）という点においても、「WRAP®の価値と倫理チェックリスト」を用いた参加者によるプログラム評価は非常に高く、本研究で実施したプログラムが WRAP® 本来の姿の通りに提供されたことが確認された。アンケートの自由記述回答でも、グループが安全・安心な場であった、互いに尊重しあう雰囲気があった、参加者が真剣に取り組んでいたなど、このことを裏付ける感想が多く寄せられた。また、「WRAP® 学習成果チェックリスト」を通して参加者がカリキュラム内容に対する一定程度の理解や親和的態度を獲得したことも確認された。こうしたことから、WRAP® プログラムは日本においても十分実行可能であると言える。

　ここであげたプロセス評価で確認された事柄は、既に WRAP® の実践現場で談話的に寄せられてきた情報を追認しただけと思われるかもしれない。しかし、日本において系統立てた WRAP® の親和性（affinity）・実行可能性（feasibility）・再現可能性（replicbility）を調査した研究は本研究が初めてであり、プログラム開発研究に必須の初期ステップ（Rounsaville et al., 2001）を本研究は達成することができた。

3. 学習と実践の間のギャップ

　先に述べたように、本研究では参加者のほとんどがグループの場でWRAP® について学ぶだけでは WRAP® を使いこなすところまでたどり着かなかったという実態が浮き彫りになった。プログラムに対する満足度や主観的な有用性とは裏腹に、プログラムの参加者の多くは実際には自分のWRAP® を作成しておらず、日常的に活用もしていなかった。WRAP® は日々の生活の中で使うための自己管理ツールであり、当事者の手によって開

発されたものであるにもかかわらず、参加者が使いこなせなかったのはなぜなのだろうか？　参加者自身があげた理由は、活用したいと思っていても、「作り方がわからない」、「作る機会がない」、「作る場がない」、「どうやって活用したらよいかわからない」などであった。また、そもそも「必要性を感じない」、「作る気になれない」という人もいた。

　de Silva（2011）は健康自己管理のグループ教育プログラムのうち、WRAP®のような情報提供を主とするプログラムは、スキル獲得や行動変容に対する効果は低く、介入が実効力を持つためには動機付けへの働きかけや、個別の目標設定とフォローアップが必要であると述べている。同様のことは精神保健領域の自己管理支援プログラムに関するレビュー研究でもかねてより指摘されている（Mueser et al., 2002; Corrigan, 2002b）。また、学習プログラムで習得した知識や技能は日常生活で即時活用できるわけではなく、日常生活で応用していく汎化のための戦略が必要であることも指摘されている（Liberman et al., 2002; Gottlieb et al., 2005）。先行研究が指摘する「動機付けへの働きかけ」、「個別のフォローアップ」、「汎化」などの必要性は、本研究の参加者自身があげた理由とも一致するものである。

　ここでWRAP®の実用性に関する先行研究についても再度吟味し、WRAP®の実用性を高める上での課題について更なる考察を試みる。筆者が確認できたWRAP®の活用実態に関する調査は5件で、その結果は一貫していない。Williamson（2005）とZhangら（undated）の調査ではほとんどの参加者がWRAP®を作成または活用しているという結果を報告している。しかしGordon & Cassidy（2009）が行った調査では、プログラム終了後には1人も自分のWRAP®を完成させておらず、グループの作業中に書き出したプランを見返したり日常で実践したりすることもなかったと報告している。Scottish Centre for Social Research（2010）が行った調査でも参加者の多くはプログラム終了後自分のWRAP®を作成していないことが報告されている。Hillら（2010）の調査では、WRAP®の研修を受けた当事者のうちWRAP®を実際に活用している人は3分の1程度であった。

　調査対象者のほとんどがWRAP®を活用していると報告した2件の調査のうち、Williamson（2005）の調査は回答回収率が22％と低く、プログラ

ムの全参加者のうち実際に WRAP® を作成・活用していた人の割合がどの程度であったのかはわからない。WRAP® をプログラム終了後も活用している人たちが調査に協力的だったというバイアスがかかった可能性も考えられる。もう1件の Zhang ら (undated) の調査は、そもそも自分の WRAP® を作成している人のみを調査の対象としているため、本調査でも WRAP® の実際の作成率・活用率はわからない。また、Zhang らの調査対象者はいずれも WRAP® グループが活動の中心の一つであるセルフ・ヘルプ組織に所属していることから、彼らは継続的なピアとの WRAP® の場に参加していたものと思われる。この調査の対象者の中には WRAP® を学んできた期間が最長で3年という人も含まれ、ほとんどの人がピアと自分の WRAP® を共有していると答えている。こうした環境条件が日常生活での WRAP® の活用に影響していたのではないかと考えられる。

　参加者のほとんどが自分の WRAP® を作成していなかった2件の調査では、両調査に共通して参加者が一つの理由をあげている。それは、セルフヘルプツールとしての WRAP® そのものよりも、グループ体験やグループで学んだリカバリーなどの考え方が役に立ったのであり、プラン自体を作成することや日常的にツールとして活用することは必ずしも重要ではないというものであった (Gordon & Cassidy, 2009; Scottish Centre for Social Research, 2010)。これは本研究のプログラム参加者がプログラムのカリキュラムそのものよりも、グループ体験を高く評価した結果とも相通ずる。Gordon & Cassidy (2009) の調査ではその他に「時間がない」、「プランの作り方がわからない」、「調子が良い (のでその必要がない)」といった理由も参加者から寄せられているが、これらも本研究の参加者のあげた理由と重なる点がある。更に、両調査では WRAP® 作成や活用を支える枠組みとして継続的なグループの場や個別の支援の必要性が参加者から指摘されている。

　WRAP® の先行研究のうち唯一の普及研究である Hill ら (2010) の調査では、WRAP® を当事者が実際に活用していくための要件として、①雛形に沿ってプランを書き出すという構造化された様式に親和性や意義を本人が感じること、②本人が一定程度の意欲を持っていること、③プラン作成を手伝ってくれるワーカーがいることなどが調査対象者からあげられた。

以上の先行研究および本研究の結果を総合すると、WRAP® の作成・活用に関して幾つかの傾向が浮かび上がってくる。第1に、WRAP® をプログラム終了後に実際に作成したり活用したりしている人の割合は多くないと思われるということである。この点は WRAP® のファシリテーター研修マニュアル（Copeland, 2002b）でも触れられており、コープランドセンター関係者もこうした実態を経験的に把握しているようである。ここで議論してきた「学習と実践の間のギャップ」は本研究で行ったグループだけに見られたことではなく、WRAP® を用いた介入実践に広く共通する現象であると思われる。更に、これは WRAP® のみならず、ピア同士の情報交換を主とするようなグループ介入に共通する、構造的な限界と課題とも考えられる。この「学習と実践の間のギャップ」を埋めるには、本人が学習したことを汎化し自分の生活に応用することができること、本人がプランを日常生活で実践する意義や有効性を感じること、本人にモティベーションがあること、プラン作成を助けるグループや個別の支援があることなどが必要であることが示唆された。

4. WRAP® の効果のメカニズム

　本研究では、プログラム参加者の主観的な体験から WRAP® プログラムのどのような要素が効果をもたらすのか、その原理の探査もあわせて試みた。この調査は副次的かつ探査的なものであるため、本研究をもって確定的な結論を示すことはできないが、以下に分析結果の考察を述べる。

(1) 効果が生じた時期

　初めに、効果のメカニズムを考える上での重要な問題として、本研究の効果測定で示されたプログラム参加者の肯定的な変化が、いつもたらされたのかという点について議論する。

　本研究第1部のプレ・ポスト調査では、プログラム参加者のアウトカム指標の得点はプログラム終了直後に上昇している。なおかつ「リカバリー尺度」以外の3つのアウトカム指標では、このプログラム終了直後が得点のピークであり、その後は時間を経るごとに漸減している。また、参加者の多

第5章　考察と提言　233

くがプログラム終了後は自分の WRAP® を作っておらず、かつ WRAP® を作成・活用した人とそうでない人との間に効果の差はなかった。これらの結果が示唆するのは、介入群のアウトカム指標に見られたプラスの変化は、各自が WRAP® をそれぞれの生活の中で自己管理ツールとして活用したことによる効果ではなく、介入プログラム中の「いま、ここ」で起こった何らかの作用によるものではないか、ということである。

WRAP® が道具であるならば、そもそもそれを用いるということが効果を得るには必要になる。しかし、本研究で確認された肯定的変化と WRAP® を使うことには関連がみられなかったということは、その変化は道具（自己管理ツール）を使ったことによってもたらされたのではなく、グループ介入としての WRAP® プログラムが持つ何かほかの機能によってもたらされたことを意味するのではないか。では、自己管理ツールとしてではなく、グループ介入プログラムとしての WRAP® が持つ機能とは何であろうか。この問いについて、本研究の調査結果を Cook ら（2011）の主張と照らし合わせながら次項以降で検討していく。

(2) 自己決定理論

Cook ら（2011）は、WRAP® プログラムでは個々人の自己決定を尊重する環境が提供されることで、自らの精神保健の問題に取り組む自律的動機付けが高められ、これが持続的な健康行動につながると主張した。しかし本研究ではこの仮説を裏付けるに十分なデータは得られなかった。第 1 に、質的データからは本プログラムを通して参加者の一部に目標が芽生えたり意欲や前向きな構えが高まったことが確認されたが、これは全体の中では少数で支配的な現象だったとは言えない。従って、"自律的動機付けの高まりが WRAP® によってもたらされた"と結論づけることはできない。また、"自律的動機付けの高まりが自己決定の尊重によってもたらされた"というメカニズムを裏付けるデータも抽出されなかった。むしろ、意欲の高まりや目標の芽生えは、グループの中の意見交換に参加できたことや徐々にグループに慣れていったという成功体験によって引き出されていた。更に、そこから実際の行動変容に至った参加者は一層少なく、"自律的動機付けによって健康

行動が維持・強化される”というメカニズムは本研究では確認されなかった。

　以上から、本研究では自己決定理論がWRAP®のプログラム原理であるというCookら（2011）の主張を裏付ける結果は得られなかった。ただし、Ryan & Deci（2000）が自律的動機付けを高める一連の支持的行動とした「自律支援」がWRAP®プログラムで機能していたことを示唆するデータは抽出されており、今後も引き続きWRAP®プログラムで自己決定の原理がどのように作用しているのか探査する必要があるだろう。

(3) 自己効力感理論と社会的比較理論

　本研究のプロセス評価では、Cookら（2011）の第2の主張である“成功しているピアに対するポジティブな上方社会的比較によって自己効力感が高められる”という原理を裏付ける質的データも抽出されなかった。参加者は社会的比較をグループ内で行っていたが、それはCookらの主張するリカバリーしている他者と比較して自己効力感が高まるという性質のものではなかった。参加者が最も多く社会的比較を行った領域は“ディスカッションにおける発言”であった。その評価のパターンは、①他者と同程度に遜色なく発言できたという水平的評価による気持ちの安定や自己評価の高まりと、②他者と比べて発言が少なかったりうまくしゃべれなかったという劣等感や不全感（上方社会的比較のネガティブな解釈）の2つであった。この2つのパターンはいずれもグループという「いま、ここ」で、「発言」という領域において行われた社会的比較で、日常生活における対処行動やリカバリーの度合いといった領域のものは、自由記述回答や参与観察でもほとんど見られなかった。従って、リカバリーしているピアに触発され、自分もリカバリーできるという自己効力感が高まるという原理は本研究の調査結果を見る限り働いていない。

　Bandura（1977）によれば、代理体験は自己の直接的な成功体験に比べ自己効力感を高める作用は微弱で不安定で、もとより他者の成功した体験談を耳にすることにより自己効力感が高まることはそれほど期待できない。また、上方社会的比較のポジティブな解釈は、疾病対処においては稀であるこ

とが実証研究で確認されている（Suls & Wheeler, 2000; Tennen et al., 2000; Dibb & Yardley, 2006; Rogers et al., 2009）。本研究の結果もこれらの先行研究の主張を追認する内容であった。

　最後に、社会的比較という文脈で注意すべきは、本プログラムの参加者の間で上方社会的比較のネガティブな解釈が少なからず行われていたという点である。参加者によって寄せられたプログラムの「改善点」の中で最も多かったのは、自分自身に対する反省の思いであった。中でも最も多かったのは *皆に比べて発言できなかった*、*もっといい意見をいいたい* など、他の人と比べてグループディスカッションで思う様に発言できなかったという内容で、ピアと自分を比べる中でコンプレックスが強化され劣等感や不全感を経験する場面がグループの最中にあったということである。このようなネガティブな体験が奮起の材料となる場合もあるが、実践者は社会的比較によってもたらされる負の効果を認識し、セッションにおいて十分に注意を払う必要があることが本調査から示された。過剰な社会的比較自体が心身の健康と機能的適応レベルの低下などの負の影響があることや（Dibb & Yardley, 2006）、最も恵まれないと感じている人はピアグループへ参加すること自体が苦痛である可能性がある（Rogers et al., 2009）ということからも、社会的比較行動が WRAP® の中でどのように作用するのか引き続き検証していく必要がある。

(4) 経験的知識論

　参加者が WRAP® プログラムに見出した最大の魅力は活発なディスカッションであった。各セッションで「良かった点」を尋ねたアンケートの回答のうち、*いろんな人の意見が聞けた* というカテゴリーに分類されたデータの出現頻度は全データの約 2 割と最も多く、次いで最も多かった *意見交換ができた* と *自分も発言できた* を合わせると全体の 35.6％を占めた。この傾向は、「リカバリーに役立ったことは何か」という質問に対する回答でも繰り返された。本調査の結果は、WRAP® セッションで伝達された情報が単に教科書的な知識に留まらず参加者の生の声であったこと、そしてこのような経験に基づく知識や生活の中の創意工夫をプログラム要素の中で最も

価値あるものと参加者が捉えていたことを示している。参加者にとっての WRAP® グループは、一言で言えば「お互いの経験から学びあう場」であったのである。これは Borkman（1976, 1999）が提唱した経験的知識論と符合する。

　経験的知識とは経験を通して得た知恵やノウハウで、経験的知識の蓄積・共有はセルフヘルプグループを専門的援助活動と弁別する重要な特性であると Borkman（1976, 1999）は主張している。経験的知識はセルフヘルプグループの場において体験の告白・証言という形で伝達され、多くの経験の語りが蓄積されることで問題や問題への対処の仕方の共通性が浮き彫りにされる。そしてセルフヘルプグループではこれを通して「問題の理解」と「問題の解決」という 2 つの雛形からなる「組織化された経験的知識」が形成されるとする。

　Borkman（1999）は、経験的知識は自覚を伴う顕在化された知識であるとも述べている。つまり、体験がただちに経験的知識となるわけではない。Borkman はセルフヘルプグループは生きた体験を通した学習が行われる「経験的社会的学習」の場であり、一次的な体験を考え振り返り、それに意味を付与し、個人が自分の中に知識が形成されつつあることを自覚するプロセスであると述べている。つまり経験的社会的学習とは、共に経験的知識を形成するプロセスと理解することができる。

　Borkman（1999）の述べる経験的知識の獲得には、「主体性」と「解放的なものの見方」が重要となる。主体性とは、自分の行動は自分の意志に基づくものであることを自覚し、自分の行動の結果に責任を持つことを指す。困難を抱えてグループに参加する人の多くは、初めは自分を受動的な存在としか見られない。しかし、グループの中で体験を通して問題解決をはかる経験をするうちに、自分の行動とその結果を結びつけて考えるようになり、自分自身の意志と行動とその結果の責任を引き受ける主体者に変容していく。

　Borkman（1999）はまた、個人が直面している困難に対し真に自分を高められるような対処方法を見出すには、偏見や差別から解き放してくれる視点を見出すことが必要であるとも述べている。グループで分かち合われる個人の体験の多くは、苦痛、罪悪感、自己嫌悪を伴い、社会によって付与され

第 5 章　考察と提言　237

たスティグマが内在化されたものである。しかし、セルフヘルプグループにおけるこうした体験の共有は、自らの体験や直面している困難状況を新たな視点から捉えなおす契機となり、自分の抱える問題をも含めて、自分を尊敬する新たな自分への見方を見出すことが可能となる。

WRAP® プログラムはまさに参加者の「主体性」や「解放的なものの見方」を重要な焦点としている。WRAP® のセッションでは、各人が自分自身の意志と行動とその結果に責任を持つ主体者であるという枠組みの中でそれぞれの経験が分かち合われた。WRAP® のセッションでは参加者が自分自身の一次的な体験を「主体性」という文脈で再構築し、経験的知識に変容させる作業を経て互いに分かち合った。例えば、"イライラして暴れたくなる"、"被害妄想が出てくる" などの状態に対し、なす術のない受動的な犠牲者と感じていた自分から、このような状態に至るまでに自分がしてきたこと・してこなかったことを振り返り、"薬を飲む"、"周囲に相談する"、"なぜそう思うかを検討してみる" など、能動的に状況を変える主体者たる道が模索された。

また、同じような困難経験を持つ人たちの分かち合いの場では、スティグマ化された体験がノーマライズされ、困難経験を解放的な視点から捉えなおす契機となる。例えば、働いていないということに対し強いスティグマを感じていた人たちが、分かち合いの中で "完璧でなくても良い"、"自分のペースで生活する権利" という新たな捉え方をし、また仕事を通してではなくても、日常で人に必要とされ役立っている自分の側面に気付いていった。

このように、参加者にとっての WRAP® プログラムとは、主体性と解放的なものの見方を通して、共に経験的知識を形成していくプロセスであったことが彼らの声から示唆された。しかしこうした WRAP® での経験的知識の分かち合いは、実際の行動変容には必ずしもつながらなかったことは先に述べた通りである。従って、本研究の結果をもって経験的知識が実際的な効果をもたらしたと結論付けることはできない。データの分析と参与観察からは、経験的知識の分かち合いのもたらした効果とは、分かち合いを行った「今・ここ」で元気付けられ、慰められ、気持ちがすっきりするといった即時的な癒しだったものと思われた。

(5) グループの治療的因子

　本プログラムの参加者は、先に述べた分かち合いを含めたグループ体験そのものが何よりも素晴らしかったと感じている。WRAP® グループは "明るい"、"楽しい"、"盛り上がった"、"笑いが多い" と言った言葉で形容された。グループは活気があるだけでなく、"リラックスできる"、"和やか"、"落ち着いた" という言葉に形容されるように、力を抜いてくつろげる場でもあった。また、互いに批判や攻撃をしあうことがないという安心感があり、安心と信頼によってもたらされる解放感から参加者はオープンな発言ができた（"気がねなく"、"腹をわって"）。参加者はセッションのテーマや自分自身の課題に真剣に取り組み、他者への思いやりや優しさのある存在として互いの目に映った。参加者は互いに尊重しあう関係の中で、周縁化されていない、自分の発言がグループの中で価値あるものと認められている、自分がグループに貢献できる存在であることなどを実感できた。参加者はグループ体験を通して自分だけでないという普遍性と一体感も実感した。このような場と時間を共有できたということは、グループ全体としての成功体験として、また個々人の成功体験として参加者の心に刻まれた。

　ここにあげた参加者によって知覚されたグループの良さは、実はどれも成功しているソーシャルグループワークの機能的行動や機能的規範であり（Hepworth, Rooney, & Larsen, 1997; Northen, 1988）、Yalom が主張したグループの治療的因子と一致するものでもある（Vinogradov & Yalom, 1989）。Northen はグループにおける「普遍性」や「愛他性」は参加者の自尊感情を高める効果があり、グループにおける他者との信頼関係や相互受容は参加者に希望をもたらすと述べている。

　相互の信頼関係と安全性が確保されているグループは、情報伝達や感情表出に最適な場であり、他者との分かち合いを通して参加者は現実検討をし、自らの感情・認知・行動を修正していくことができる。またグループメンバーとの関わりやグループ規範を通して社会適応技術や対人技術を発達させることが可能となる。

　グループの機能的力動がもたらす効果とされる事柄は、いずれも本研究が設定したアウトカム指標と一致するものである。だとすれば、本研究で確認

された参加者の肯定的変化や主観的満足感は果たして WRAP® プログラム
に固有のものなのか、それともグループワークに普遍的な効果や満足感なの
かという疑問を抱かざるを得ない。これは WRAP® を作成し活用している
人とそうでない人とではアウトカム指標の変化に違いがなかったことから
も、後者である可能性が高いと考えるべきであろう。奇しくも Cook ら
（2011）も EBP 認証を受けた研究報告の中で似たような疑問を提起してい
る。

　以上、参加者の主観的なプログラムの評価からは、自己決定理論、自己効
力感理論、及び社会的比較理論は WRAP® のプログラム原理と仮定するに
十分な根拠は示されなかった。むしろセルフヘルプグループの援助効果をも
たらす中核的要素とされる経験的知識や、グループワークの諸機能が参加者
によって知覚された治療的因子であることが示唆された。ただし、このセク
ションの冒頭で述べたように、本研究では WRAP® のプログラム原理を同
定することは副次的な試みであり、プログラム原理の解明に十分に焦点を当
てた調査を行ったわけではない。従って本研究で得られた結果とここで述べ
た考察は予備的なものである。

| 第 2 節 | 精神保健福祉実践への提言 |

1. WRAP® プログラムの導入にあたっての熟慮と利用者との情報共有

　筆者の知る限り日本において WRAP® プログラムの効果のエビデンスは
未だ示されていない。むしろ本研究の結果は WRAP® プログラムの効果は
微弱であることを示唆するものであり、かつ WRAP® プログラムの参加者
に見られた（統計的に有意ではないが）肯定的変化は WRAP® に固有の要
素によってもたらされたのではない可能性も示唆された。筆者を含む実践者
は現時点で WRAP® に何が期待でき、どのような限界があるのかを踏まえ、
その情報を誠実に利用者と共有しながら実践を吟味していく必要がある。た
だし、無論、本研究は WRAP® の効果について確定的な結論を示せるもの
ではなく、WRAP® 参加者の主観的な満足度を否定するものでもない。

240

2. 翻訳教材の用語・内容の工夫

　アメリカ文化の中で英語で作成されたWRAP®の教材には、耳慣れないカタカナ用語、理解しにくい概念、日本の当事者の日常生活にそぐわない内容もあり、改善の余地が残されている。わかりにくいカタカナ用語というのは、例えば、"ファシリテーター"、"フォーカシング・エクササイズ"、"ノンコンプライアンス"などである。本研究では極力資料にあるカタカナ語を平易な日本語に置き換えるよう努力したが、先の"フォーカシング・エクササイズ"のような固有名詞も多いことや、これらの手法自体が日本であまり知られていないことがそもそもの問題であるように思われた。

　また、翻訳された表現が日本語としてしっくりこないという問題も参与観察で見られた。"ひどい予言"、"最も高いレベルの元気"、"自分の空間と時間を所有する権利""全域の電気"などはほんの一例である。"toolbox"や"reach out"といった英語では日常的に使われる比喩表現の中には日本では一般的でないものもあり、これらを「道具箱」、「手を伸ばす」と訳すと、かえって解りにくくなってしまうということもあった。日本語版のWRAP®資料は原文に忠実に翻訳されているが、それゆえに全般的に日本語としてぎこちなさがあり、読みにくくなっているように思われる。翻訳をこのまま固定してしまうのではなく、精査を重ねてより使い易いものにしていくことが望ましいのではないか。

　内容の一部が日本の日常生活にそぐわないという問題もあった。例えば、"全粒粉のパンやシリアルを食べる"、"3つ穴のバインダー"、"教会グループに参加する"など、日本ではあまり馴染みがない習慣や商品が推奨されている。また、先に述べたフォーカシング・エクササイズなどは資料の中で繰り返し推奨されているが、日本では現実として入手困難な実践を例示するより、日本の実情に即した例を提示することが有益であるように思われた。

　また、本研究で収集した質的データからは抽出されなかったものの、参与観察では資料の内容から参加者が「働いていること、就職を目指すことが当たり前」というメッセージを感じ取り、スティグマ、劣等感、疎外感を口にするという場面もあった。既存のWRAP®は資料全般を通して就労している人や就労を目指す人を想定した例が多く使われている。多様な生き方を包含

第5章　考察と提言　241

するバランスの取れた資料とすること、またはその都度グループに集まった参加者に合わせてカスタマイズするといったことも、検討の余地があるのではないか。

3. 個別の目標や日常生活とWRAP® を結びつける工夫

　精神障害のある人は病気を治すために生きているのではない。彼らは筆者やこの論文を手にしている方々と同じように、一度しかない人生を自分らしく夢や希望を持って生きることを願っているはずである。リカバリー志向の実践が単に症状の改善を問題にするのではなく、その人がどのような生き方を望んでいるのかに光を当てるものであるなら、WRAP® のセッションでも一人一人の夢や目標がもっと大きな比重を占めても良いはずである。

　本研究では参加者の多くが自分の日々の生活や目標とWRAP® を結びつけることができず、学習したことが自己ケアという実践にも、その先にある本人が望む生き方の実現ということにもつながらなかった実態が浮き彫りになった。WRAP® をリカバリーに更に役立つものとするためには、WRAP® のセッションで扱う個々のトピックを管理の為の管理ではなく、個々人の望む生き方や夢に向かうという文脈の中で学び、一人一人がこれを実行できるようになる為の工夫が必要だろう。

　学習内容と個別目標を結び付ける工夫の一つの例として、IMR（Mueser et al., 2006）は初回で個別のリカバリー目標の設定と目標達成のためのプランを作り、その後毎回参加者の個別目標のフォローアップをするという形式をとっている[3]。IMR は目標領域で一定の効果が確認されていることから（Mueser et al., 2006; Hasson-Ohayon et al., 2007）、WRAP® でも個別目標を毎回のトピックと結び付けてフォロアップするというアプローチを取り入れることは有効なのではないか。これは例えば、「朝起きてから二度寝、三度寝をしない」という個別目標に対し、「二度寝してしまいそうな時の前触れ

----

[3] IMR は「精神障害のある当事者が自分の<u>個別の目標に取り組むというコンテクストの中で疾病をより効果的に管理する</u>ことを学ぶための支援」（Mueser et al., 2006, p.S33, 原文英語、下線は筆者による）であると説明されており、個別目標と結びつくことを意識したプログラム設計となっている。

として、どんな注意サインがあるか？」ということを注意サインの回の中で考えてもらうという具合にである。

「学習と実践の間のギャップ」が生じている背景には、学習した知識の応用の問題だけでなく、動機付けの問題もあることが確認された。先例のIMRでは動機付けもプログラムの重要な課題としており、プログラム実施者が動機付け技法などを用いて参加者に意図的に働きかけていくスタイルをとっている。しかしWRAP®ではファシリテーターは専門的な技法を用いて参加者に働きかけるのではなく、参加者が互いに学びあう環境を整えることが主たる役目であり、それがWRAP®の理念でもある。そこで参加者の動機付けも参加者同士の学び合いや助け合いの中で高めていく工夫をすることがWRAP®の理念にかなうのではないか。

例えば、「目標に取り組む意欲を自分ひとりでは維持していくのが難しい」という悩みを多くの参加者が持っていた。こうした悩みを「サポート」というトピックの中で分かち合い、自分の意欲を支えてくれるサポートについてセッションで話し合うといった方法が考えられる。これは、「目標に取り組む」という文脈の中で意欲を高める各自の工夫を話し合い、「サポート」という抽象的なトピックもこうした具体的な文脈の中で学べるようにする工夫である。ある参加者が「資格を取る」という目標を持っていたとすれば、「勉強するやる気を持ち続けるためには、自分にはどんなサポートが必要か？」をグループの場で分かち合い、やる気を維持していく為のヒントをグループから得ることが可能となる。

ただし、こうした一連のグループでの取り組みは参加者相互の「自律支援」（Ryan & Deci, 2000）として機能して、初めて参加者の自律的動機付けと自己決定行動が高められることが期待できる。「自律支援」とは、その人の視点を理解し尊重すること、その人が自分の意思に基づいて行動を探索したり試行したりすることを励ますこと、その人の視点を尊重した情報提供をすることなどの支持的行動である。WRAP®グループを個別目標や日々の実践により焦点化したものにする際には、それがその人の自律性（autonomy）を大切にしたものであって、押し付けにならないよう留意しなければならない。WRAP®グループでは一人一人の目標は無条件で尊重されることが前提

第5章 考察と提言 243

であり、目標に向かうための道筋は多様であり、目標へ取り組むことも、日々の生活で WRAP® を実践することも、その人の自由な意思に基づくという価値が共有されている必要がある。

4. 当事者の自主グループを中心とした継続的なグループの場の確保

　本研究によって参加者がプログラムの外で単独で自分の WRAP® を作成することは難しいことが明らかになった。またプログラム参加によって獲得した知識や意欲などの学習成果の持続性には限界があり、時間の経過と共にこれらは薄れていくことも確認された。各自が自分の WRAP® を作り日常でプランを実行することを支え合う継続的なグループの場の必要性は先行研究でも指摘されており、本研究の結果も同様のことを示唆するものであった。実践現場では WRAP® を単発の介入プログラムで終わらせるのではなく、ブースターセッションを実施したり、当事者の自主的なグループの場を支援したりすることが求められる。

　当事者の自主的な WRAP® グループへの支援は、WRAP® の継続的な場を増やしていく上で特に重要ではないか。現状の日本における WRAP® プログラムの多くは、認定ファシリテーターを養成し、彼らを落下傘式に各現場へ有償派遣するという形で実施されている。この方式では認定ファシリテーターの交通費や講師料などが必要なことから、WRAP® プログラムの多くは病院や通所施設など制度化された組織の事業として行われている。この方法では予算の確保と認定ファシリテーターへの依存という課題を常に抱えることとなり、WRAP® の学習の場が思うように普及・定着せず、また継続的な場も確保できない原因となっている。筆者が本研究の為に実施した WRAP® グループも継続を希望する声が多く寄せられたものの、予算や認定ファシリテーターの都合により惜しまれながら終了した。

　当事者による WRAP® の自主グループを支援することは、継続的なグループの場を多くの人にアクセス可能にする方法として現実的で実行可能なものであると考える。WRAP® の普及に努めているコープランドセンターでも、認定ファシリテーターの確保が難しいという現場の実情を踏まえ、ファシリテーターマニュアルを誰もが入手できるよう一般販売している。

244

当事者による自主的な WRAP® グループの運営は、単にリソース不足を理由にした消極的な提案ではなく、それ自体に価値があると考える。なぜなら認定ファシリテーターによって運営される WRAP® グループには本来的な限界もあるからである。コープランドセンターは、WRAP® グループは"ピア"によってファシリテートされるべきだと主張しており、WRAP® におけるピアの定義は、精神障害の有無に関係なく「人生のチャレンジに対処し乗り越えるために WRAP® を活用したことがある人」[4] としている。しかし組織に雇われている精神障害を経験していない専門職の認定ファシリテーターにとっては、身をもって体験したことを参加者と共有しあうことや真に水平的な関係を築くことには限界がある。他方、精神障害を経験した当事者である認定ファシリテーターも、有償である以上参加者とは支援の提供者と受領者という一方向か、少なくとも非対称の関係にあり、純粋な相互サポートは機能し得ない。当事者である認定ファシリテーターも、役割の混乱、緊張、"専門職化"など、当事者提供者が潜在的に抱える諸問題（Davidson et al., 2006）と無縁ではない。Mead ら（2001）は、お金や肩書きが介在するところには力の不均衡と序列が生まれ、これはピアのコミュニティにおいても何ら変わりはないと警告している。

WRAP® の自助グループの効果は内外でも検証されておらず、認定ファシリテーターが運営する WRAP® グループとどのような違いがあるかは確認されていない。しかし本研究の結果が示唆したように、WRAP® グループの真価が参加者相互の経験に基づく分かち合いであるならば、ローカルな地域の当事者の自主的な集いという形でも、WRAP® グループの良さは例え部分的であっても発揮されることが期待できる。

12 ステップのミーティング（Alcoholics Anonymous World Services Inc., 1972）のような、当事者たちの手による相互サポートの持つ力は歴史が証明してきた。12 ステップのミーティングなどの先例のように、WRAP® を通

---

[4] Copepland Center for Wellness and Recovery (2014). The way WRAP works!: strengthening core values & practices.
http://copelandcenter.com/sites/copelandcenter.com/files/attachments/The%20Way%20WRAP%20Works%20Final.pdf

して共に成長したいと思う当事者たちが集い、自主的な活動を展開していくとき、WRAP® のオーナーシップは当事者の手に、そして地域の手に渡り、広がっていくのではないか。アメリカの代表的なセルフヘルプクリアリングハウスのディレクターである Madara（1990）は、オーナーシップは当事者活動の活力や継続にとって決定的な要素であると述べている。WRAP® にとってもこのオーナーシップの移行は WRAP® グループが生き生きと存続していくために必要なのではないか。

　Madara（1990）は専門職やボランティアが当事者グループに対して行える支援として、情報提供、グループに興味がある人をグループに紹介すること、開催場所や機材の貸し出しなど物的資源の提供、助成金申請のための支援、ネットワーク構築の為の支援、専門職や地域に対する啓発、組織運営のための様々な相談にのることなどをあげている。これらの役割を通して、専門職は当事者の自主的な WRAP® グループの結成と維持・運営を支援することができるのではないか。

5. ストレングスに焦点化したサポートグループの実施

　WRAP® プログラムの参加者がプログラムで最も良かったと評価した事柄は、成功しているソーシャルグループワークや集団精神療法に共通する治療的要素であり、WRAP® 固有の内容に対するものではなかった。この結果は、WRAP® プログラムでなくても、過去の成功体験や現在の生活の中でうまくいっていることを分かち合えるストレングスに焦点を当てたグループワークには、当事者に満足感と希望を与え、自尊感情を高め、リカバリーを促進させる可能性があるということを示している。「活発な意見交換」、「葛藤の民主的な解決」、「安心・安全が守られている」、「一人一人が尊重されている」などは、ソーシャルグループワークに本来備わっているべき基本的なグループ規範や相互作用である。これらを"これまでにない新しい良さ"として参加者が受け止めたという調査結果は、我々のグループワーク実践を振り返る必要性を突きつけているようにも思う。日本の精神保健福祉現場でのグループワークは、時として経済効率を優先するあまり、一人一人の親密な分かち合いが成り立たないような大人数の編成であったり、過去の失敗を振り返る

"反省会"のようなものになってしまってはいないだろうか。インタラクティブなグループの理想的な人数（Vinogradov & Yalom, 1989; Reid; Hepworth et al., 1997 より引用）とされる 10 人程度の規模で、参加者のストレングスに焦点を当てたサポートグループの必要性と可能性を本研究の結果は我々に示唆している。

6. 個別支援の併用

　本研究によって、現状の WRAP® プログラムの構造では、参加者が実際に WRAP® を生活の中で活用していくのは難しいということが見えてきた。WRAP® の持つ効用を個々人が最大限に享受する為には、グループプログラム内での工夫と合わせて、グループの外での個別のフォローアップが必要である。グループという形式では、プログラムの学習素材を一人一人の生活の中に落とし込み、目標に向かう具体的な道筋の中でどう WRAP® を活用していくかを細かく探る作業は行えない。WRAP® を日常的に活用する為の個別支援を求める声は本研究や先行研究でも当事者自身から寄せられている。実際、本研究で WRAP® を活用していると答えた人の中にはソーシャルワーカーに手伝ってもらったお陰でプランが作れたという人が少なからずいた。

　個別支援は WRAP® を個々人が使いこなすための支えとして必要なだけではなく、WRAP® と他の様々なサービスを本人のニーズに合わせて有機的に結びつける上でも必要である。WRAP® に限らず、それ一つで事足りるという万能なツールというものはなく、WRAP® は他のサービスと併用され、相互補完されることで生かされるものである。Copeland（2002c）が WRAP® は専門的支援と競合したり代替するものではないと述べているように、WRAP® はケースマネジメントなどの専門的支援と併用することをもとより前提としたツールである。WRAP® が EBP 認証を受けた評価研究（Cook et al., 2011）の被験者の 7 割以上が、ケースマネジメント、服薬管理支援、個別セラピーを利用しており、アメリカで確認された WRAP® の効果は基本的な専門的支援とそれらを有機的に結び付けるケースマネジメントが充足されている条件下で発揮されたと考えられる。日本ではこの点が見落とされてはいないだろうか。日本ではケースマネジメントや個別セラピーは北米と

第 5 章　考察と提言　247

比べ普及していないが、こうした個別支援や様々な介入モデルが充実し、併用されることによって、WRAP® が日本においても北米と同等の効果を発揮することが期待できるのではないか。

日本では WRAP® 単体に対しやや過分な期待が寄せられているという印象を筆者は持ってきた。しかしリカバリーは何か一つのものによってもたらされるものではなく、WRAP® というメソッド、それを利用した当事者自身の自己ケアの実践、それを継続的に支えるピアサポートの場、WRAP® 以外の専門的支援など、多くの要素が必要である。そしてそれらがケースマネジメントなどによって有機的に結びついた時にリカバリーは促進されるのではないか。ケースマネジメントは本人が自分の力を最大限に発揮することや様々な支援を有機的に結びつけることを目指すもので、その過程には本人と支援者が共同で目標を立て、その目標に向かう具体的な道筋を見定め実行することが含まれる。WRAP® がこの目標設定、プランニング、実行というプロセスの中で選択しうるツールの一つとして、日本の当事者のリカバリーに役立つことを期待したい。

第3節 | 将来の研究課題

日本における WRAP® の研究は端緒についたばかりで、ここで将来の研究課題を全てあげ尽くすことはできない。そこで最後に、日本の実状に照らし合わせて実現性のある研究課題を提案し、本論の結びとしたい。

①準実験計画法を用いた追試

特定の実践を EBP として確立させるためには、最も科学的信頼性が高い実験的手法による効果の立証が必要であるとされるが、日本でこれを実行するのは極めて難しい。そこで Anthony ら（2003）が提案するように、準実験的手法による実証研究を多く積み重ねることによって、集合的に科学的根拠を確立していくことが現実的ではないか。その際には、リカバリーに重要な要素をアウトカム指標とし、標準化された尺度を用いることで、本研究も含めた先行研究との結果の比較を可能にすることが重要である。

②個別形式の WRAP® の評価

WRAP® プログラムはグループ形式でも一対一の個別形式でも提供できるプログラムであり、またWRAP® 自体は本来は個々人で活用するセルフヘルプツールとしてスタートした。しかし既存のWRAP® の評価研究は全てグループ形式のプログラムを対象としており、個別形式で学習機会が提供された場合、または個人が独学でWRAP® を活用した場合の効果を検証した研究は見当たらない。本研究では、WRAP® の効用はWRAP® に固有のカリキュラムによってではなく、グループの相互作用によってもたらされた可能性が示唆されたことに鑑みても、グループ以外の形式で提供されるWRAP® にどのような効果があるのかを検証する必要性は高い。

③プログラムメカニズムの解明を目的とするプロセス評価

　WRAP® の先行研究におけるプロセス評価は、参加者の満足度を確認することを主たる目的としたものがほとんどで、効果のメカニズムに焦点を当てた研究はない。本研究では参加者によって知覚された効果をもたらす要素の探査を試み、グループの機能的相互作用や経験的知識が有力であることを示した。本研究の知見を布石とし、今後更にWRAP® のプログラムメカニズムを解明する研究を実施することが求められる。本研究で示唆された効果のメカニズムを更に検証し、WRAP® のメソッドそのものの効果を真に証明するためには、このメソッドを実際に履行した人とそうでない人のアウトカムの比較検証も必要である。

④他の健康自己管理プログラムやサポートグループとの比較研究

　日本にはWRAP® のほかにIMRや日本で独自に誕生した「当事者研究」（浦河べてるの家，2005）などの自己管理プログラムが実践されている。全てのプログラムが全ての現場でアクセス可能であれば理想的だが、現実には資源が限られる中で実践現場は提供するプログラムを取捨選択せざるを得ない。そこで今後は異なる介入プログラムを対照としたWRAP® の相対的な効果の検証や、プロセスの比較研究も行い、現場に情報提供していくことも必要である。特にジェネリックなサポートグループとの比較研究はWRAP® の有効成分が何であるかを同定する上でも重要だろう。

参考文献

Adams, S. M., & Jenkins-Partee, D. (1998). Hope: the critical factor in recovery. *Journal of Psychosocial Nursing & Mental Health Services, 36(4),* 29-32.

Alcoholics Anonymous World Services Inc. (1972). *A brief guide to Alcoholics Anonymou*s. New York: Alcoholics Anonymous World Services Inc.
http://www.aa.org/pdf/products/p-42_abriefguidetoaa.pdf

Amador, X. F., Strauss, D. H., Yale, S. A., & Gorman, J. M. (1991). Awareness of illness in schizophrenia. *Schizophrenia Bulletin, 17(1),* 113-132.

Andresen, R., Oades, L., & Caputi, P. (2003). The experience of recovery from schizophrenia: towards an empirically validated stage model. *Australian and New Zealand Journal of Psychiatry, 37(5),* 586-594.

Anthony, W. A. (1993). Recovery from mental illness: The guiding vision of the mental health service system in the 1990s. *Psychosocial Rehabilitation Journal, 16(4)*, 11-23.

Anthony, W. A. (2000). A recovery-oriented service system: setting some system level standards. *Psychiatric Rehabilitation Journal, 24(2),* 159-168.

Anthony, W., Rogers, E. S., Farkas, M. (2003). Research on evidence-based practices: Future directions in an era of recovery. *Community Mental Health Journal, 39(2)*, 101-114.

Author and publication date unknown. *Wellness recovery action plan: Self Help Recovery Education.*
http://www.cultureofrecovery.org/downloads/forms/Wrap_Evaluation.pdf#search

Author unknown. (2007). *Northamptonshire BME Community Well Being Engagement Project: Wellness Recovery Action Planning (WRAP) Training.*
http://www.etn.leeds.ac.uk/document/resources/northants_wrap.pdf

Bandura, A. (1977). Self-efficacy: Toward a unifying theory of behavioral change. *Psychological review, 84,* 191-215.

Barker, R. L. (1999). *The Social Work dictionary (4th ed)*.Washington, DC: NASW Press.

Barlow, D.H., & Hersen, M. (1984). *Single case experimental designs: Strategies for studying behavior change. 2nd Ed.* Pergamon Press.（高木俊一郎・佐久間徹　監訳（1993）『一事例の実験デザイン－ケーススタディの基本と応用－』二瓶社）

Bartlett, H. M. (1970). *The common base of social work practice.* Silver Spring, MD: NASW Inc.

Beck, A., Weissman. A., Lester, D., & Trexler, L. (1974). The measure of pessimism: the hopelessness scale. *Journal of Consulting and Clinical Psychology, 4,* 861-865.

Benbenishty, R. (1989). Combining the single-system and group approaches to evaluate treatment effectiveness on the agency level. *Journal of Social Service Research, 12(3/4),* 31-48.

Bengtsson-Tops, A. & Hansson, L. (2001). Quantitative and qualitative aspects of the social network in schizophrenic patients living in the community: Relationship to sociodemographic characteristics and clinical factors and subjective quality of life. *International Journal of Social Psychiatry, 47(3)*, 67-77.

Biegel, D. E., Tracy, E. M., & Song, L. (1995). Barriers to social network interventions with persons with severe and persistent mental illness: A survey of mental health case managers. *Community Mental Health Journal, 31(4)*, 335-349.

Bilsbury,, C. D. & Richman, A. (2002). A staging approach to measuring patient-centered subjective outcomes. *Acta Psychiatrica Scandinavica, 106(Suppl. 414)*, 5-40.

Bloom, M., Fischer, J., & Orme. J. G. (2006). *Evaluating practice: Guidelines for the accountable professional 5th Edition*. Boston: Allyn and Bacon.

Bluebird, G. (2004). Redefining consumer roles: Changing culture and practice in mental health care settings. *Journal of Psychosocial Nursing & Mental Health Services, 42(9)*, 46-53.

Bodenheimer, T., Lorig, K., Holman, H., & Grumback, K. (2002). Patient self-management of chronic disease in primary care. *Journal of the American Medical Association, 288(19)*, 2469-2475.

Bond, G. R., & Campbell, K. (2008). Evidence-based practices for individuals with severe mental illness. *Journal of Rehabilitation, 74(2)*, 33-44.

Borkin, J., Steffen, J. Krzton, E., Wishnick, H., Wilder, K., & Yangarber, N. (2000). Recovery attitudes questionnaire: development and evaluation. *Psychiatric Rehabilitation Journal, 24*, 95-102.

Borkman, T. (1976). Experiential knowledge: A new concept for the analysis of self-help groups. *Social Service Review, 50(3)*, 445-456.

Borkman, T. J. (1999). *Understanding self-help/mutual aid: experiential learning in the commons*. New Brunswick, NJ: Rutgers University Press.

Bradstreet, S. (2006). Harnessing the 'lived experience': Formalizing peer support approaches to promote recovery. *The Mental Health Review, 11(2)*, 33-37.

Brashers, D. E., Haas, S.M., & Neidig, J.L. (1999). The patient self-advocacy scale: Measuring patient involvement in health care decision-making interactions. *Health Communication, 11(2)*, 97-121.

Breier, A., & Strauss, J. S. (1982). Self-control in psychotic disorders. *Archives of General Psychiatry, 40(10)*, 1141-1145.

Bronowski, P., & Zaluska, M. (2008). Social support of chronically mentally ill patients. *Archives of Psychiatry and Psychotherapy, 10(2)*, 13-19.

Brown, L. D., Shepherd, M. D., Wituk, S. A. & Meissen, G. (2008). Introduction to the special issue on mental health self-help. *American Journal of Community Psychology, 42*, 105-109.

Buffington, E. (2004). *WRAP in Minnesota 2003 and 2004*. Unpublished Paper

Bullock, W. A., Wuttke, G. H., Klein, M., Bechtoldt, H., & Martin, J. (2002). Promoting mental health recovery in an urban county jail. *New Research in Mental Health,* 15, 305-314.

Bullock, W.A. (2009). *The Mental Health Recovery Measure(MHRM): Updated normative data and psychometric properties.*
http://psychology.utoledo.edu/images/MHRM_-_Bullock_-_Updated_Normative_and_
Psychometric_Data_12-09.pdf

Bullock, W.A., Sage, J., Hupp, D., O'Rourke, M., & Smich, M.K. (2009). From illness management recovery(IMR) to wellness management and recovery (WMR): Implementation and evaluation of Ohio's WMR program. *New Research in Mental Health, 18,* 312-321.

Bustillo, J., Buchanan, R. W., & Carpenter, W. T. (1995). Prodromal symptoms vs. early warning signs and clinical action in schizophrenia. *Schizophrenia Bulletin, 21(4),* 553-559.

Butrym, Z. T. (1976). *The nature of social work.* London: Macmillan Education Ltd.

Buunk, B. P., Collins, R. L., Taylor, S. E., VanYperen, N. W., & Dakof, G. A. (1990). The affective consequences of social comparison: Either direction has its ups and downs. *Journal of Personality and Social Psychology, 59(6),* 1238-1249.

Calabrese, J. D., & Corrigan, P. W. (2005). Beyond dementia praecox: findings from long-term follow-up studies of schizophrenia. In Ralph, R. & Corrigan, P. W. (Eds), *Recovery in mental illness: Broadening our understanding of wellness* (pp. 63-84). Washington, DC: American Psychological Association.

Campbell-Orde, T., Chamberlin, J., Carpenter, J., & Leff, H. S. (2005). *Measuring the promise: A compendium of recovery measures volume II.* Cambridge, MA: Human Services Research Institute.

Caroll, K., Rounsaville, B., & Keller, D. (1991). Relapse prevention strategies for the treatment of cocaine abuse. *American Journal of Drug and Alcohol Abuse, 17(3),* 249-265.

Carter, D.M., Mackinnon, A., & Copolov, D.L. (1996). Patients' strategies for coping with auditory hallucinations. *Journal or Nervous and Mental Disease, 184(3),* 159-164.

Cassel, J. (1974). Psychosocial processes and "stress" : Theoretical formulation. *International Journal of Health Services, 4(3),* 471-482.

Cechnicki, A. & Wojciechowska, A. (2008). Correlations between parameters of the social network and treatment outcomes of people suffering from schizophrenia seven years after the first hospitalization. *Archives of Psychiatry and Psychotherapy, 10(2),* 21-29.

Cechnicki, A., Wojciechowska, A., & Valdez, M. (2008). The social network and the quality of life of people suffering from schizophrenia seven years after the first hospitalization. *Archives of Psychiatry and Psychotherapy, 10(2),* 31-38.

Chamberlin, J. (1984). Speaking for ourselves: An overview of the ex-psychiatric inmates' movement. *Psychosocial Rehabilitation Journal, 8(2),* 56-64.

Chamberlin, J. (1990). The ex-patients' movement: Where we've been and where we're going. *The Journal of Mind and Behavior, 11(3),* 323-336.

Chamberlin, J. (2005). Conference reflections and remarks. In Campbell-Orde, T. et al. (Eds). *Mea-*

suring the Promise: A Compendium of Recovery measures Volume II (pp. 18-19). Human Services Research Institute. Cambridge: MA.

Cheavens, J. S., Feldman, D. B., Gum, A., Michael, S. T., & Snyder, C. R. (2006). Hope therapy in a community sample: a pilot investigation. *Social Indicators Research, 77,* 61-78.

Cobb, S. (1976). Social support as a moderator of life stress. *Psychosomatic Medicine, 38(5),* 300-314.

Cohen, S. & Wills, T. A. (1985). Stress, social support, and the buffering hypothesis. *Psychological bulletin, 98(2),* 310-357.

Connor, K.M., & Davidson, J.R.T. (2003). Development of a new resilience scale: The Conner-Davidson Resilience Scale(CD-RISC). *Depression and Anxiety, 18(2)*, 76-82.

Cook, J. A., Copeland, M E., Hamilton, M. E., Jonikas, J. A., Razzano, L.A., Floyd, C. B., Hudson, W. B., Macfarlane, R. T., & Grey, D. D. (2009). Initial outcomes of a mental illness self-management program based on wellness recovery action planning. *Psychiatric Services, 60(2)*, 246-249.

Cook, J. A., Copeland, M E., Jonikas, J. A., Hamilton, M. E., Razzano, L.A., Grey, D. D., Floyd, C. B., Hudson, W. B., Macfarlane, R. T., Carter, T. M., & Boyd, S. (2011). Results of a randomized controlled trial of mental illness self-management using Wellness Recovery Action Planning. *Schizophrenia Bulletin Advance Access published March 14, 2011*

Cook, J. A., Copeland, M. E., Floyd, C. B., Jonikas, J. A., Hamilton, M. E., Lisa Razzano, L., Carter, T. M., Hudson, W. B., Grey, D. D., & Boyd, S. (2012). A randomized controlled trial of effects of Wellness Recovery Action Planning on depression, anxiety, and recovery. *Psychiatric Services 63(6)*, 541–547.

Cook, J. A., Copeland, M. E., Corey, L., Buffington, E., Jonikas, J. A., Curtis, L. C., Grey, D. D., & Nichols, W. H. (2010). Developing the evidenc base for peer-led services: changes among participants following Wellness Recovery Action Planning (WRAP) education in two statewide initiatives. *Psychiatric Rehabilitation Journal, 34(2),* 113-120.

Cook, J., Jonikas, J., Hamilton, M., Goldrick, V., Steigman, P. J., Grey, D., Burke, L., Carter, T., Razzano, L., & Copeland, M. (2013). Impact of Wellness Recovery Action Planning on service utilization and need in a randomized controlled trial. *Psychiatric Rehabilitation Journal, 36(4)*, 250–257.

Copeland, M.E. (1992). *The depression workbook: A guide to living with depression and manic depression.* Oakland, CA: New Harbinger Publications.

Copeland, M.E. (1994). *Living without depression and manic depression: A workbook for maintaining mood stability.* Oakland, CA: New Harbinger Publications.

Copeland, M.E. (2002a). *Wellness Recovery Action Plan.* West Dummerston, VT: Peach Press. (メアリー・エレン・コープランド著、久野恵理訳（2008）「元気回復行動プラン WRAP」道具箱.)

Copeland, M.E. (2002b).「ファシリテーター研修マニュアル：元気回復行動プラン（WRAP™）を含むメンタルヘルスのリカバリー講座」Dummerston, VT: Peach Press

Copeland, M.E. (2002c). Wellness Recovery Action Plan: A system for monitoring, reducing and eliminating uncomfortable or dangerous physical symptoms and emotional feelings. *Occupational Therapy in Mental Health, 17(3).* 127-150.

Copeland, M.E. (2010). *WRAP Plus.* West Dummerston, VT: Peach Press.

Copeland, M.E. (2012). Celebrating fifteen years of WRAP the Wellenss Recovery Action Plan. *Copeland Center for Wellness And Recovery, Summer 2012, Volume 13(3).* http://copelandcenter.com/sites/copelandcenter.com/files/attachments/CopelandCenterNewsletterSummer2012.pdf

Copeland, M. E. & Mead, S. (2004). *Wellness Recovery Action Plan and Peer Support.* Brattleboro, VT: Peach Press.

Corrigan, P. W. (2002a). Empowerment and serious mental illness: Treatment partnerships and community opportunities. *Psychiatric Quarterly, 73,* 217-228.

Corrigan, P. W. (2002b). *Illness self-management strategies: a guideline developed for the Behavioral Health Management Project.*

Corrigan, P. W., & Phelan, S. M. (2004). Social support and recovery in people with serious mental illnesses. *Community Mental Health Journal, 40(6),* 513-523.

Corrigan, P. W., & Ralph, R. O. (2005). Introduction: recovery as consumer vision and research paradigm. In Ralph, R. & Corrigan, P. W. (Eds), *Recovery in Mental Illness: Broadening our understanding of wellness* (pp. 3-17). Washington, DC: American Psychological Association.

Corrigan, P. W., Steiner, L., McCracken, S. G., Blaser, B. & Barr, M. (2001). Strategies for disseminating evidence-based practices to staff who treat people with serious mental illness. *Psychiatric services, 52(12),* 1598-1606

Crowder, A. (2009). *Wellness Recovery Action Planning with BME communities in Birmingham: An independent evaluation.*

http://wellbeingworks.org/download1.php

Culloty, T. (2005). *A project evaluating trainee's experiences of implementing a recovery focused tool into mental health services in South Tyneside.* Unpublished paper

Czuchta, D. M. & Johnson, B. A. (1998). Reconstructing a sense of self in patients with chronic mental illness. *Perspectives in Psychiatric Care, 34(3),* 31-36.

Davidson, L., & Strauss, J. S. (1992). Sense of self in recovery from severe mental illness. *British Journal of Medical Psychology, 65(2),* 131-145.

Davidson, L., Chinman, M., Kloos, B., Weingarten, R., Stayner, D., & Tebes, J. K. (1999). Peer support among inidividuals with severe mental illness: A review of the evidence. *Clinical Psychology: Science and Practice, 6(2),* 165-187.

Davidson, L., Chinman, M., Sells, D., & Rowe, M. (2006). Peer support among adults with serious mental illness: a report from the field. *Schizophrenia bulletin, 32(3),* 443-450.

Davidson, L., Sells, D., Sangster, S., & O'Connell, M. (2005). Qualitative studies of recovery: What can we learn from the person? In Ralph, R. & Corrigan, P. W. (Eds), *Recovery in mental ill-*

ness: Broadening our understanding of wellness (pp. 147-170). Washington, DC: American Psychological Association.

Davidson, L., Tondora, J., & O'Connell, M. J. (2007). Creating a recovery-oriented system of behavioral health care: moving from concept to reality. *Psychiatric Rehabilitation Journal, 31(1)*, 23-31.

de Girolamo, G. (1996). WHO studies on schizophrenia: an overview of the results and their implications for the understanding of the disorder. In Breggin, P. R., & Stern, E. M. (Eds), *Psychosocial approaches to deeply disturbed persons* (pp. 213-231). New York: Haworth Press, Inc.

Deci, E. L., & Ryan, R. M. (2008). Facilitating optimal motivation and psychological well-being across life's domains. *Canadian psychology, 49(1)*, 14-23.

Deegan, G. (2003). Discovering recovery. *Psychiatric Rehabilitation Journal, 26(4)*, 368-376.

Deegan, P. (1988) Recovery: the lived experience of rehabilitation. *Psychosocial Rehabilitation Journal, 11(4)*, p.12

Deegan, P. (1992). The independent living movement and people with psychiatric disabilities: Taking back control over our own lives. *Psychosocial Rehabilitation Journal, 15(3)*, 3-19.

Deegan, P. E. (1996). *Recovery and the Conspiracy of Hope.* Presented at the Sixth Annual Mental Health Services Conference of Australia and New Zealand.

Deegan, P. E. (1996). Recovery as a journey of the heart. *Psychiatric Rehabilitation Journal, 19*, 91-97.

Department of Health (2003). *Mental health policy implementation guide: Support, Time and Recovery (STR) workers.*
http://www.dh.gov.uk/prod_consum_dh/groups/dh_digitalassets/@dh/@en/documents/digitalasset/dh_4019456.pdf

Department of Health (2005). *Delivering race equality in mental health care, an action plan for reform inside and outside services: and the government's response to the independent inquiry into the death of David Bennett.*
http://www.dh.gov.uk/prod_consum_dh/groups/dh_digitalassets/@dh/@en/documents/digitalasset/dh_4100775.pdf

Department of Health (2006). *Supporting people with long-term conditions to self-care.* Department of Health, UK.

Department of Health and Aging (2009). *National Mental Health Policy 2008.*
http://www.health.gov.au/internet/main/publishing.nsf/content/532CBE92A8323E03CA25756E001203BF/$File/finpol08.pdf

Derogatis, L.R. (Ed.) (1993). *Brief symptom inventory: Administration scoring and procedures manual (3rd ed.).* Minneapolis, MN: National Computer Systems.

de Silva, D. (2011). *Helping people help themselves: review of the evidence considering whether it is worthwhile to support self-management.* London: Health Foundation.

Dibb, B., & Yardley, L. (2006). How does social comparison within a self-help group influence adjustment to chronic illness? A longitudinal study. *Social science and medicine, 63,* 1602-1613.

Donnelly, C. & Carswell, A. (2002). Individualized outcome measures: A review of the literature. *Canadian Journal of Occupational Therapy, 69(2)*, 84-94.

Doughty, C., Tse, S., Duncan, N., & McIntyre, L. (2008). The Wellness Recovery Action Plan(WRAP): workshop evaluation. *Australasian Psychiatry, 16(6),* 450-456.

Drake, R. E., Goldman, H. H., Leff, H. S., Lehman, A. F., Dixon, L., Mueser, K. T., & Torrey, W. C. (2001). Implementing evidence-based practices in routine mental health service settings. *Psychiatric Services, 52(2)*, 179-182.

Drake, R., Mueser, K., Brunette, M., & McHugo, G. (2004). A review of treatments for people with severe mental illnesses and co-occuring substance use disorders. *Psychiatric Rehabilitation Journal, 27(4),* 360-375.

Drake, R.E., & Essock, S. M. (2009). The science-to-service gap in real-world schizophrenia treatment: the 95% problem. *Schizophrenia Bulletin, 35(4),* 677-678.

Dufault, K. & Martocchio, B. C. (1985). Hope: Its spheres and dimensions. *Nursing Clinics of North America, 20(2),* 379-404.

Dumont, J. M., Ridgway, P. A., Onken, S. J., Dornan, D. H., & Ralph, R. O. (2006). *Mental Health Recovery: What Helps and What Hinders? A National Research Project for the Development of Recovery Facilitating System Performance Indicators. Phase II Technical Report: Development of the Recovery Oriented System Indicators (ROSI) Measures to Advance Mental Health System Transformation.* Alexandria, VA: National Technical Assistance Center for State Mental health Planning.
http://www.nasmhpd.org/docs/publications/docs/2006/Phase_II_Mental_Health_Recovery.pdf

Elliott, R., Mack, C., & Shapiro, D. (1999). *Simplified Personal Questionnaire Procedure.*
http://www.experiential-researchers.org/instruments/elliott/pqprocedure.html

Everett, B. (1994). Something is happening: The contemporary consumer and psychiatric survivor movement in historical context. *The Journal of Mind and Behavior, 15(1,2),* 55-70.

Falloon, I.R., & Talbot, R. E. (1981). Persistent auditory hallucinations: coping mechanisms and implications for management. *Psychological Medicine, 11(2),* 329-339.

Farkas, M., Gagne,, C., Anthony, W., & Chamberlin, J. (2005). Implementing recovery oriented evidence based programs: Identifying the critical dimensions. *Community Mental Health Journal, 41(2),* 141-157.

Faul, A. C., McMurtry, S. L., & Hudson, W. W. (2001). Can empirical clinical practice techniques improve social work outcomes? *Research on Social Work Practice, 11(3),* 277-299.

Faul, F., Erdfelder, E., Lang, A-G., & Buchner, A. (2007). G*Power 3: A flexible statistical power analysis program for the social, behavioral, and biomedical sciences. *Behavior Research Methods, 39(2),* 175-191.

Frese, F. J., Stanley, J., Kress, K., & Vogel-Scibilia, S. (2001). Integrating evidence-based practices and the recovery model. *Psychiatric Services, 52(11)*, 1462-1468.

Froland, C., Brodsky, G., Olson, M., & Stewart, L. (2000). Social support and social adjustment: Implications for mental health professionals. *Community Mental health Journal, 36(1),* 61-75.

Fukui, S., Starnino, V. R., Susana, M., Davidson, L.J., Cook, K., Rapp, C.A., & Gowdy,, E. A. (2011). Effect of Wellness Recovery Action Plan (WRAP) participation on psychiatric symptoms, sense of hope, and recovery. *Psychiatric Rehabilitation Journal, 34(3)*, 214-222.

Furukawa, T. A., Harai, H., Hirai, T., Kitamura, T., & Takahashi, K. (1999). Social support questionnaire among psychiatric patients with various diagnoses and normal controls. *Social Psychiatry and Psychiatric Epidemiology, 34(4),* 213-222.

Giffort D, Schmook A, Woody C, Vollendorf C, & Gervain M. (1995). *Construction of a Scale to Measure Consumer Recovery.* Springfield, IL: Illinois Department of Health and Human Services, Office of Mental Health.

Goffman, E. (1961). *Asylums: Essays on the social situations of mental patients and other inmates.* Garden City, NY: Anchor Books.（E. ゴッフマン著 石黒毅訳（1984）『アサイラム：施設被収容者の日常世界』誠信書房）

Goldberg, R. W., Lehman, A. F., & Rollins, A. L. (2003). Social network correlates among people with psychiatric disabilities. *Psychiatric Rehabilitation Journal, 26(4),* 393-402.

Goldman, H. H., Ganju, V., Drake, R. E., Gorman, P., Hogan,, M., Hyde, P. S., & Morgan, O. (2001). Policy implications for implementing evidence-based practices. *Psychiatric Services, 52(12),* 1591-1597.

Gordon, J., & Cassidy, J. (2009). *Wellness Recovery Action Plan (WRAP) Training for BME women: an evaluation of process, cultural appropriateness and effectiveness.* http://www.vhscotland.org.uk/library/misc/full_report_WRAP_BME_women.pdf

Gorski, T. T. & Miller, M. (1986). *Staying sober: A guide for relapse prevention.* Independence, MO: Independence Press.

Gottlieb,, J. D., Pryzgoda, J., Neal, A., & Schuldberg, D. (2005). Generalization of skills through the addition of individualized coaching: Development and evaluation of a social skills training program in a rural setting. *Cognitive and Behavioral Practice, 12(3),* 324-337.

Grant, J. G. (2010). Supporting prosumer employment: Results from an ethnography of two Ontario community mental health organizations. *Canadian Journal of Community Mental Health, 29(1),* 81-93.

Greene, J. C., Caracelli, V. J. & Graham, W. F. (2005). *Toward a conceptual framework for mixed-method evaluation designs.* In Stern, E. (ed). Evaluation Research Methods vol. 2. (pp. 195-221) Sage Publications.

Gureje, O., Harvey, C., & Herrman, H. (2004). Self-esteem in patients who have recovered from psychosis: Profile and relationship to quality of life, *Australian and New Zealand Journal of Psychiatry, 38(5)*, 334-338.

Gutierrez, L.M., Parsons, R. J., & Cox, E. O. (Eds) (1998) *Empowerment in Social Work Practice: A Sourcebook.* Pacific Grove, CA: Brooks/Cole.

Harding, C. M., Brooks, G. W., Ashikaga, T., Strauss, J. S., & Breier, A. (1987). The Vermont longitudinal study of persons with severe mental illness. I: Methodology, study sample, and overall status 32 years later. *American Journal of Psychiatry, 144(6)*, 718-726.

Harding, C. M., Zubin, J., & Strauss, J. S. (1992). Chronicity in Schizophrenia: Revisited. *British Journal of Psychiatry, 161(18)*, 27-37.

Hasson-Ohayon, I., Roe, D., & Kravetz, S. (2007). A randomized controlled trial of the effectiveness of the illness management and recovery program. *Psychiatric services, 58(11)*, 1461-1466.

Hayward, P., & Bright, J. A. (1997). Stigma and mental illness: a review and critique. *Journal of Mental Health, 6(4)*. 345-354.

Heller, T., Roccoforte, J. A., & Cook, J. A. (1997) Predictors of support group participation among families of persons with mental illness. *Family Relations: An Interdisciplinary Journal of Applied Family Studeis, 46*. 437-442.

Henderson, H. (2004). Coping with: from depths of despair to heights of recovery. *Psychiatric Rehabilitation Journal, 28(1)*. 83-87.

Hepworth, D. H., Rooney, R. H., & Larsen, J. A. (1997). *Direct social work practice: Theory and skills. (5th ed.)*. Pacific Grove, CA: Brooks/Cole.

Herth, K. (1991). Development and refinement of an instrument to measure hope. *Scholarly Inquiry for Nursing Practice: An International Journal, 5(1)*, 39-51.

Herth, K. (1992) An abbreviated instrument to measure hope: Development and psychometric evaluation. *Journal of Advanced Nursing, 17*, 1251-1259.

Herth, K. (undated). *Hope References Using HHS Or HHI*. Unpublished paper.

Herz, M. I. & Lamberti, J. S. (1995). Prodromal symptoms and relapse prevention in schizophrenia. *Schizophrenia Bulletin, 21(4)*, 541-551.

Herz, M. I., Lamberti, J. S., Mintz, J., Scott, R., O'Dell, S. P., McCartan, L., & Nix, G. (2000). A program for relapse prevention in schizophrenia: a controlled study. *Archives of General Psychiatry, 57(3)*, 277-283.

Higgins, A., Callaghan, P., de Vries, J. M. A., Keogh, B., Morrissey, J., Ryan, D., Gijbels, H., & Nash, M. (2010). *Evaluation of the mental health recovery and WRAP education programme*. http://www.nursing-midwifery.tcd.ie/assets/research/pdf/TCD-Evaluation-Report.pdf

Hill, L., Roberts, G., & Igbrude, W. (2010). Experience of support time and recovery workers in promoting WRAP. *The Psychiatrist Online, 34*, 279-284

Hirano, Y., Sakita, M., Yamazaki, Y., Kawai, K., & Sato, M. (2007). *The Herth Hope Index(HHI) and related factors in the Japanese general urban population.*『民族衛生』73(1), 31-42.

Hooper, L., Gregory, K., & Marston, C. (2012). Exploring a recovery-based group for adolescents. *Clinical Psychology Forum 229*, 18-22

House, J. S. (1981). *Work stress and social support*. Reading, MA: Addison-Wesley.

Howe, M. (1974). Casework self evaluation: A single-subject approach. *Social Service Review, 48(1)*, 1-23.

Ito, J., Oshima, I., Nishio, M., Sono, T., Suzuki, Y., Horiuchi, K., Niekawa, N., Ogawa, M., Setoya, Y., Hisanaga, F., Kouda, M., & Tsukada, K. (2011). The effect of Assertive Community Treatment in Japan. *Acta psychiatrica Scandinavica, 123(5),* 398-401.

International Federation of Social Workers(IFSW)(2000) *"Definition of Social Work"*
http://ifsw.org/policies/definition-of-social-work/

International Federation of Social Workers (IFSW) (2004) *"Ethics in Social Work, Statement of Principles"*
http://ifsw.org/policies/statement-of-ethical-principles/

Jacobson, N. (2001). Experiencing recovery: a dimensional analysis of recovery narratives. *Psychiatric Rehabilitation Journal, 24(3)*, 248-257.

Jacobson, N., & Curtis, L. (2000). Recovery as policy in mental health services: strategies emerging from the states. *Psychiatric Rehabilitation Journal, 23(4),* 333-341.

Jonikas, J. A., Grey, D. D., Copeland, M. E., Razzano, L. A., Hamilton, M. M., Floyd, C. B., Hudson, W. B., & Cook, J. A. (2011). Improving propensity for patient self-advocacy through Wellness Recovery Action Planning: results of a randomized controlled trial. *Community Mental Health Journal,* published online: 14 December 2011. DOI 10.1007/s10597-011-9475-9.

Kiesler, C. A. (1982). Mental hospitals and alternative care: Noninstitutionalization as potential public policy for mental patients. *American Psychologist, 37(4),* 349-360.

Kiresuk, T. J., & Sherman, R. E. (1968). Goal attainment scaling: A general method for evaluating comprehensive community mental health programs. *Community Mental Health Journal, 4(6)*, 443-453.

Kirkpatrick, H., Landeen, J., Byrne, C., Woodside, H., Pawlick, J., & Bernardo, A. (1995). Hope and schizophrenia: clinicians identify hope-instilling strategies. *Journal of Psychosocial Nursing and Mental Health Services, 33(6),* 15-19.

Kirkpatrick, H., Landeen, J., Woodside, H., & Byrne, C. (2001). How people with schizophrenia build their hope. *Journal of Psychosocial Nursing & Mental Health Services, 39(1),* 46-54.

Klausner, E. J., Clarkin, J. F., Spielman, L., Pupo, C., Abrams, R., & Alexopoulos, G. S. (1998). Late-life depression and functional disability: The role of goal-focused group psychotherapy. *International Journal of Geriatric Psychiatry, 13,* 707-716.

Kruger, A. (2000). Schizophrenia: recovery and hope. *Psychiatric Rehabilitation Journal, 24(1),* 29-37.

Kyoung Kahng, S., & Mowbray, C. T. (2005). What affects self-esteem of persons with psychiatric disabilities: The role of causal attributions of mental illnesses, *Psychiaric Rehabilitation Journal, 28(4),* 354-361.

Leary, M.R., Tambor, E. S., Terdal, S. K., & Downs, D. L. (1995). Self-esteem as an interpersonal monitor: The sociometer hypothesis, *Journal of Personality and Social Psychology, 68(3),* 518-530.

Lee, J. (1994). *The empowerment approach to social work practice.* New York: Columbia University Press.

Leete, E.(1989). How I manage and perceive my illness. *Schizophrenia Bulletin, 15(2),* 197-200.

Lehman, A. F. (2000). Putting recovery into practice: A commentary on "what recovery means to us". *Community Mental Health Journal, 36(3),* 329-331.

Lehman, A. F., & Steinwachs, D. M. (1998). Patterns of usual care for schizophrenia: Initial results from the Schizophrenia Patient Outcomes Research Team (PORT) Client Survey. *Schizophrenia Bulletin, 24,* 11–20.

Liberman, R. P., Glynn, s., Blair, K. E., Ross, D., & Marder, S. (2002). In vivo amplified skills training: Promoting generalization of independent living skills for clients with schizophrenia. *Psychiatry, 65(2),* 137-155.

Lindenmayer, J., Khan, A., Wance, D., Maccabee, N., Kaushik, S., & Kaushik, S. (2009). Outcome evaluation of a structured educational wellness program in patients with severe mental illness. *Journal of Clinical Psychiatry, 70(10),* 1385-1396.

Link, B. G., Struening, E. L., Neese-Todd, S., Asmussen, S., & Phelan, J. C. (2001). The consequences of stigma for the self-esteem of people with mental illnesses. *Psychiatric Services, 52(12),* 1621-1626.

Lorig, K. R., & Holman, H. R. (2003). Self-management education: History, definition, outcomes, and mechanisms. *Annals of Behavioral Medicine, 26(1),* 1-7.

Lovejoy, M. (1984). Recovery from schizophrenia; a personal odyssey. *Hospital and Community Psychiatry, 35(8),* 809-812.

Lysaker, P. H., Campbell, K., & Johannesen, J. K. (2005). Hope, awareness of illness, and coping in schizophrenia spectrum disorders: Evidence of an interaction. *The Journal of Nervous and Mental Disease, 193(5),* 287-292.

Lysaker, P. H., Salyers, M. P., Tsai, J., Yorkman-Spurrier, L., & Davis, L. W. (2008). Clinical and psychological correlates of two domains of hopelessness in schizophrenia. *Journal of Rehabilitation Research and Development, 45(6),* 911-920.

MacDonald, G., Saltzman, J. L., & Leary, M. R. (2003). Social approval and trait self-esteem. *Journal of Research in Personality, 37(2),* 23-40.

Madara, E. J. (1990). Maximizing the potential for community self-help through clearinghouse approaches. *Prevention in Human Services, 7(2),* 109-138.

Manning, S. S. (1998). Empowerment in mental health programs: Listening to the voices. In Gutierrez, L.M., Parsons, R. J., & Cox, E. O. (Eds) *Empowerment in social work practice: a sourcebook* (pp. 89-109). Pacific Grove, CA: Brooks/Cole.

Markowitz, F. E. (2001). Modeling processes in recovery from mental illness: Relationships between symptoms, life satisfaction, and self-concept. *Journal of Health and Social Behavior, 42(1),* 64-79.

Marks, R, Allegrante, J. P., & Lorig, K. (2005a). A review and synthesis of research evidence for self-efficacy-enhancing interventions for reducing chronic disability: implications for health education practice(partI). *Health Promotion and Practice, 6(1),* 37-43.

Marks, R, Allegrante, J. P., & Lorig, K. (2005b). A review and synthesis of research evidence for self-efficacy-enhancing interventions for reducing chronic disability: implications for health education practice(partII). *Health Promotion and Practice, 6(2),* 148-156.

Marlatt, G., & Gordon, J. R., (Eds). (1985). *Relapse Prevention: Maintenance Strategies in the Treatment of Addictive Behaviors.* New York: Guilford Press.

Martyn, D. (2002). *The experiences and views of self-management of people with a schizophrenia diagnosis.* London: Rethink.

McCay, E., Beanlands, H. Leszcz, M., Goering, P., Seeman, M. V., Ryan, K., Johnston, N., & Vishnevsky, T. (2006). A group intervention to promote healthy self-concepts and guide recovery in first episode schizophrenia: A pilot study. *Psychiatric Rehabilitation Journal, 30(2),* 105-111.

McIntyre, L. L. (undated). *WRAP Around New Zealand.* Unpublished paper

Mead, S., & Copeland, M. E. (2000). What recovery means to us: Consumers' perspectives. *Community Mental Health Journal, 36(3),* 315-328.

Mead, S., Hilton, D., & Curtis, L. (2001). Peer support: a theoretical perspective. *Psychiatric Rehabilitation Journal, 25(2),* 134-141.

Mental Health Commission. (1998). *Blueprint for Mental Health Services in New Zealand: How Things Need to Be.*
http://www.cimh.org/downloads/handouts/Resource4%20England%20NZ%20Blueprint1998.pdf

Mental Health Division (2009). *Quality Framework: Mental Health Services in Ireland.*
http://www.mhcirl.ie/Standards_Quality_Assurance/Quality_Framework.pdf

Mental Health Division, Department of Health (2009). *New Horizons: A Shared Vision for Mental Health.*
http://www.dh.gov.uk/prod_consum_dh/groups/dh_digitalassets/@dh/@en/documents/digitalasset/dh_109708.pdf

Mueser, K. M. (2012). Evidence-based practices and recovery-oriented services: Is there a relationship? Should there be one? *Psychiatric rehabilitation journal, 35(4),* 287-288.

Mueser, K. T., Corrigan, P. W., Hilton, D. W., Tanzman, B., Schaub, A., Gingerich, S., Essock, S. M., Tarrier, N., Morey, B., Bogel-Schibilia, S., & Herz, M. I. (2002). Illness management and recovery: a review of the research. *Psychiatric Services, 53(10).* 1272-1284.

Mueser, K. T., Torrey, W. C., Lynde, D., Singer, P., & Drake, R. E. (2003). Implementing evidence-based practices for people with severe mental illness. *Behavior Modification, 27(3),* 387-411.

Muesuer, K. T., Meyer, P. S., Penn, D. L., Clancy, R., Clancy, D. M., & Salyers, M. P. (2006). The illness management and recovery program: rationale, development, and preliminary findings. *Schizophrenia Bulletin, 32(S1),* S32-S43.

National Association of Social Workers (2008). *Code of Ethics of the National Association of Social*

Workers.

https://www.socialworkers.org/LinkClick.aspx?fileticket=KZmmbz15evc%3d&portalid=0

National Institute on Drug Abuse. (1995). *How to develop a behavioral therapy.*
http://www.drugabuse.gov/NIDA_Notes/NNVol10N2/DevTherapy.html

Nelson, G., Janzen, R., Trainor, J., & Ochocka, J. (2008). Putting values into practice: Public policy and the future of mental health consumer-run organizations. *American Journal of Community Psychology, 42, 192-201*

New Freedom Commission on Mental Health (2003). *Achieving the Promise: Transforming Mental Health Care in America. Final Report.* DHHS Pub. No. SMA-03-3832. Rockville, MD

Newberry, D. J., & Strong, A. D. (2009). Beyond mental health maintenance: an evaluation framework driven by recovery-focused outcomes. *Canadian Journal of Community Mental Health, 28(2),* 73-94.

Northen, H. (1988). *Social work with groups (2nd Ed.).* New York: Columbia University Press.

Novacek, J., & Raskin, R. (1998). Recognition of warning signs: a consideration for cost-effective treatment of severe mental illness. *Psychiatric Services, 49(3),* 376-378.

Nowotny, M. (1989). Assessment of hope in patients with cancer: development of an instrument. *Oncology Nursing Forum,* 16(1), 57-61.

Ohio Department of Mental Health (2000). *Ohio mental health consumer outcomes system-adult consumer form.* Office of Research and Program Evaluation: Columbus, OH

Onken, S. J., Craig, C. M., Ridgway, P., Ralph, R. O., & Cook, J. A. (2007). An analysis of the definitions and elements of recovery: a review of the literature. *Psychiatric Rehabilitation Journal, 31(1),* 9-22.

Paloutzian R., & Ellison C. (1982). Loneliness, spiritual well-being and the quality of life. In Peplau, L. & Perlman, D. (Eds), *Loneliness: A sourcebook of current theory, research, and therapy* (pp. 224-235), John Wiley & Sons: New York.

Patton, M. Q. (1990). *Qualitative evaluation and research methods.* Sage Publications.

Pawson, R., & Tilley, N. (1997). *Realistic Evaluation.* London: Sage Publications

Perry, A., Tarrier, N., Morriss, R., McCarthy, E., & Limb, K. (1999). Randomized controlled trial of efficacy of teaching patients with bipolar disorder to identify early symptoms of relapse and obtain treatment. *British Medical Journal, 318(7177),* 149-153.

Perry, B. M., Taylor, D., & Shaw, S. K. (2007). "You've got to have a positive state of mind" : An interpretative phenomenological analysis of hope and first episode psychosis. *Journal of Mental Health, 16(6),* 781-793.

Pierce, R. D. (2004). A narrative of hope. *Psychiatric rehabilitation journal, 27(4),* 403-410.

Pistrang, N., Barker, C., & Humphreys, K. (2008). Mutual help groups for mental health problems: a review of effectiveness studies. *American Journal of Community Psychology, 42(1-2),* 110-121.

Pyszczynski, T., Greenberg, J., Solomon, S., Arndt, J., & Schimel, J. (2004). Why do people need self-esteem? A theoretical and empirical review. *Psychological Bulletin, 130(3)*, 435-468.

Ralph, R. O. (2005). Verbal definitions and visual models of recovery: Focus on the recovery model. In Ralph, R. O. & Corrigan, P. W. (Eds). *Recovery in mental illness: Broadening our understanding of wellness* (pp. 131-145). Washington, DC: American Psychological Association.

Ralph, R. O., Kidder, K., & Phillips, D. (2000). *Can we measure recovery?: A compendium of recovery and recovery-related instruments.* Cambridge, MA: Human Services Research Institute.

Ralph, R. O., Lambert, D. Kidder, K. A. (2002). *The recovery perspective and evidence-based practice for people with serious mental illness.* http://bhrm.org/guidelines/mhguidelines.htm

Rapp, C. A., & Goscha, R. J. (2006). *The strengths model: case management with people with psychiatric disabilities, 2nd ed.* New York: Oxford University Press, Inc.

Reid, W. J. (2001) The role of science in social work: the perennial debate. *Journal of Social Work 1(3),* 273-293.

Resnick, S. G., Fontana, A., Lehman, A. F., & Rosenheck, R.A. (2005). An empirical conceptualization of the recovery orientation. *Schizophrenia Research, 75,* 119-128.

Resnick, S. G., Rosenheck, R. A., & Lehman, A. F. (2004). An exploratory analysis of correlates of recovery. *Psychiatric Services, 55(5),* 540-547.

Ridgway, P. (2001). Restorying psychiatric disability: Learning from first person recovery narratives. *Psychiatric Rehabilitation Journal,* 24(4), 335-343.

Roberts, G., & Wolfson, P. (2004). The rediscovery of recovery: open to all. *Advances in Psychiatric Treatment, 10,* 37-49.

Roe, D., Chopra, M., & Rudnick, A. (2004). Person with psychosis as active agents interacting with their disorder. *Psychiatric Rehabilitation Journal, 23(2),* 122-128.

Rogers, A., Gately, C., Kennedy, A., & Sanders, C. (2009). Are some more equal than others? Social comparison in self-management skills training for long-term conditions. *Chronic illness, 5,* 305-317.

Rogers, E. S., Anthony, W., & Lyass, A. (2004). The nature and dimensions of social support among individuals with severe mental illnesses. *Community Mental Health Journal, 40(5),* 437-450.

Rogers, E. S., Chamberlin, J., Ellison, M. L., & Crean, T. (1997). A consumer-constructed scale to measure empowerment among users of mental health services, *Psychiatric Services 48(8),* 1042-1047.

Rosenberg, M. (1965). *Society and the adolescdent self-image.* Princeton Univ. Press.

Rosenberg, M., Schooler, C., & Schoenbach, C. (1989). Self-esteem and adolescent problems: Modeling reciprocal effects. *American Sociological Review, 54(6),* 1004-1018.

Rounsaville, B. J., Carroll, K. M., & Onken, L. S. (2001). A stage model of behavioral therapies research: Getting started and moving on from stage I. *Clinical Psychology: Science and Practice, 8(2),* 133-142.

Rubin, A., & Babbie, E.(2001). *Research Methods for Social Work 4th ed.* Brooks/Cole.

Ryan, R. M., & Deci, E. L. (2000). Self-determination theory and the facilitation of intrinsic motivation, social development, and well-being. *American psychologist, 55(1),* 68-78.

SAMHSA (2011). *Consumer-operated services: the evidence.* HHS Pub. No. SMA-11-4633, Rockville, MD: Center for Mental Health Services, Substance Abuse and Mental Health Services Administration, U.S. Department of Health and Human Services.

Scheifler, P., Vreeland, B. & Toto, A. (2007). *Team Solutions and Solutions for Wellness Workbooks.* Eli Lilly and Company

Schmutte, T., Flanagan, E., Bedregal, L., Ridgway, P., Sells, D., Styron, T., & Davidson, L. (2009). Self-efficacy and self-care: missing ingredients in health and healthcare among adults with serious mental illnesses. *Psychiatric Quarterly, 80,* 1-8.

Schrank, B., & Slade, M. (2007). Recovery in psychiatry. *Psychiatric Bulletin, 31(9),* 321-325.

Schrank, B., Stanghellini, G., & Slade, M. (2008). Hope in psychiatry: a review of the literature. *Acta Psychiatrica Scandinavica, 118,* 421-433.

Scottish Centre for Social Research & Pratt, R. (2010). *An Evaluation of Wellness Planning in Self-help and Mutual Support Groups.*
http://www.scottishrecovery.net/View-document/305-Evaluation-of-WRAP-in-groups.html

Segal, S. P., Sliverman, C., & Temkin, T. (1993). Empowerment and self-help agency practice for people with mental disabilities. *Social Work, 38(6),* 705-712.

Segal, S. P., Sliverman, C., & Temkin, T. (1995). Measuring empowerment in client-run self-help agencies. *Community Mental Health Journal, 31(3),* 215-227.

Shadish, W. R., Lurigio, A. J., & Lewis, D. A. (1989). After deinstitutionalization: The present and future of mental health long-term care policy. *Journal of Social Issues, 45(3),* 1-15.

Shapiro, M.B. (1961). A method of measuring psychological changes specific to the individual psychiatric patient. *British Journal of Medical Psychology, 34(2),* 151-155.

Sherbourne, C.D. & Stewart, A.L. (1991). The MOS social support survey. *Social Science and Medicine, 32(6),* 705-14.

Shulman, L. (1979). *The Skills of Helping Individuals and Groups.* Itasca, IL: F. E. Peacock Publlishers, Inc.

Silverstone, P. H. (1991). Low self-esteem in different psychiatric conditions. *British Journal of Clinical Psychology, 30,* 185-188.

Slade, M. (2009). *100 ways to support recovery: A guide for mental health professionals.* London: Rethink.

Smith, M.K., & Ford, J. (1990). Measuring the emotional/social aspects of loneliness and isolation. *Journal of Social Behavior and Personality, 2,* 257-270.

Snyder, C.R., Harris, C., Anderson, J.R., Holleran, S.A., Irving, L.M., Sigmon, S.T., Yoshinobu, L., Gibb, J., Langelle, C., & Harney, P. (1991). The will and the ways: development and validation of an individual-differences measure of hope. *Journal of Personality and Social Psychology, 60(4),* 570-585.

Solomon, B. B. (1976) *Black empowerment: social work in oppressed communities*. New York: Columbia University Press.

Solomon, P. (2004). Peer support/peer provided services underlying processes, benefits, and critical ingredients. *Psychiatric Rehabilitation Journal, 27(4)*, 392-401.

Solomon, P., & Draine, J. (1995). The efficacy of a consumer case management team: two-year outcomes of a randomized trial. *Journal of Mental Health Administration, 22(2),* 135-146.

Sowers, W. (2005). Transforming systems of care: The American Association of Community Psychiatrists guidelines for recovery oriented services. *Community Mental Health Journal, 41(6),* 757-774.

Standing Senate Committee on Social Affairs, Science and Technology (2006). *Out of the Shadows at Last: Transforming Mental Health, Mental Illness and Addiction Services in Canada.* http://www.parl.gc.ca/Content/SEN/Committee/391/soci/rep/pdf/rep02may06part1-e.pdf

Starnino, V. R., Mariscal, S., Holter, M. C., Davidson, L.J., Cook, K. S., Fukui, S., & Rapp, C. A. (2010). Outcomes of an illness self-management group using Wellness Recovery Action Planning. *Psychiatric Rehabilitation Journal, 34(1),* 57-60.

Sterling, E. W., von Esenwein, S. A., Tucker, S., Fricks, L., & Druss, B. G. (2010). Integrating wellness, recovery, and self-management for mental health consumers. *Community Mental Health Journal, 46,* 130-138.

Stewart-Brown, S., Platt, S., Tennant, A., Maheswaran, H., Parkinson, J., Weich, S.   & Clarke, A. (2011). The Warwick-Edinburgh Mental Well-being Scale (WEMWBS): a valid and reliable tool for measuring mental well-being in diverse populations and projects. *Journal of Epidemiology and Community Health, 65(Suppl 2)*, A38-A39.

Sullivan, W. P., & Poertner, J. (1989). Social support and life stress: A mental health consumers perspective. *Community Mental Health Journal, 25(1),* 21-32.

Suls, J., & Wheeler, L. (2000). A selective history of classic and neo-social comparison theory. In Suls, J., & Wheeler, L. (Eds), *Handbook of social comparison: theory and research (pp. 3-19).* New York: Plenum.

Swarbrick, M. (2006). Consumer-operated self-help services. *Journal of Psychosocial Nursing & Mental Health Services, 44(12)*, 26-36.

Tennen, H., McKee, T. E., & Affleck, G. (2000). Social comparison processes in health and illness. In Suls, J., & Wheeler, L. (Eds), *Handbook of social comparison: theory and research (pp. 443-484).* New York: Plenum.

Thyer, B. A., & Thyer, K. B (1992). Single-system research designs in social work practice: a bibliography from 1965 to 1990. *Research on Social Work Practice, 2(1)*, 99-116.

Thyer, B. A. (1996). Forty years of progress toward empirical clinical practice? *Social Work Research, 20(2),* 77-81.

Torrey, W. C., & Wyzik, P. (2000). The recovery vision as a service improvement guide for community mental health center providers. *Community Mental Health Journal, 36(2),* 209-216.

Torrey, W. C., Drake, R. E., Dixon, L., Burns, B. J., Flynn, L., Rush, A. J., Clark, R. E., & Klatzker, D. (2001). Implementing evidence-based practices for persons with severe mental illnesses. *Psychiatric Services*, 52(1), 45-50.

Torrey, W.C., Mueser, K. T., McHugo, G. H. & Drake, R. E. (2000). Self-esteem as an outcome measure in studies of vocational rehabilitation for adults with severe mental illness. *Psychiatric Services, 51(2)*, 229-233.

Turner, J. C., & TenHoor, W. J. (1978). The NIMH community support program: Pilot approach to a needed social reform. *Schizophrenia Bulletin, 4(3)*, 319-348.

Turner-Stokes, L. (2009). Goal attainment scaling (GAS) in rehabilitation: a practical guide. *Clinical Rehabilitation, 23(4)*, 362-370.

U.S. Department of Health and Human Services. (1999). *Mental Health: A Report of the Surgeon General*. Rockville, MD: U.S. Department of Health and Human Services, Substance Abuse and Mental Health Services Administration, Center for Mental Health Services, National Institutes of Health, National Institute of Mental Health

Van Tosh, L., Ralph, R., & Campbell, J. (2000). The rise of consumerism. *Psychiatric Rehabilitation Skills, 4(3)*, 383–409.

Verhaeghe, M., Bracke, P., & Bruynooge, K. (2008). Stigmatization and self-esteem of persons in recovery from mental illness: the role of peer support. *International Journal of Social Psychiatry, 54(3)*, 206-218.

Vermont Psychiatric Survivors, Inc. and the Vermont Department of Developmental and Mental Health Services. (2000). *Evaluation of the Vermont Recovery Education Project*. Unpublished Paper.

Vinogradov, S., & Yalom, I. D. (1989). *Concise guide to group psychotherapy*. Washington DC: American Psychiatric Press, Inc.

WRAP Training Pre and Post Survey.
http://www.mentalhealthrecovery.com/art_survey.php

Wagnild, G. M., & Young, H. M. (1993). Development and psychometric evaluation of the Resilience Scale. *Journal of Nursing Measurement, 1(2)*, 165-178.

Walsh, J., & Hewitt, H. (1996). Facilitating an effective process in treatment groups with persons having serious mental illness. *Social Work with Groups, 19(1)*, 5-18.

Wang, P. S., Berglund, P., & Kessler, R. C. (2000). Recent care of common mental disorders in the United States: Prevalence and conformance with evidence-based recommendations. *Journal of General Internal Medicine, 15(5)*, 284-292.

Ware, J.E., Kosinski, M., & Keller, S.D. (1996). A 12-Item Short-Form Health Survey: construction of scales and preliminary tests of reliability and validity. *Medical Care, 34*, 220-233.

Waynor, W. R., Gao, N., Dolce, J. N., Haytas, L. A., & Reilly, A. (2012). The relationship between hope and symptoms. *Psychiatric Rehabilitation Journal, 35(4)*, 345-348.

Williamson, J. (2005). *A users and providers perspective of the implementation of WRAP plans in*

参考文献　267

Stoke-on-Trent. Unpublished paper

Wojciechowska, A., Cechnicki, A., & Walczewski, K. (2002). Correlation between some features of social networks and treatment outcomes of schizophrenic patients three years after the first admission: A follow-up study. *Archives of Psychiatry and Psychotherapy, 4(3),* 37-46.

Yanos, P. T., Roe, D., Markus, K., & Lysaker, P. H. (2008). Pathways between internalized stigma and outcomes related to recovery in schizophrenia spectrum disorders. *Psychiatric Services, 59(12),* 1437-1422.

Young, S. L., & Bullock, W. A. (2005). Mental Health Recovery Measure. In Campbell-Orde, T. et al. (Eds). *Measuring the promise: a compendium of recovery measures volume II*. Human Services Research Institute. Cambridge: MA.

Young, S. L., & Ensing, D. S. (1999). Exploring recovery from the perspective of people with psychiatric disabilities. *Psychiatric Rehabilitation Journal, 22(3)*, 219-231.

Zhang, W., Li, Y., Yeh, H., Wong, S. Y., & Zhao, Y. (undated). *The effectiveness of the mental health recovery (including Wellness Recovery Action Planning) programme with Chinese consumers*. Unpublished Paper.

磯田重行（2007）「「元気」にこめられたメッセージ」『こころの元気＋』1(3), 9.

磯田重行（2011）「看護師にも役に立つ、WRAP って何？」『精神看護』14(3), 119-124.

内田知宏・上埜高志（2010）「Rosenberg 自尊感情尺度の信頼性および妥当性の検討 － Mimura & Griffiths 訳の日本語版を用いて－」『東北大学大学院教育学研究科研究年報』58(2), 257-266.

浦河べてるの家（2005）『べてるの家の「当事者研究」』医学書院

榎本博明・稲本和子・松田信樹・梅垣武（2001）「自尊感情に関する概念的検討」『大阪大学教育学年報』6, 141-150.

大川浩子（2010）「WRAP（Wellness Recovery Action Plan）と WRAP クラス」『精神障害とリハビリテーション』14(1), 32-37.

大熊一夫（1981）『ルポ・精神病棟』朝日新聞出版

大島巌（2010）「精神保健福祉領域における科学的根拠にもとづく実践（EBP）の発展からみたプログラム評価方法論への貢献 -- プログラムモデル構築とフィデリティ評価を中心に」『日本評価研究』10(1), 31-41.

大橋明（2002）「Herth Hope Scale 日本語版の作成および信頼性・妥当性の検討」『老年精神医学雑誌』13(10), 1187-1194.

門屋充郎 編（2007）「住居支援の実際－北海道編」社会福祉法人巣立ち会 編 平成 20 年度厚生労働省障害者保健福祉推進事業　障害者自立支援調査研究プロジェクト報告『グループホーム等の住居支援に対する提言－北海道・秋田県・東京都の実践から－』(pp. 3-34).

門屋充郎（2002）「帯広・十勝圏域における生活支援－帯広ケア・センターを中心として」伊勢田堯・小川一夫・百渓陽三　編『みんなで進める精神障害リハビリテーション－日本の５つのベスト・プラクティス』(pp.32-51) 星和書店

門屋充郎（2011）「帯広・十勝圏域における地域連携」『精神障害とリハビリテーション』15(1), 34-41.

カプラン，G 著 近藤喬一・増野肇・宮田洋三共訳（1979）『地域ぐるみの精神衛生』 星和書店

川上憲人・大野裕・竹島正・立森久照・深尾彰・中村好一・堀口逸子（2006）平成 18 年度厚生労働科学研究費補助金（こころの健康科学研究事業）『こころの健康についての疫学調査に関する研究 総合研究報告書』

キージー，K. E. 著 岩元巌訳（1996）『カッコウの巣の上で』冨山房（Kesey, K. E.（1962). *One Flew Over the Cuckoo's Nest. Signet.*)

木村真理子（2004）「リカヴァリを志向する精神保健福祉システム：当事者活動の拡大に向けて（その 2） リカヴァリのシステム」『精神科看護』31(4), 52-55.

木村真理子（2010）「海外の動向：カナダの精神保健ケアシステム変革の動向－リカバリー指向のシステムに向けた枠組みづくりとコンサルテーション－」『社会福祉研究』109, 108-116.

清重知子・田尾有樹子（2009）平成 20 年度厚生労働省障害者保健福祉推進事業 障害者自立支援調査研究プロジェクト報告書『精神障害者のリカバリーを促進するプログラムの実践と評価』

金外淑・嶋田洋徳・坂野雄二（1998）「慢性疾患患者におけるソーシャルサポートとセルフ・エフィカシーの心理的ストレス軽減効果」『心身医学』38(5), 318-323.

厚生労働省（1997）『平成 9 年厚生白書』
http://wwwhakusyo.mhlw.go.jp/wpdocs/hpaz199701/b0057.html

厚生労働省（1999）『平成 11 年患者調査』
http://www.mhlw.go.jp/toukei/saikin/hw/kanja/kanja99/index.html

厚生労働省（2005）『平成 17 年患者調査』
http://www.mhlw.go.jp/toukei/saikin/hw/kanja/05/index.html

厚生労働省（2008）『平成 20 年患者調査』
http://www.mhlw.go.jp/toukei/saikin/hw/kanja/08/index.html

厚生労働省（2009）『平成 21 年病院報告』
http://www.mhlw.go.jp/toukei/saikin/hw/byouin/m09/10.html

厚生労働省（2012）『平成 24 年障害者白書』
http://www8.cao.go.jp/shougai/whitepaper/h24hakusho/zenbun/pdf/index.html

厚生労働省（2013）『平成 25 年障害者白書』
http://www8.cao.go.jp/shougai/whitepaper/h25hakusho/zenbun/index-pdf.html

近藤卓（2010）『自尊感情と共有体験の心理学－理論・測定・実践』金子書房

坂本明子（2008a）「WRAP：元気回復行動プラン（WRAP）を活用しよう：誰もが元気になれることを信じて」『精神科看護』35(2), 48-53.

坂本明子（2008b）「WRAP：元気回復行動プランから学ぶ」『精神障害とリハビリテーション』12(1), 45-49.

坂本明子（2010）「WRAP（元気回復行動プラン）－ Recovery と Wellness に焦点をあてて－」『心と社会』139, 44-50.

佐々木実・小林茂・向谷地生良・向谷地悦子・池松麻穂・伊藤知之・秋山里子（2013）「浦河べてるの家の実践から」『精神障害とリハビリテーション』17（1）, 101-106.

嶋信宏（2001）「ソーシャル・サポート評価尺度」上里一郎監修『心理アセスメントハンドブック第 2 版』（pp.608-618）西村書店

清水和秋・吉田昂平（2008）「Rosenberg 自尊感情尺度のモデル化－ wording と項目配置の影響の検討－」『関西大学社会学部紀要』39（2）, 69-97.

社団法人日本精神科看護技術協会（2009） 平成 20 年度障害者保健福祉推進事業障害者自立支援調査研究プロジェクト報告書『精神科医療の地域移行に関する効果的介入方法の検討』

白澤政和（2011） 日本社会福祉学会第 59 回春季大会会長講演「社会福祉方法論研究の到達点と課題－実践と理論の統合に向けて－」
http://www.jssw.jp/archive/pdf/shirasawa_2011.pdf

鈴木真吾・小川俊樹（2007）「自尊心と被受容感による思春期の適応理解の検討－社会的スキルとの関連から－」『筑波大学心理学研究』34, 91-99.

鈴木英世（2009）「統合失調症の日常生活や障害意識に対する心理教育と社会生活技能訓練の効果」『精神障害とリハビリテーション』13（1）, 69-78.

田川慶子・竹本梢（2009）「リカバリー理念からの衝撃～ WRAP を通して考えた専門性～」『病院・地域精神医学』52（2）, 49-51.

武田丈（2000）「社会福祉におけるリサーチ活用の障害と普及方法：ソーシャルワーカーの役割と責任」『社会福祉実践理論研究』9, 75-88.

鼓美紀、辻陽子、西井正樹、出田めぐみ、祐野修（2012）「文献研究からみる精神障害者の地域生活支援の課題に関する考察」『総合福祉科学研究』3, 175-186.

長岡千裕（2013）「WRAP に関する活動を通して考える "ピア" について」『精神保健福祉』44 （1）, 31-33.

永田靖・吉田道弘（1997）『統計的多重比較法の基礎』サイエンティスト社

野中猛（2005）「リカバリー概念の意義」『精神医学』47（9）, 952-961.

野中猛（2008）「特集にあたって：わが国の状況に応じた精神障害リハビリテーション技術の修正」『精神障害とリハビリテーション』12（2）, 112-113.

F.P. バイステック著　尾崎新・原田和幸・福田俊子訳（1996）『ケースワークの原則 - 援助関係を形成する技法－』誠信書房

葉賀弘・藤井稔・雑古哲夫・荒木兵一郎（2001）「精神障害者の社会復帰に関する実態調査（IX）埼玉県・群馬県」『関西大学人権問題研究室紀要』43, 1-57.

久永文恵・若林みどり（2009）「精神保健福祉・雇用の新しい潮流④　元気回復行動プラン（WRAP）とリカバリー」『リハビリテーション研究』138, 32-35.

平井賢二（1993）「青年期における自己意識の発達に関する研究（II）　－重要な他者から

の評価との関連」『名古屋大学教育学部紀要』40, 99-125.

福岡欣治（2001）「ソーシャル・サポート」松井豊編『心理測定尺度集Ⅲ　心の健康をはかる＜適応・臨床＞』（pp.40-43）　サイエンス社

松本すみ子（2003）「『社会的入院』の歴史的背景と求められる PSW の視点」『精神保健福祉』34（1）, 11-15.

宮岸真澄（2013）「すみれ会の助け合い」『精神保健福祉』44(1), 21-24.

谷中輝雄・藤井達也　編著（1988）『心のネットワークづくり』松籟社

谷中輝雄（2002）「ごくあたりまえの生活の実現を目指して」伊勢田堯・小川一夫・百渓陽三　編『みんなで進める精神障害リハビリテーション　－日本の５つのベスト・プラクティス』（pp.67-80）　星和書店

山本真理子・松井豊・山成由紀子（1982）「認知された自己の諸側面の構造」『教育心理学研究』30(1), 64-68.

| 付録1　研究の概要 | 研究の目的、問い、仮説、分析方法、結果の概要 |

| 第1部 | 第1部の目的：日本の精神障害のある当事者のリカバリーに対する WRAP® の効果 |
| | **研究の問いと仮説** |

【問い1-1】
WRAP® グループに参加した介入群は、そうでない比較群に比べ、参加の前後でリカバリーにおいてどのような差異が見られるか？

【仮説1-1】
WRAP® に参加した介入群は、参加していない比較群よりも、参加後に以下のアウトカム指標によって測定したリカバリー及びリカバリーに重要な要素について、肯定的な変化が有意に大きいだろう。その二群間の有意な差は、参加直後、3ヵ月後、6ヶ月後の全てにおいて確認されるだろう。

① Mental Health Recovery Measure（MHRM）
② Herth Hope Index（HHI）
③自尊感情尺度
④ソーシャルサポート尺度

【問い1-2】
WRAP® グループに参加した介入群のうち、実際に WRAP® を作成し活用している人と、そうでない人との間には、リカバリーにおいて差異はあるか？

【仮説1-2】
WRAP® 参加者のうち、実際に WRAP® を作成し活用している人の方がそうでない人よりも、以下のアウトカム指標によって測定したリカバリー及びリカバリーの重要な要素について、プログラム参加後に肯定的な変化が有意に大きいだろう。また、その肯定的変化はプログラム参加6ヶ月後においても有意だろう。

① Mental Health Recovery Measure（MHRM）
② Herth Hope Index（HHI）
③自尊感情尺度
④ソーシャルサポート尺度

272

を検証する。

分析方法の概要	結果の概要
【分析 1】 WRAP® グループに参加した介入群と比較群を比較した二元配置分散分析を行い、2 群のアウトカム指標の得点の変化に有意な差があったかを検定した。	【分析 1 の結果】 いずれのアウトカム指標においてもグループ要因に有意な主効果は見られなかった。 （グループ間に有意な差はなかった） ∴仮説 1−1 は棄却された
【追加検定による効果の更なる検証】 各群それぞれについて、ダネット多重比較検定を別々に行い、プログラム前後で有意な得点の上昇があったかを検証した。	【追加検定の結果】 介入群ではプログラム参加後にリカバリー、希望、自尊感情の得点が有意に上昇したが、比較群には有意な変化はなかった。
【分析 2】 WRAP® プログラムの参加者のみを対象にし、回帰分析により、WRAP® の活用度がプログラム参加前後のアウトカム得点の変化（介入後得点から介入前得点を引いた値）に対し説明力があるかを検証した。	【分析 2 の結果】 いずれのモデルも有意水準に達しなかった。
【分析 3】 WRAP® プログラムの参加者のみを対象にし、t 検定により、WRAP® を作成している群と作成していない群の、プログラム参加前後のアウトカム得点の変化（介入後得点から介入前得点を引いた値）を比較し、作成している群の方が有意に得点の増加が大きいかを検証した。	【分析 3 の結果】 いずれの検定でも有意差はみられなかった。 ∴仮説 1−2 は棄却された

付 録 273

第2部	第2部の目的：第1部で行った標準化尺度による効果測定では捉えきれない各自の
	研究の問い
	【問い2－1】 WRAP® は参加者のどのような個別目標に対し、どのような変化をもたらすか？

第3部	第3部の目的：①アメリカで開発された WRAP® プログラムを日本の現場で忠実に ②WRAP® と日本の当事者との親和性、日本の当事者の WRAP® に
	研究の問いと仮説
	【問い3－1】 本研究で実施する WRAP® グループでは、WRAP® が掲げる価値と倫理が守られているか？ 【仮説3－1】 本研究で実施する WRAP® グループは、「WRAP® の価値と倫理チェックリスト」によって測定されるプログラム原則において、75％以上のフィデリティ率が確認されるだろう
	【問い3－2】 本研究で実施する WRAP® グループに参加することで、参加者は WRAP® の手法を理解し習得できるか？ 【仮説3－2】 WRAP® グループ参加者は、グループ参加前に比べ、参加後に「WRAP® 学習成果チェックリスト」によって測定される WRAP® の習熟度において有意な向上がみられるだろう。
	【問い3－3】 日本の当事者が WRAP® 及び WRAP® グループに対し感じる満足度や主観的な有用性はどの程度か？
	【問い3－4】 日本の当事者は WRAP® 及び WRAP® グループのどのような点を良いと感じ、どのような改善の余地があると考えるか？ 【問い3－5】 日本の当事者は WRAP® 及び WRAP® グループによって自分にどのような変化が生じたと感じるか？ 【問い3－6】 日本の当事者は WRAP® 及び WRAP® グループのどのような要素がリカバリーに役立ち、またどのような要素がリカバリーを妨げたと感じるか？

個別の目標（その人に固有のリカバリー）に対する WRAP® の効果を検証する。

分析方法の概要	結果の概要
【分析 4】 WRAP® プログラムの参加者のみを対象にし、A-B デザインを用いたシングルシステムデザインにより、各自の個別目標の達成度の変化を検証した。	【分析 4 の結果】 38 例中、介入期間中に得点の上昇があったのは 16 例（42％）、変化がなかったのは 19 例（50％）、得点が下降したのは 3 例（8％）だった。 （本文 pp.208-209 の表 4-2-1 に一覧を掲載。）

提供することができるかどうかを検証する。
対する主観的評価を探査する

分析方法の概要	結果の概要
【分析 5】 「WRAP® の価値と倫理チェックリスト」の各質問項目の「はい」と「いいえ」の回答割合を単純集計した。	【分析 5 の結果】 「はい」の回答率 91％ 「いいえ」の回答率 9％ ∴説 3－1 は支持された
【分析 6】 「WRAP® 学習成果チェックリスト」のプレ得点とポスト得点を t 検定により比較し、有意な得点の上昇があったか検証した。	【分析 6 の結果】 プログラム参加後に有意な得点の上昇が見られた。（t（25）= 2.69, p < .05） ∴仮説 3－2 は支持された
【分析 7】 プログラムの各セッション後に実施した「セッション後アンケート」の質問項目のうち、4 件法による択一選択項目の回答を単純集計した。	【分析 7 の結果】 ・各セッションが「役に立った」「どちらかと言えば役に立った」をあわせた回答が 90％以上だった。 ・学習内容を「大いに活用」「どちらかと言えば活用」をあわせた回答が 90％以上だった。
【分析 8】 プログラムの各セッション後に実施した「セッション後アンケート」およびプログラム終了後に実施した「プログラム終了時アンケート」の自由記述の回答を質的に分析した。	【分析 8 の結果】 ・寄せられた感想は肯定的な内容がほとんどで、プログラムに対する満足度が高いことが確認された。 ・繰り返し出現した重要なテーマとして、【肯定的なグループ体験】、【カリキュラムそのものに対する意見の少なさ】、【自己省察】が抽出された。

付　録　275

小林（清重）知子 （こばやし・きよしげ・ともこ）

日本福祉教育専門学校精神保健福祉士養成学科専任教員。博士（社会福祉学）

1991 年　慶應義塾大学法学部卒業

2002 年　Columbia University（New York, U.S.A）School of Social Work 修士課
　　　　　程修了（M.S.S.W）

2014 年　日本女子大学大学院人間社会研究科博士課程修了（Ph.D）

この間、横浜市社会福祉協議会社会福祉主事、米国ニューヨーク市において精神保
健分野のソーシャルワーカー／薬物乱用カウンセラーとしての臨床実践、福岡医療福祉
大学准教授等を経て現職。米国での実務経験を経て帰国後、日本における WRAP®
のパイロット事業やファシリテーター養成研修等の企画運営に携わる。

認定 WRAP® ファシリテーター、社会福祉士、精神保健福祉士、米国ニューヨーク州
Licensed Master Social Worker。

主著：「精神保健福祉援助演習（専門）」（共著）弘文堂 2012 年。
　　　「精神保健福祉援助演習（基礎）」第 2 版（共著）弘文堂 2017 年。

編集協力　株式会社創造社（宮本睦美／笠原仁子／小山晃）
装丁　大森裕二

WRAP®（元気回復行動プラン）のプログラム評価研究
リカバリーを促進するセルフヘルプツールの包括的検証

2018 年 12 月 12 日　第 1 刷発行

著者　　小林（清重）知子
発行者　山田多佳子
発行所　創造出版
住所　　〒182-0005　東京都調布市東つつじヶ丘 2-29-1
　　　　TEL　03-5314-7081　FAX　03-5314-7085
http://www.sozo-publishing.com
印刷・製本　日本ハイコム株式会社

©Tomoko KIYOSHIGE-KOBAYASHI, 2018 Printed in Japan
ISBN　978-4-88158-336-4
乱丁・落丁はお取り替えします。本書のコピー、スキャン、デジタル化等の無断複製は著作権法上での
例外を除き禁じられています。